Thieme

Psychosomatik in der HNO-Heilkunde

Astrid Marek

37 Abbildungen
41 Tabellen

Georg Thieme Verlag
Stuttgart · New York

Anschrift
Astrid Marek, Dr. med. Master of Mediation (MM)
Fachärztin für Hals-Nasen-Ohren-Heilkunde
Ärztliche Psychotherapeutin
Breidenbachstraße 46
51373 Leverkusen

Bibliografische Information
der Deutschen Bibliothek

Die Deutsche Nationalbibliothek verzeichnet
diese Publikation in der Deutschen Nationalbibliografie;
detaillierte bibliografische Daten sind im Internet über
http://dnb.d-nb.de abrufbar.

Wichtiger Hinweis: Wie jede Wissenschaft ist die Medizin ständigen Entwicklungen unterworfen. Forschung und klinische Erfahrung erweitern unsere Erkenntnisse, insbesondere was Behandlung und medikamentöse Therapie anbelangt. Soweit in diesem Werk eine Dosierung oder eine Applikation erwähnt wird, darf der Leser zwar darauf vertrauen, dass Autoren, Herausgeber und Verlag große Sorgfalt darauf verwandt haben, dass diese Angabe **dem Wissensstand bei Fertigstellung des Werkes** entspricht.
Für Angaben über Dosierungsanweisungen und Applikationsformen kann vom Verlag jedoch keine Gewähr übernommen werden. **Jeder Benutzer ist angehalten**, durch sorgfältige Prüfung der Beipackzettel der verwendeten Präparate und gegebenenfalls nach Konsultation eines Spezialisten festzustellen, ob die dort gegebene Empfehlung für Dosierungen oder die Beachtung von Kontraindikationen gegenüber der Angabe in diesem Buch abweicht. Eine solche Prüfung ist besonders wichtig bei selten verwendeten Präparaten oder solchen, die neu auf den Markt gebracht worden sind. **Jede Dosierung oder Applikation erfolgt auf eigene Gefahr des Benutzers.** Autoren und Verlag appellieren an jeden Benutzer, ihm etwa auffallende Ungenauigkeiten dem Verlag mitzuteilen.

Rüdigerstraße 14
D-70469 Stuttgart
Telefon: +49/(0)711/8931-0
Unsere Homepage: http://www.thieme.de

Printed in Germany

Zeichnungen: Otto Nehren, Achern
Umschlaggestaltung: Thieme Verlagsgruppe
Umschlaggrafik: Martina Berge, Erbach
Satz: stm-media GmbH, 06366 Köthen/Anhalt
gesetzt aus Adobe InDesign
Druck: Grafisches Centrum Cuno, Calbe

ISBN 978-3-13-149711-6 1 2 3 4 5 6

Geleitwort

Jedem Arzt ist bewusst, dass zwischen bestimmten körperlichen Symptomen und psychischen Faktoren Wechselwirkungen bestehen. Im Gebiet der Hals-Nasen-Ohren-Heilkunde gibt es eine Anzahl von Symptomen und Krankheiten, die psychogen verursacht sind oder denen erhebliche psychosoziale Belastungen folgen. Hierzu zählen psychogene Erkrankungen der Sinnessysteme, wie auch die spezifischen Besonderheiten psychosozialer Anpassungen im Rahmen onkologischer oder hereditärer Erkrankungen.

Mit dieser Monografie liegen zum ersten Mal eine umfassende Differenzialdiagnose und eine Standortbestimmung zur Psychosomatik in der Hals-Nasen-Ohren-Heilkunde vor. Der interessierte Arzt darf gespannt sein, wie weit verzweigt diese Differenzialdiagnose ist und welche strukturellen Feinheiten des Krankheitshintergrunds sich in der psychosomatischen Betrachtung erschließen. Neben der psychologischen bzw. psychosomatischen Dimension des Krankseins macht sich der Leser mit den Hauptgruppen psychogener Erkrankungen, den Grundlagen der psychosomatischen Diagnostik und Therapie vertraut.

Die klare Strukturierung der psychosomatischen Inhalte und zahlreiche Übungsbeispiele ermöglichen dem Lernenden eine unmittelbare Reflexion des Erlernten. So können Kolleginnen und Kollegen in der Weiterbildung sich mit den übersichtlichen Lösungslegenden in das psychosomatische Fachwissen einarbeiten und Fachärzte sich leicht zur psychosomatischen Differenzialdiagnose orientieren.

Mit diesem Buch füllt sich eine wesentliche Lücke im Schrifttum. Nicht nur für die HNO-Heilkunde ist es eine notwendige und lang erwartete Bereicherung medizinisch-psychosomatischer Kompetenz. Auch andere Disziplinen, wie Zahnheilkunde, Neurologie und Psychiatrie, Kinder- und Jugendmedizin und Allgemeinmedizin dürfen sich über den Nutzen dieser Fachkompetenz freuen.

Bochum, im März 2009

Prof. Dr. med. Stefan Dazert
Direktor der Universitätsklinik für
HNO-Heilkunde und Kopf- und Hals-Chirurgie
der Ruhr-Universität Bochum

Vorwort

Es ist der Leitgedanke dieses Lehrbuchs, die wesentlichen Wissensinhalte aus der Psychosomatik im Fach HNO-Heilkunde in prägnanter und verständlicher Form darzustellen. In der didaktischen Vermittlung sind praxisrelevante anonymisierte Falldarstellungen besonders gut geeignet. Deshalb liegt der Schwerpunkt dieses Arbeitsbuchs neben der theoretischen Übersicht vor allem in der praktischen Anleitung zum psychosomatischen Arbeiten.

Das Stoffgebiet der HNO-Heilkunde bietet eine Fülle psychosomatischer Wissensinhalte. Sowohl die Entstehung körperlicher Symptome durch seelische Prozesse wie auch die seelischen Folgen somatischer Erkrankungen sind mit zahlreichen Beispielen vertreten. Ziel des Buches ist die Schärfung der Aufmerksamkeit auf psychosomatische Zusammenhänge in der Diagnostik und Therapie von HNO-Krankheiten.

Nach eingehender Analyse der Frage, wie eine klinisch praktikable Systematik für die psychogenen Störungen aus der HNO-Heilkunde aussehen könnte und müsste, fiel die Entscheidung für die Einteilung in 4 große Krankheitsgruppen, welche alle den Zusammenhang zwischen körperlichen und seelischen Prozessen widerspiegeln. Die Beschreibungen der Störungen folgen der Internationalen Klassifikation psychischer Störungen, die von der Weltgesundheitsorganisation herausgegeben wird und auf deren Grundlage auch in der Bundesrepublik Deutschland im Diagnosesystem verschlüsselt wird.

Diese Systematik soll verdeutlichen, dass psychogene Störungen keine Ausschlussdiagnose darstellen. Die Abwesenheit von körperlichen Ursachen für eine Krankheitssymptomatik ist also nicht gleichbedeutend mit psychogenen Verursachungen. Psychogene Störungen sind mehr als das Fehlen körperlicher Ursachen. Vielmehr zeigt dieses Lehrbuch, dass die Diagnose psychogener und psychosomatischer Störungen sorgfältig erwogen und nur anhand diagnostischer Leitlinien gestellt werden sollte. Wenn es dem Leser gelingt, sich in diese Denkweise einzuarbeiten, wird er die Erfahrung eines sich weit erstreckenden diagnostischen und therapeutischen Horizonts machen.

Für die Didaktik und zugunsten einer praktischen Umsetzbarkeit des Erlernten war es unvermeidlich, eine gewisse Auswahl an psychopathologischen Krankeitsbildern zu treffen. Es ging nicht darum, eine „kleine Psychologie" in die HNO-Heilkunde zu implementieren, sondern eine verständliche und handlungsleitende Systematisierung psychogener Störungen im Stoffgebiet der HNO-Heilkunde zu erstellen.

Die Kapitel zur Fachpsychosomatik zeigen, dass das Gebiet der HNO-Heilkunde mit seinen vielfältigen, der Wahrnehmung, Bewegung und Empfindung dienenden Organstrukturen wie kaum ein anderes Fach eine Ansatzfläche für die Entwicklung psychogener Störungen bietet. Weil die Themenauswahl bewusst und gezielt auf die klinischen und fachspezifischen Anforderungen abgestimmt wurde, sind einzelne Themenbereiche unterschiedlich gewichtet. Einen breiten Raum nimmt die Klassifikation mit Darstellung der einzelnen Krankheitsbilder ein. Bewusst marginal wurden die Ausführungen zur Psychopharmakologie und zu testpsychologischen Verfahren gehalten. Die psychopharmakologische Behandlung ist ein Aufgabengebiet des Facharztes für Psychiatrie, ebenso testpsychologische Untersuchungen, welche zudem durch den Psychologen oder psychotherapeutischen Arzt ausgeführt werden. Soweit notwendig, kann sich der HNO-Arzt an der einschlägigen Literatur zu diesem Themenkreis orientieren. Mit dem hier vorliegenden Buch sollen dem psychosomatisch interessierten Kollegen die Zusammenhänge der „sprechenden Medizin" nahe gebracht werden, woraus sich die Themenauswahl erklärt.

Mein ausdrücklicher Dank gilt meinen Patienten, die mich geduldig und vertrauensvoll lehrten, psychosomatische Zusammenhänge zu erkennen und zu verstehen. Herrn Dr. Christian Urbanowicz und Frau Sabine Schwab vom Georg Thieme Verlag danke ich für die Anregungen bei der Planung und die verständnisvolle Betreuung dieses Buchprojektes. Frau Dr. Angelika Masseck danke ich für die Überlassung der Abbildungen „Angst", „Autist" und „Coloured Hearing". Der Text erhält durch diese Bilder ein eindrückliches Gesicht und die mit den Bildern vermittelten Eindrücke lassen uns die Nöte hilfesuchender Patienten besser erkennen.

Im Frühjahr 2009 *Astrid Marek*

Die Lösungen zu den Übungen finden Sie im Anhang ab S. 137.

Inhalt

6 Psychosomatische Zusammenhänge bei allergischen Erkrankungen ... 88

7 Psychosomatische Zusammenhänge bei Erkrankungen des Mundes und des Pharynx ... 100

8 Psychosomatische Zusammenhänge bei Erkrankungen des Larynx und der Stimme ... 115

1 Einführung in die Grundlagen der Psychosomatik

1.1 Definitionen

Lernziele

Sie können die Begriffe „Psychosomatik“, „biopsychosoziales Modell“ und „Gesundheit“ erläutern.

Die psychosomatische HNO-Heilkunde beschäftigt sich mit Erkrankungen des oberen Atmungs- und Verdauungstrakts, mit Erkrankungen der auditorischen, vestibulären, olfaktorischen und gustatorischen Sinnessysteme, bei denen psychosoziale Ursachen, Folgen oder Begleitfaktoren eine wesentliche Rolle spielen. Diese Erkrankungen werden psychosomatisch ganzheitlich im **biopsychosozialen Modell** betrachtet [27]. Die Psychosomatik im Fach HNO-Heilkunde untersucht die innerseelischen Prozesse des einzelnen Patienten und die zwischenmenschlichen und sozialen Aspekte von Krankheiten im anatomisch-funktionellen Gebiet Hals, Nase und Ohr.

Etwa 40 % der Allgemeinbevölkerung gelten als psychisch gesund ohne psychotherapeutischen Behandlungsbedarf, 23 % bedürfen einer psychosomatischen Grundversorgung [10]. Zur gesamten Prävalenz psychischer Störungen in der HNO-Heilkunde liegen kaum Daten vor, für einige ausgewählte Symptome ergeben sich Schätzungen. Im Vergleich dazu sind aus der psychosomatischen Dermatologie eine hohe Prävalenz somatoformer Störungen und ein beachtlicher Anteil von Patienten mit depressiven Beschwerden bekannt [10].

HNO-Krankheiten und dermatologische Erkrankungen haben gemeinsame Manifestationsbereiche, bspw. in einigen Hauterkrankungen des Gehörgangs und der Ohrmuschel. Der Arzt wird also immer wieder mit überschneidenden Symptomkonstellationen aus verschiedenen klinischen Fächern und mit der Frage nach den körperlichen und seelischen Ursachen von Krankheiten konfrontiert. „Psychosomatik“ ist nicht die duale Betrachtung eines Krankheitsgeschehens entweder unter biologischen oder psychologischen Aspekten, sondern sie beschreibt die Wechselwirkung körperlicher und seelischer Prozesse unter Berücksichtigung biologischer und sozialer Faktoren in verschiedenen Symptombildungen und Krankheiten. Demzufolge ist die psychosomatische Diagnose keine Ausschlussdiagnose bei fehlendem organischem Korrelat. Vielmehr bedarf es für die Erstellung einer psychosomatischen Diagnose positiver Diagnosekriterien, wie sie in den Leitlinien der **Internationalen Klassifikation psychischer Störungen**, ICD 10 Kapitel F der Weltgesundheitsorganisation (WHO), aufgeführt werden (ICD 10 Kapitel V [F] 2008).

Merke

Psychosomatik ist die Lehre von der Wechselwirkung körperlich-seelischer Prozesse unter Berücksichtigung biologischer und sozialer Wirkfaktoren. Die Diagnosen psychogener Erkrankungen basieren auf definierten Diagnosekriterien.

Cave

Das fehlende oder gering ausgeprägte somatische Korrelat allein begründet nicht die Diagnose einer psychogenen Erkrankung.

Psychosomatik ermöglicht eine erweiterte Sichtweise im Verstehen von Krankheiten und vermittelt neue Perspektiven in der Betrachtung von Krankheitsentstehung und Krankheitsfolgen. Sie ist eine wissenschaftlich begründete **Lehre** und sie ist auch eine **ärztliche Haltung** in der Behandlung kranker Menschen. In der psychosomatischen Betrachtung gewinnt der Arzt einen erweiterten Zugang zum Patienten und zu dessen Erkrankung und erfährt mehr über die psychologische Dimension des Krankseins.

Dieses Lehrbuch beschäftigt sich mit den 2 zentralen Bereichen der Psychosomatik (Abb. 1.**1**). Der erste Bereich ist die **biopsychosoziale Medizin**, in deren Arbeitsfeld die biologischen Determinanten des Krankseins wie auch die psychologischen und sozialen Wirkfaktoren einfließen. Dieser Bereich ist fachunspezifisch, d. h. dieser Ansatz gilt für alle Fachdisziplinen in gleicher Weise. Die biopsychosoziale Betrachtungsweise analysiert das Rollenverständnis von Arzt und Patient sowie das ärztliche Handeln grundsätz-

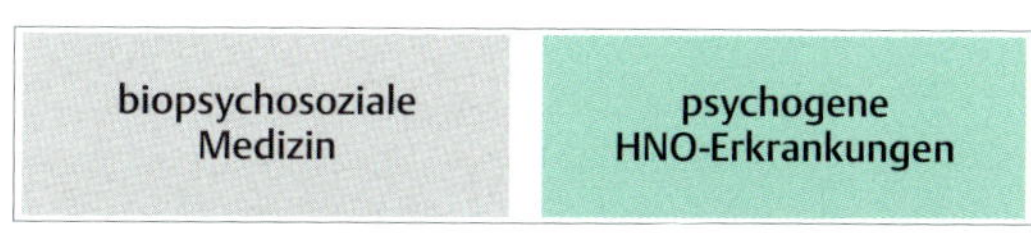

Abb. 1.**1** Psychosomatisches Stoffgebiet in der HNO-Heilkunde.

lich und unter normativen Gesichtspunkten. Der zweite Bereich dieses Lehrbuchs umfasst die psychogenen Krankheiten aus dem Fachgebiet der HNO-Heilkunde.

Biopsychosoziale Medizin

Der erste Teil dieses Buches beschäftigt sich mit den psychosomatischen Grundlagen und dem Konzept einer ganzheitlichen Betrachtung des kranken Menschen und verschiedener Krankheiten. Dieses Systemmodell der biopsychosozialen Medizin ist ein zentraler Bereich der Psychosomatik, in welchem die 4 Dimensionen des Krankheitsgeschehens erfasst werden: die biologische, intrapsychische, interpersonelle und soziokulturelle Dimension. Hierzu gehört ebenfalls die Beachtung psychologischer Faktoren und sozialer Wirkungen in der Beurteilung körperlicher Symptome. Unterschieden werden die intrapsychischen (innerseelischen) von den interpersonellen Folgen (in der zwischenmenschlichen Beziehungsgestaltung) und die Folgen für die gesellschaftliche Stellung des Patienten (soziokulturell). Abb. 1.**2** zeigt die 4 Dimensionen einer Krankheit.

Patienten kommen gewöhnlich wegen körperlicher Symptome oder Beschwerden zum Arzt. Oft sind es die Krankheitsfolgen, welche den Patienten ärztliche Hilfe suchen lassen, z. B. die drohende oder bereits eingetretene Arbeitsunfähigkeit. So wird in der biopsychosozialen Betrachtung eines Patienten mit Hörsturz nicht allein der somatische Hörverlust erfasst, sondern der Patient in seiner Gesamtheit als Person mit individuellen Ängsten und mit den möglichen Folgen eines solchen Krankheitsgeschehens verstanden. Die Bedeutung dieser ganzheitlichen Betrachtung zeigt sich z. B. in der Tumornachsorge von Patienten mit onkologischen Erkrankungen des Kopf-Hals-Bereichs. In die Nachsorge fließen die Merkmale der Patientenpersönlichkeit, sein persönlicher Gesundheits- und Risikostil im Umgang mit Noxen und die Einflussfaktoren seines soziokulturellen Umfelds mit ein.

In die Beurteilung des körperlichen Geschehens werden die Vorstellungen, Bewertungen und emotionalen Besonderheiten des Patienten und dessen persönliche Vorstellungen von seiner Krankheit integriert. Die individuellen Vorstellungen des einzelnen Patienten von der Krankheitsentstehung werden als **subjektive Krankheitstheorie** bezeichnet. Jeder Patient bringt seine Biografie und die subjektive Krankheitstheorie in die Sprechstunde ein. Der Arzt kann die subjektive Krankheitstheorie als Einstieg für das Gespräch zu Krankheitsursachen nutzen: „Haben Sie für sich eine Idee, wie dieses Symptom entstanden ist?“ Die Angst des Arztes, seine Autorität vor dem Patienten zu verlieren, ist unbegründet. Im Gegenteil, ein Patient, der sich in seiner Gesamtheit als Person mit seiner eigenen Meinung, seinen Bedürfnissen, Sorgen und Ängsten verstanden und angenommen weiß, lässt eine gute Compliance erwarten. Mit **Compliance** wird die Bereitschaft des Patienten zur Mitarbeit im Behandlungsprozess bezeichnet.

Psychosomatik ist eine Lehre und eine ärztliche Haltung. Das psychosomatische Verstehen des Patienten in seinem Kranksein ergänzt das naturwissenschaftlich-medizinische Wissen zu einer umfassenden **ärztlichen Kompetenz**, welche für den Patienten einen Nutzen erbringt. Wie aber verhält es sich mit dem Nutzen dieser Haltung für den Arzt? Ergebnisse aus Befragungen von Ärzten zu ihrer persönlichen Lebenszufriedenheit zeigen den hohen Belastungsgrad, dem Ärzte sich in ihrem ärztlichen Handeln ausgesetzt fühlen. Der biopsychosoziale Ansatz ermöglicht dem Arzt die Reflexion des Krankseins und die angemessene ärztliche Haltung in der jeweiligen Behandlungssituation. In der **Selbstreflexion** kann der Arzt aktiv einer möglichen Überlastung und einem Burn-out-Syndrom entgegenwirken.

Begriff der Gesundheit

Was ist Gesundheit? Der Begriff der Krankheit steht in direktem Zusammenhang mit dem Begriff der Gesundheit. Im Verständnis des biopsychosozialen Modells ist Gesundheit mehr als die Abwesenheit von Krankheit und das seelische Wohlbefinden ist Teil der Gesundheit. Dieses Verständnis findet sich in der Definition von Gesundheit wieder, welche die WHO gibt: „Health is a state of complete physical, mental and social well-being and not merely the absence of disease or infirmity.“ Weiter erklärte die WHO: „Mental health is an integral part of this definition.“ [29]

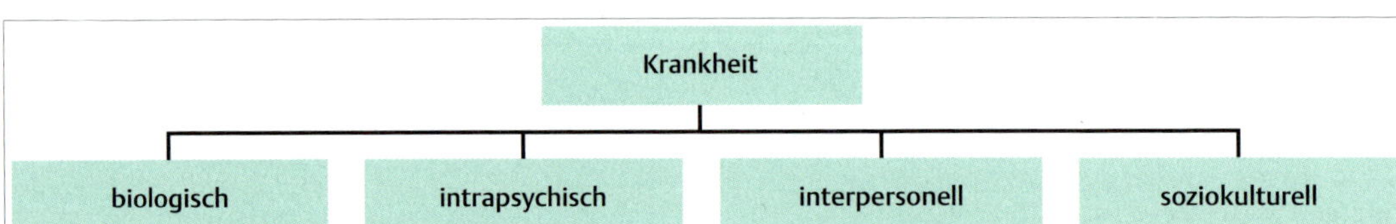

Abb. 1.**2** Die 4 Dimensionen einer Krankheit.

Die Bewertungen von Gesundheit und Krankheit definieren die Rolle des Patienten als Gesunder oder Kranker. Im psychosomatischen Verständnis werden nicht primär die Krankheiten, sondern Kranke und Menschen in ihrem Kranksein behandelt.

Krankheiten entstehen im Körper und sie wirken auf den Körper. Infektionen und Unfälle sind Krankheitsursachen, welche naturwissenschaftlich erfasst und erklärt werden können. Krankheiten können ausheilen, einen chronischen oder einen progredienten Verlauf nehmen. Dies gilt für primär somatisch verursachte Krankheiten wie für psychisch verursachte Erkrankungen in gleicher Weise.

Merke

Im psychosomatischen Verstehen werden nicht primär die Krankheiten, sondern Kranke und Menschen in ihrem Kranksein behandelt.

1.2 Einteilung psychogener Störungen

Lernziele

Sie können die Begriffe „psychogene Erkrankungen", „reaktive Störung", „posttraumatische Belastungsstörung", „neurotische (primär psychische) Störung", „multifaktorielle Psychosomatosen" und „Coping" erklären. Sie kennen verschiedene Formen von Angststörungen und die charakteristischen Merkmale der Zwangsstörung. Sie können zur Manifestation von Angststörungen typische Begleitsymptome aus dem HNO-Gebiet nennen.

Durch psychische oder psychosoziale Faktoren bedingte Krankheiten werden **psychogene Störungen** genannt. Ein Drittel der Krankheiten wird zu den psychogenen Störungen gerechnet [7], es sind damit häufig vorkommende Erkrankungen in der hausärztlichen Praxis [7]. Psychogene Erkrankungen entstehen durch seelische Krankheitsfaktoren oder werden dadurch mitverursacht. Sie manifestieren sich in unterschiedlicher Weise mit körperlichen oder seelischen Symptomen oder mit Verhaltensstörungen. Die psychosomatische Medizin und die Psychotherapie beschäftigen sich mit der Diagnostik und Therapie von Patienten mit psychogenen Störungen. In der **Psychotherapie** werden Kranke mit psychologischen Mitteln, vorzugsweise dem Gespräch, behandelt. Für das bessere Verständnis psychogener Störungen in der HNO-Heilkunde empfiehlt sich die Einteilung in 4 große Krankheitsgruppen (Abb. 1.3):

- **Reaktive Störungen** (auf dem Boden psychosozialer Belastungen)
  - unspezifischer Stress oder chronische Belastung kann nicht bewältigt werden.
  - somatopsychische Störung als seelische Folge einer primär körperlichen Krankheit
  - kurzfristige, akute Belastungsreaktionen, länger dauernde Anpassungsstörungen als Folgen von übermäßigen oder andauernden Belastungen oder außergewöhnlichen Lebensereignissen
  - körperliche, vegetative oder seelische Symptome, Verhaltensstörungen (Lern-, Essstörungen, Suchtverhalten)
- **Posttraumatische Störungen** (auf dem Boden schwerer psychischer Traumatisierung)
  - vorausgegangen ist eine schwere seelische Verletzung oder Erschütterung.
  - posttraumatische kurze Belastungsreaktion ohne Folgen
  - posttraumatische Belastungsstörung, chronische posttraumatische Störungen
  - seelische und vegetative Symptome, Persönlichkeitsveränderungen
- **Neurotische Störungen** (psychogene Erkrankungen im originären Sinn, rein seelisch begründet durch einen verdrängten Konflikt, durch eine Entwicklungsstörung der Persönlichkeit oder als erlerntes Fehlverhalten)
  - Psychoneurosen (Angststörungen, Panikstörung, Phobien, Zwangsstörung)
  - somatoforme Störungen mit körperlichen und vegetativen Symptomen, hypochondrische Störung und körperdysmorphe Störung
  - Verhaltensstörungen
  - Persönlichkeitsstörungen
  - seelische, körperliche, vegetative Symptome, Verhaltenssymptome
- **Psychosomatosen** (multifaktorielle Krankheiten mit somatischer Disposition und psychischen Faktoren)
  - somatische Krankheit mit oganpathologischem Korrelat und Einwirkung von psychischen Triggern

Reaktive Störungen/Belastungs- und Anpassungsstörungen

Störungen dieses Typs sind die Folge seelischer Erschütterungen. Reaktive Störungen leichten Ausmaßes sind sehr häufig, sie entstehen als Folge unbewältigter psychosozialer Belastungen. Für die Auslösung reaktiver Störungen sind keine besonderen Dispositionen notwendig. Entscheidungsdruck, Prüfungsstress, chronische Überlastungen sind Beispiele für auslösende Belastungen [7]. Reaktive Störungen haben eine hohe Spontanemission, wenn die auslösende Belastung überstanden ist.

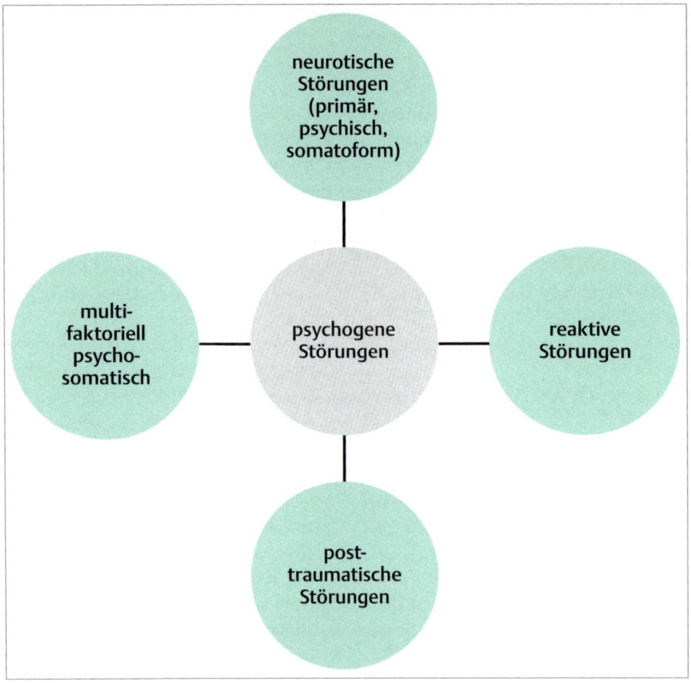

Abb. 1.3 Nosologie psychogener Störungen.

Die **Symptome reaktiver Störungen** sind vielfältig: Angst, Depressivität, Störungen des Schlafes und des Appetits, Müdigkeit und Erschöpfungsgefühl, körperliche Missempfindungen sind typische Merkmale. Zusätzlich können Verhaltensstörungen wie Lernstörungen, Abhängigkeitsentwicklung für Suchtmittel oder aggressives Verhalten auftreten. Akute **Auslöser reaktiver Störungen** sind Krankheit, Unfälle, Trennungen oder Verluste, Prüfungs- oder Arbeitsstress. Zu den länger anhaltenden Belastungen zählen chronische Krankheit, Abhängigkeitserkrankung (Alkoholismus), Probleme in Partnerschaft, Familie oder Arbeitsbereich. Aber auch lebensverändernde Ereignisse wie Umzug oder Eintritt in den beruflichen Ruhestand sind ebenso wie Mobbing oder Überschuldung mögliche Gründe für die Entwicklung einer reaktiven Störung.

Reaktive Störungen treten auf, wenn unverhoffte oder anhaltende Belastungen die zur Verfügung stehenden Bewältigungsmöglichkeiten des einzelnen Menschen überfordern. Ein Teil der reaktiven Störungen remittiert spontan. Bei anhaltender Symptomatik stehen stützende Beratungen zur ausgeglichenen Lebensführung und die emotionale Entlastung im Vordergrund. Nahezu jeder Mensch kann sich an bereits erfolgreiche Problemlösungen in seinem Leben erinnern. Diese Fähigkeit zur Überwindung von Schwierigkeiten wird **Coping** genannt. Hilfreich für den Patienten ist, mit ihm frühere erfolgreiche Bewältigungen von Problemen zu erinnern, um Coping-Mechanismen zu identifizieren und zu reaktivieren. Informationen zur Förderung eines gesunden Verhaltens, Hinweise für Entspannungstechniken zählen zu den Maßnahmen der **Psychoedukation**, welche helfen, krank machendes Verhalten abzubauen und gesundheitsbewusste Verhaltensweisen zu unterstützen. Hierzu gehören Seminare und Gruppen zu Raucherentwöhnung, Ernährung, Gewicht, Schlafhygiene oder Stressbewältigung [14].

Merke

Reaktive Störungen entstehen durch die Intensität oder Dauer einer Belastung. Insbesondere bei chronischen Belastungen ist die Gefahr von Abhängigkeitsentwicklungen für Alkohol und Psychopharmaka zu beachten.

Posttraumatische Störungen

Die Internationale Klassifikation psychischer Störungen der WHO teilt die Reaktionen auf schwere Belastungen und Anpassungsstörungen in die akute Belastungsreaktion, die posttraumatische Belastungsstörung und die Anpassungsstörungen ein. Wegen ihrer klinischen Relevanz werden diese Störungen im Folgenden ausführlich beschrieben.

Die **akute Belastungsreaktion** (ICD 10 Kapitel V [F] 43.0) ist eine vorübergehende Störung als Reaktion auf eine außergewöhnliche körperliche oder seelische Belastung. Der zeitliche Zusammenhang zwischen Belastung und Reaktion ist klar und unmittelbar. Die akute Belastungsreaktion tritt sofort oder innerhalb weniger Minuten nach dem Belastungsereignis auf und klingt innerhalb von Stunden bis wenigen Tagen ab. Die Auslöser für diese Störung sind überwältigende Ereignisse mit Gefährdung der eigenen körperlichen Unversehrtheit, einer nahe stehenden Bezugsperson, der Familie oder auch der sozialen Sicherung. Terroranschläge, Überfall, Vergewaltigung sind weitere den betroffenen Menschen überwältigende traumatische Erlebnisse. Eine plötzliche lebensbedrohliche Erkrankung oder die Diagnose einer ernsten, das Leben gefährdenden Erkrankung können bei einem zuvor psychisch nicht gestörten Menschen eine akute Belastungsreaktion auslösen. Klinisch imponiert die Symptomatik als psychischer Schock mit einem Gefühl anfänglicher Betäubung, Bewusstseinseinengung und verminderter Aufmerksamkeit. Ebenso möglich sind motorische Unruhe, Fluchtreaktionen oder Rückzug bis hin zum dissoziativen (traumatisch bedingten) Stupor. Gesichtsrötung, Schwitzen, Tachycardie sind typische vegetative Begleitsymptome. Für den Zeitraum dieser Episode kann Amnesie vorliegen.

Die **posttraumatische Belastungsstörung** (ICD 10 Kapitel V [F] 43.1) ist eine verzögerte oder protrahierte Reaktion auf ein Erlebnis außergewöhnlicher Belastung. Auslöser können die bei der akuten Belastungsreaktion genannten Faktoren sein. Prädisponierende Persönlichkeitsfaktoren können die Entwicklung der posttraumatischen Belastungsstörung begünstigen, sind aber für die Erklärung der Störung nicht ausreichend. Das Kennzeichen der posttraumatischen Belastungsstörung ist das wiederholte Erinnern des Traumas in Nachhallerinnerungen oder in Träumen, begleitet von einem Gefühl von Betäubung, Gleichgültigkeit und Teilnahmslosigkeit. Situationen, welche an das traumatische Erlebnis erinnern, werden vermieden. Gelegentlich treten akute Angst, Panik oder aggressives Verhalten im intensiven Wiedererleben auf. Sehr oft sind vegetative Symptome, Schreckhaftigkeit und Schlafstörungen zu beobachten. In dieser Phase ist die Gefahr einer Abhängigkeit von Suchtmitteln groß. In der Regel manifestiert sich die posttraumatische Belastungsstörung innerhalb von Wochen bis zu 6 Monaten nach der außergewöhnlichen Belastung. In den meisten Fällen bildet sich die Symptomatik folgenlos zurück, bei wenigen Patienten chronifiziert sie und geht in eine andauernde Persönlichkeitsänderung über.

Kommt es zu einer Beeinträchtigung der Anpassung an eine entscheidende Lebensveränderung oder nach einem belastenden Lebensereignis, können sich **Anpassungsstörungen** (ICD 10 Kapitel V [F] 43.2) entwickeln. Die Symptomatik ist vielfältig und reicht von Angst, Besorgnis, Depressivität bis hin zu Problemen in der Bewältigung alltäglicher Aufgaben. Ältere Kinder und Jugendliche können im Rahmen von Anpassungsstörungen regressive Phänomene wie Bettnässen oder Daumenlutschen zeigen. Die Symptome der Anpassungsstörung beginnen in der Regel im ersten Monat nach dem großen Lebensereignis und dauern bis zu einem halben Jahr an. Gelegentlich überdauern die Symptome 6 Monate bis hin zu 2 Jahren, diese werden dann zu der längeren depressiven Reaktion (ICD 10 Kapitel V [F] 43.21) gerechnet.

In der akuten Belastungsreaktion ist mitunter ärztliches Handeln erforderlich. In der **Krisenintervention** hat der traumatisierte Patient die Möglichkeit, sich im Gespräch emotional zu entlasten. Eine ruhige Atmosphäre, wertfreies Zuhören und das Annehmen des Patienten in seiner aktuellen Stimmung und Reaktion sowie das Ansprechen seiner Gefühle sind die wichtigsten Elemente des Krisengesprächs. In der Krisenintervention werden keine Konfrontationen oder Reaktualisierungen des Erlebnisses durchgeführt, um den Patienten nicht noch mehr mit Schuld- und Versagensgefühlen zu belasten. Ziel der Krisenintervention ist die Stabilisierung des Patienten. Bei suizidaler Kriseneskalation oder zum Schutz des Patienten vor Selbstbeschädigung kann die Einweisung in eine psychiatrische Klinik notwendig werden. Auch diese sollte dem Patienten als eine unterstützende Maßnahme beim Bewältigungsversuch in dieser extremen Notlage erklärt und die Scham darüber gemindert werden.

In einigen Fällen von Reaktionen auf schwere Belastungen und von Anpassungsstörungen wird eine psychotherapeutische Behandlung notwendig. Diese ist supportiv (stützend) ausgerichtet und hat die Bewältigung von Belastungen zum Ziel. Hierzu gehören auch Überlegungen zum Abbau belastender Lebensumstände und zur Stärkung der Bewältigungsmechanismen des Patienten. Hat ein Patient Schwierigkeiten sich auszudrücken, lernt er, diese mithilfe des Therapeuten zu überwinden.

Merke

Reaktionen auf schwere Belastungen machen mitunter Kriseninterventionen und supportive Psychotherapie notwendig. Ziele sind die Stabilisierung des Patienten und die Bewältigung von Belastungen.

Cave

In der akuten Belastungsreaktion und in der Krisenintervention werden keine konfrontativen Therapiemaßnahmen durchgeführt.

Neurotische (primär seelische) Störungen

Störungen dieses Typs entstehen psychisch, wenn ein aktueller Auslöser zurückliegende unbewusste Erfahrungen und neurotische Entwicklungen der Persönlichkeit reaktiviert. Hier führen aktuelle auslösende Belastungen zu einer seelischen Destabilisierung. Lerntheoretisch werden diese Störungen im Konzept der Verhaltenstheorie als erlerntes Fehlverhalten angesehen. Die auftretenden Symptome können körperlich oder seelisch sein. Neurotische Störungen können also unter 2 Entwicklungsperspektiven betrachtet werden: psychodynamisch durch einen verdrängten Konflikt oder lerntheoretisch als erlerntes Fehlverhalten. Diese Störungen sind die psychogenen Erkrankungen im originären Sinn. Sie sind in der Psyche selbst begründet und nicht die Folge körperlicher Krankheiten. Wichtige Vertreter dieser Krankheitsgruppe sind außer den **Angststörungen** die **somatoformen Störungen** und die **dissoziativen Störungen**, welche charakteristische Krankheitsbilder aus der HNO-Heilkunde begründen und daher eine große klinische Bedeutung haben. In Kap. 3–9 zur Fachpsychosomatik in der HNO-Heilkunde werden zahlreiche Beispiele für diese Krankheitsgruppe erläutert. Tab. 1.**1** führt bekannte und wichtige neurotische Störungen auf.

Im Folgenden werden diese neurotischen Störungen vorgestellt, wobei die wichtigsten Begleitsymptome aus dem Fachgebiet der HNO-Heilkunde genannt werden.

Die **phobischen Störungen** zeichnen sich durch das Auftreten von Angst in allgemein ungefährlichen Situationen oder vor harmlosen Objekten aus. Charakteristisch ist das Vermeidungsverhalten für diese angstbesetzten Situationen. Die **Agoraphobie** (ICD 10 Kapitel V [F] 40.0) bezieht sich auf offene Plätze, das Betreten von Geschäften oder große Menschenansammlungen. HNO-Beispiel: phobische Reaktion eines Patienten mit Schwindel. Der Patient vermeidet Situationen, die ihm unangenehm sind, aus Angst, plötzlich im Schwindelgefühl hilflos zu sein. Diese phobische Angst kann sowohl ohne krankhaften Befund des Vestibularorgans als auch als konditionierte Reaktion nach vestibulärer Erkrankung auftreten. Häufig sind Hörsturz, Tinnitus, allergische Beschwerden mit konditionierten, phobischen Reaktionen verknüpft. Die Angst vor Erröten, vor Übelkeit oder Erbrechen sind mögliche Anzeichen einer **sozialen Phobie**. Die soziale Phobie ist die häufigste Angststörung und nach depressiven und Suchtstörungen die dritthäufigste psychische Störung [2]. Im Alltag findet sich eine Vielzahl auslösender Faktoren für spezifische (isolierte) Phobien. Bestimmte Tiere, Geräusche wie Donner, Dunkelheit, geschlossene Räume sind Auslöser für **spezifische Phobien.** Die Angst vor Krankheiten, **Nosophobien** (z.B. Karzinophobie, AIDS-Phobie) und die körperdysmorphe Störung werden bei den hypochondrischen Störungen klassifiziert. Es handelt sich um eine Form der somatoformen Störungen, die im Verlauf dieses Kapitels besprochen wird.

Tabelle 1.**1** Neurotische (primär psychische) Störungen.

phobische Störungen
Panikstörung/generalisierte Angststörung
Angst und depressive Störung gemischt
Zwangsstörung
dissoziative Störung
Somatisierungsstörung

Die **Panikstörung** (ICD 10 Kapitel V [F] 41.0) ist durch das Auftreten wiederholter schwerer Angstattacken gekennzeichnet. Diese Angstattacken sind im Gegensatz zur Phobie nicht an spezifische Situationen oder Objekte geknüpft. Typisch sind vegetative Zeichen wie Tachycardie, Mundtrockenheit, Erstickungsgefühl und Schwindel, weiter Angst zu sterben und vor Kontrollverlust. Die Patienten befürchten, die Kontrolle über die körperlichen Funktionen zu verlieren und meiden ängstlich Alleinsein oder unübersehbare Herausforderungen. Dies geht so weit, dass Patienten sich nicht mehr trauen zu verreisen oder sich nur an Orten aufhalten, an denen sie ärztliche Hilfe erwarten können. In Deutschland leiden etwa 3% der Frauen und 1,7% der Männer über 18 Jahren an Panikattacken. Panikstörungen haben eine hohe Komorbidität von Depression, somatoformen Störungen und Alkoholabhängigkeit. Das Suizidrisiko ist erhöht [26].

Eine vergleichbare Symptomatik zeigt die **generalisierte Angststörung** (ICD 10 Kapitel V [F] 41.1), welche sich über Wochen bis Monate manifestiert und zur Chronifizierung neigt. Die generalisierte Angststörung ist frei flottierend und nicht auf bestimmte Situationen in der Umgebung beschränkt. Abb. 1.**4** zeigt die künstlerische Umsetzung des emotionalen Ausdrucks von Angst.

Das Merkmal der **Zwangsstörung** (ICD 10 Kapitel V [F] 42) sind wiederholende Zwangsgedanken oder Zwangshandlungen. Zwangsgedanken drängen sich dem Patienten immer wieder stereotyp auf. Der Patient leidet, weil er diese Gedanken als sinnlos erlebt und ihn diese Gedanken ängstigen. So kann sich ein zwangskranker Mensch mit dem Gedanken quälen, im Schlaf etwas Schlimmes auszuführen, z.B. eine andere Person zu töten. Rationalen Überlegungen, dass dies im Schlaf gar nicht möglich ist, sind Zwangsgedanken nicht zugänglich. Die Gedanken können mit Handlungen verbunden werden, z.B. durch Verschließen der Tür des Schlafraums.

Häufig sind Zwangsgedanken mit **Zwangshandlungen** verbunden. Dann würde dem Verschließen der Tür die stereotype Kontrolle der abgeschlossenen Tür folgen oder eine andere Zwangshandlung. Zwangshandlungen werden als stereotype Rituale in Reinigungen des Körpers oder der Wohnung oder durch minuten- bis stundenlange Kontrollgänge ausgeführt. HNO-Beispiele sind das stereotype Hineinhören in sich, ob Schmerzen, Tinnitus, Schwindel oder andere Beschwerden wahrnehmbar sind. Hierzu zählen außerdem ritualisierte Kontrollen, ob das Hörgerät noch vorhanden ist oder die Batterien noch funktionstüchtig sind. Das Hörvermögen kann zwanghaft stereotyp viele Male durch Kontrolle mittels Freizeichen im Telefon überprüft werden. Auch das zwanghafte Abtasten der Zunge oder die Angst, dass die Zunge beim Sprechen in Erscheinung tritt, bewegt manche Patienten zur Kontrolle. Die Symptomatik kann einen derart großen Raum im Leben des Patienten beanspruchen, dass schließlich Arbeitsunfähigkeit und soziale Isolation daraus resultieren. Die Zwangskontrollen können über fast alle Sinnessysteme ausgeführt werden. Am häufigsten sind die stereotype visuelle Kontrolle und das Befühlen der Gegenstände, von denen eine Gefahr ausgehen könnte, z. B. der Herdplatte.

Patienten mit Zwangsstörungen erleben ihre Handlungen oft als Vorbeugung gegen ein subjektiv befürchtetes Ereignis. Die Zwangsrituale sind ein symbolischer Versuch, die befürchtete Gefahr abzuwenden. Zählzwänge erfüllen ebenfalls diesen Zweck, wenn auch dem Patienten die Sinnlosigkeit seiner Handlung bewusst ist. Die Tatsache, dass dem Patienten der Zwanggedanke oder die Zwangshandlung quälend bewusst ist, unterscheidet diese Störung z.B. von den Patienten, welche von einer Ticstörung betroffen sind. So kann ein Räuspertic aufgrund der stereotyp erscheinenden Verhaltensmuster als Zwang imponieren. Der zwangskranke Patient würde aber im Gegensatz zum Patienten mit Räuspertic nicht stereotyp räuspern, sondern sich mit dem Gedanken quälen, in bestimmten Situationen sich räuspern zu müssen, oder er würde sich immer wieder bei seinen Mitmenschen vergewissern, dass er sich nicht in einer bestimmten Situation auffällig geräuspert habe. Ein weiteres Beispiel ist das ständige Sichrückversichern bei den nächsten Bezugspersonen, dass nach einer erlebten Schwindelsymptomatik das Gangbild jetzt nicht auffällig oder gar betrunken erscheint. Die Beispiele zeigen, wie vielfältig psychopathologische Phänomene bei Angst- und Zwangsstörungen gestreut sein können. Es ist die Kunst der sorgfältigen Anamnese, in spezifischen Leitsymptomen Hinweise für eine psychogene Störung zu erkennen.

Das Stoffgebiet der HNO-Heilkunde bietet eine Fülle dissoziativer Symptommanifestationen. **Dissoziative Störungen** sind klinisch sehr heterogen. Sie treten als Störungen des Gedächtnisses, der Ich-Identität, der motorischen oder sensorischen Funktionen auf. Die allgemeine Prävalenz liegt bei 3%, in klinischen Stichproben deutlich höher bis 30% [8], [24]. Die Entstehung der Symptome hat eine nahe zeitliche Verbindung zu traumatisierenden Erlebnissen, schweren Konflikten oder Beziehungsproblemen. Die Verdrängung dieses emotionalen Erlebnisses geschieht in Form der Dissoziation (Abspaltung) körperlicher oder psychischer Funktionen. Der Begriff **Konversion** beschreibt, dass der negativ empfundene Affekt, der durch den unbewältigten Konflikt hervorgerufen wurde, in Symptome umgesetzt wird (ICD 10 Kapitel V [F] 44). Dissoziative Zustände haben die Tendenz, nach einigen Wochen oder Monaten zu remittieren. Bestehen dissoziative Symptome länger als 1–2 Jahre, sind sie häufig therapeutisch nicht zu erreichen. Das **Ganser-Syndrom** ist eine komplexe dissoziative Störung und beschreibt ein „Vorbeiantworten". Die Antwort des Patienten signalisiert, dass die Frage verstanden wurde, dennoch sind die Antworten haarscharf daneben. Andere dissoziative Symptome können das Ganser-Syndrom begleiten. Die selten auftretende **multiple Persönlichkeitsstörung** beschreibt das Vorhandensein von 2 oder mehr verschiedenen Persönlichkeiten bei derselben Person. Der Wechsel der Persönlichkeiten ist dem Individuum gewöhnlich nicht bewusst. Das Auftreten ist eng mit traumatischen Erlebnissen verknüpft.

Zu den **Konversionsstörungen als Ausdruck körperlicher Dissoziationen** werden Bewegungsstörungen und Lähmungen der Willkürmotorik sowie bestimmte sensorische Störungen gerechnet [17]. An HNO-relevanten Symptomen können hier neben psychogenen Lähmungen der psychogene Schiefhals, psychogene Aphonien, Dysphonien, Dysarthrien und Koordinationsstörungen, psychogener Schwindel und psychogene Hör-, Riech- und Sehstörung, Hyp- und Hyperästhesie sowie Hyperakusis imponieren. Dissoziative Empfindungsstörungen können alle Sinnessysteme betreffen. Tab. 1.2 führt Beispiele für dissoziative Störungen im HNO-Gebiet auf.

Merke

Konversionsstörungen sind Dissoziationen auf der körperlichen Ebene. Sie entstehen rein psychisch.

Dissoziationssymptome zeigen einen **symbolhaften Ausdruckscharakter**. So kann ein Mensch nach einem lauten Streit mit der Symptomatik der psychogenen Hörstörung reagieren. Es lässt sich aber nicht einfach vom Symptom auf den zugrunde liegenden Konflikt oder Problembereich schließen, die Symptome sind nicht spezifisch. Die dissoziative Symptompräsentation kann gekünstelt und demonstrativ erscheinen, wieder andere Patienten wirken scheinbar unberührt und gelassen. Diese gelassene Haltung des Patienten wird als **„Belle Indifférence"** bezeichnet, sie beschreibt

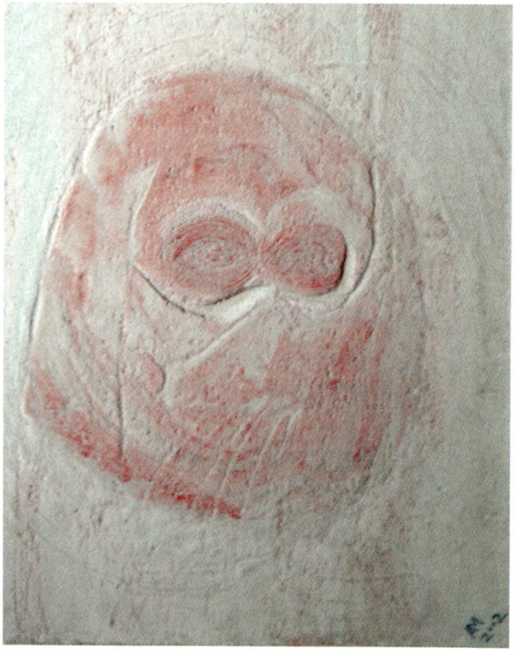

Abb. 1.**4** Gemälde „Die Angst" (von Angelika Masseck, Leverkusen).

den Kontrast zwischen der ernsten Behinderung, z. B. einer psychogenen Taubheit, und dem ruhigen Umgang mit eben dieser. Die Konversion sollte nicht mit Simulation verwechselt werden. **Simulation** ist die bewusste, einen Vorteil suchende Angabe von körperlichen oder seelischen Beschwerden. Die Bedeutung von **Simulations- und Aggravationsverhalten** zeigt sich u. a. in der Begutachtung. So waren Simulation und Aggravation mit 58 % in einer Untersuchung zur audiologischen Begutachtung häufig. Mit der Anzahl der Vorgutachten, der Schulbildung und dem Alter steigt die Tendenz zur Simulation oder Aggravation [25].

Tabelle 1.**2** Dissoziative Störungen im HNO-Fachgebiet.

dissoziative Amnesie, Fugue, Stupor
dissoziative Störungen der Bewegung und der Sinnesempfindung • psychogene Aphonie • psychogene Dysphonie • dissoziative Schwerhörigkeit oder Taubheit • Hyperakusis • dissoziative Anosmie oder Ageusie • Hypästhesie • Analgesie • Hyperästhesie

Im Gegensatz dazu ist die Dissoziation ein unbewusst ablaufender Prozess. Der Patient ist sich des Zusammenhangs zwischen seinem Symptom und dem auslösenden Ereignis nicht bewusst. Dissoziative Störungen sind mit psychodynamischen und kognitiv-verhaltenstherapeutischen Methoden behandelbar. Wegen der ätiologischen Zusammenhänge mit Traumatisierungen werden unterstützende Techniken aus der Traumatherapie wie EMDR (Eye Movement Desensitization and Reprocessing) eingesetzt [8], [23].

Somatoforme Störungen sind von großer klinischer Bedeutung. Jede zehnte Person zeigt eine somatoforme Störung [7] und konsultiert deshalb in 2 Jahren durchschnittlich 18-mal den Arzt [12]. Die Motivierbarkeit dieser Patienten für eine Psychotherapie ist oft schwierig und verdient vom Arzt besondere Aufmerksamkeit und besonderen Einsatz [6], [20]. Tab. 1.**3** zeigt die Einteilung der somatoformen Störungen.

Die diagnostischen Leitlinien der **Somatisierungsstörung** (ICD 10 Kapitel V [F] 45.0) setzen für die Diagnose „mindestens zwei Jahre anhaltende multiple und unterschiedliche Symptome" voraus. Für diese Symptome wurden keine ausreichenden somatischen Erklärungen gefunden. Weiter gehört zum Störungsbild die „hartnäckige Weigerung des Patienten, den Rat oder die Versicherungen mehrerer Ärzte anzunehmen, dass für die Symptome keine körperliche Erklärung zu finden ist." Zudem besteht „ein gewisser Grad an Beeinträchtigung sozialer und familiärer Funktionen durch die Art der Symptome und das sich daraus ergebende Verhalten" (ICD 10 Kapitel V [F] 45.0). Von der Somatisierungsstörung wird die **somatoforme autonome Funktionsstörung** (ICD 10 Kapitel V [F] 45.3) unterschieden, welche sich auf Symptome der vegetativen Regulation bezieht. Hierzu zählen neben Herzklopfen das Schwitzen, Zittern und Erröten. Die Klagen über körperliche Beschwerden betreffen ein Organ oder ein Organsystem. Beispiele für das obere Verdauungssystem sind psychogene Aerophagie (Luftschlucken) und psychogener Singultus. Aus dem Atmungssystem sind die Hyperventilation und der psychogene Husten zu nennen. Herz- und Kreislaufsystem können mit Tachycardie, Zittern Schwitzen und Gesichtsrötung an Symptome allergischer Reaktionen erinnern, vgl. hierzu die Ausführungen zur den psychogenen anaphylaktoiden Reaktionen in Kap. 6.5.

Die Internationale Klassifikation führt unter den somatoformen Störungen die **anhaltende somatoforme Schmerzstörung** (ICD 10 Kapitel V [F] 45.4) auf. Hierbei handelt es sich um einen andauernden, schweren und quälend empfundenen Schmerz, welcher körperlich nicht oder nicht vollständig erklärt werden kann. Für die HNO-Heilkunde von besonderer Bedeutung sind psychogene Rücken- und Kopfschmerzen. In der Regel besteht zwischen

Tabelle 1.3 Einteilung somatoformer Störungen (ICD 10 Kapitel V [F] 45).

Störung	Dazugehörige Begriffe
Somatisierungsstörung	• Polysymptomatik, mindestens 2 Jahre anhaltend
hypochondrische Störung	• körperdysmorphe Störung • Nosophobien (AIDS-Phobie, Karzinophobie)
somatoforme autonome Funktionsstörung	• psychogene Aerophagie • psychogener Singultus • psychogene Hyperventilation • psychogener Husten
anhaltende somatoforme Schmerzstörung	• psychogener Rücken- oder Kopfschmerz, Glossodynie (psychogenes • Zungenbrennen)
sonstige somatoforme Störungen	• psychogener Globus und psychogene Dysphagie • psychogener Torticollis • psychogener Pruritus • Bruxismus

dem Auftreten des Schmerzes und emotionalen Konflikten oder Problemen ein Zusammenhang. Die betroffenen Patienten erfahren allgemein beträchtliche medizinische Aufmerksamkeit. Psychogene Schmerzen können außer bei der somatoformen Schmerzstörung noch im Rahmen depressiver Erkrankungen auftreten. Weitere HNO-Symptome aus der Krankheitsgruppe der somatoformen Störungen sind psychogener Globus, psychogener Torticollis, psychogener Pruritus sowie Bruxismus und körperdysmorphe Symptome.

Zu den somatoformen Störungen wird auch die **hypochondrische Störung** gerechnet. Kennzeichen ist die beharrliche Beschäftigung und Besorgnis, an einer oder mehreren schweren und progredienten Krankheiten zu leiden. Die Störung manifestiert sich durch anhaltende körperliche Beschwerden oder durch die übermäßige Beschäftigung mit dem eigenen Körper. Physiologische oder allgemeine körperliche Empfindungen werden von dem betroffenen Patienten als krankhaft und belastend angesehen. Meist beziehen sich die Beschwerden nur auf ein oder 2 Organe oder Organsysteme. Die **Nosophobie** ist eine hypochondrische Störung und kann sich z. B. in Angst vor Krebserkrankung oder vor AIDS äußern. Weil es sich nicht um eine Phobie mit gegenständlichem Objektbezug handelt, wird sie zu den hypochondrischen Störungen klassifiziert. Wie bei den anderen neurotischen Störungen sind Männer und Frauen betroffen. Die Krankheit manifestiert sich in der Regel vor dem 50. Lebensjahr.

Körperdysmorphe Symptome beziehen sich auf eine übermäßige Beschäftigung mit einem illusionären Mangel oder einer Entstellung der eigenen äußeren Erscheinung. Der Begriff „körperdysmorph“ beschreibt die **subjektiv wahrgenommene Deformität** eines oder mehrerer Körperteile. Das Gesicht mit Nase und Kinn ist von den körperdysmorphen Beschwerden häufig betroffen. Untersuchungen zufolge ist die Nase unter den körperdysmorphen Klagen mit 39 % vertreten [4]. Es ist zu beachten, dass ein hoher Anteil von über 50 % der Patienten mit körperdysmorpher Störung suizidale Gedanken entwickelt [18]. Unter den Patienten, welche sich kosmetischen Operationen unterziehen, leiden bis zu 15 % an einer körperdysmorphen Störung. Charakteristischerweise profitieren diese Patienten nicht von den operativen Behandlungen [3]. Die **körperdysmorphen Symptome** werden ausführlich am Beispiel der exzessiven Beschäftigung mit der äußeren Erscheinung der Nase in Kap. 5.3 erläutert. Tab. 1.4 zeigt die hypochondrische Störung und dazugehörige Begriffe.

Viele Symptome des Kopf-Hals-Bereichs treten im Rahmen neurotischer, primär seelisch verursachter Erkrankungen auf. Hinter den körperlichen Symptomen können sowohl somatoforme, hypochondrische als auch dissoziative Störungen stehen. Insbesondere die dissoziativen Störungen können in ihrer Symptommanifestation neurologischen Krankheiten ähneln und zur übereilten psychogenen Diagnose verleiten. Solange der Nachweis der psychischen Verursachung fehlt, muss weiter nach körperlichen und seelischen Krankheitsaspekten gesucht werden (ICD 10 Kapitel V [F] 44).

Tabelle 1.4 Hypochondrische Störung und dazugehörige Begriffe (ICD 10 Kapitel V [F] 45.2).

hypochondrische Störung	Dysmorphophobie körperdysmorphe Störung Nosophobie (AIDS-Phobie, Karzinophobie)

Cave

Die pseudoneurologische Symptomatik darf nicht zur übereilten Diagnose der dissoziativen Störung verleiten. Fehlt der Nachweis psychischer Ursachen, muss weiter nach körperlichen und seelischen Aspekten gesucht werden.

Tab. 1.5 führt wichtige HNO-Symptome bei neurotischen, psychisch bedingten Störungen auf.

In Kap. 3–9 werden die Symptome noch einmal im jeweiligen Krankheitskontext vorgestellt. Für das psychosomatische Verstehen von Krankheiten im Fachgebiet der HNO-Heilkunde und für die umfassende Differenzialdiagnose ist die Kenntnis dieser am häufigsten vorkommenden psychogenen Symptome von grundlegender Bedeutung. Gleichsam Schlüsseln, die Türen öffnen, sind Symptome Zugänge zum Verstehen körperlicher und seelischer Krankheiten. Neurotische Störungen haben im psychodynamischen Verständnis ihre Ursache in nicht verarbeiteten Erfahrungen, die durch **Auslösesituationen** aktualisiert werden. Diese nicht verarbeiteten Erfahrungen können Entwicklungsdefizite der Persönlichkeit (Entwicklungspathologie) oder verdrängte Konflikte (Konfliktpathologie) sein. Werden sie wieder nicht bewältigt, kommt es zur Dekompensation mit psychogener Symptombildung [7]. Neben den Auslösesituationen verdienen Faktoren aus der Umgebung des Patienten Beachtung, welche eine Krankheit aufrechterhalten. Anhaltende Spannungszustände, Selbstzweifel und Schuldgefühle sind Folgen ungelöster Probleme und Konflikte. Zuwendung bei Krankheitsklagen, vermehrte medizinische Aufmerksamkeit, Schonung, Arbeitsunfähigkeit, Berentung können eine primär seelisch verursachte Störung im Sinne des Krankheitsgewinns verstärken. Das gilt auch für unnötige Medikamentenverordnung oder stets wiederholte bzw. überflüssige Untersuchungen. Hier bestehen die Gefahren der Chronifizierung und der **iatrogenen neurotischen Fixierung.**

Tabelle 1.5 HNO-Symptome bei neurotischen Störungen.

Nosophobien (Karzinophobie, AIDS-Phobie)
körperdysmorphe Symptome (übermäßige Beschäftigung mit der eigenen äußeren Erscheinung, z. B. Nase, Ohrmuschel, Kinn)
anaphylaktoide Beschwerden (Erröten, Schwitzen, Zittern, Übelkeit, Erbrechen)
Erythrophobie (Angst vor Erröten)
Angst vor Erbrechen, psychogenes Erbrechen
psychogener Pruritus
psychogener Schwindel
psychogene Krampfanfälle
Mundtrockenheit, psychogene Glossodynie (Zungenbrennen)
psychogener Husten, Erstickungsgefühl, Hyperventilation
psychogene Aphonien, Dysphonien, Dysarthrien und Koordinationsstörungen
psychogene Hör-, Riech-, Geschmacks- und Sehstörungen
psychogene Aerophagie (Luftschlucken), psychogener Singultus, psychogener Globus
psychogener Bruxismus (Zähneknirschen)
zwanghaftes Abtasten der Zunge oder Zähne
stereotype Zwangsgedanken und Selbstbeobachtung von Schmerzen oder Tinnitus
psychogener Torticollis
psychogene Rücken- und Kopfschmerzen

Nur wenige der Patienten mit primär psychischen Störungen sind der psychologischen Diagnostik und der psychotherapeutischen Behandlung gegenüber spontan aufgeschlossen. Die ablehnende Haltung ist zum einen in der Ätiologie dieser Krankheiten begründet. Zum anderen haben sehr viele dieser Patienten eine feste Krankheitstheorie, von welcher sie sich nur schwer lösen. Die meisten Patienten mit neurotischen Störungen suchen primär Hilfe beim Hausarzt, Kinderarzt oder bei Fachärzten aller Disziplinen, nur nicht beim Psychiater oder Psychotherapeuten. Daher ist die Kenntnis dieser Zusammenhänge so wichtig für eine angemessene und frühzeitige Behandlung der betroffenen Patienten. Die empathische und zugleich konsequente Haltung des Arztes hilft den Patienten, sich für eine adäquate Behandlung zu motivieren.

Die psychotherapeutische Behandlung von Patienten mit rein psychisch bedingten Störungen ist anspruchsvoll und nicht in allen Fällen erfolgreich. Ungünstig ist die Prognose bei langjährigen, verfestigten Symptomverläufen und einer verdeckten ablehnenden Haltung gegenüber Psychotherapie. Nahezu unmöglich durchzuführen ist eine Psychotherapie zur Behandlung primär psychischer Störungen, wenn der Patient einen Versorgungswunsch oder ein Rentenbegehren hat. Diese Fälle werden allgemein bis zur Klärung der ökonomischen Versorgungsleistung nicht in eine Psychotherapie aufgenommen, da prognostisch mit einer Veränderbarkeit nicht wirklich zu rechnen ist. Auch wenn es dem Arzt manchmal schwer fällt, mit diesen Patienten umzugehen, sollte er den Versorgungswunsch des Patienten nicht abwerten. Vielmehr sollte der Arzt mit dem Patienten die Fragen nach den Gründen seines Versorgungswunsches oder Rentenbegehrens in einem offenen Gespräch thematisieren.

Merke

Psychisch bedingte Störungen sind manchmal schwer zu erkennen, weil die körperliche Symptomatik das Bild dominiert. Viele Patienten mit einer primär psychischen Störung haben eine verfestigte somatische Krankheitstheorie und lehnen die psychotherapeutische Diagnostik und Behandlung zunächst ab.

Psychosomatosen

Psychosomatosen sind multifaktoriell bedingt und gehen mit somatischen Korrelaten und zum Teil schweren organstrukturellen Veränderungen einher. Sie sind nicht rein psychisch bedingt. Gewöhnlich zeigen Psychosomatosen einen mehrjährigen chronischen Verlauf mit akuten Exazerbationen. Es besteht eine **organische Disposition**, auf die psychische Faktoren einwirken. Die somatischen Krankheitsfaktoren sind Erbfaktoren, physikalische und chemische Umweltfaktoren und Infektionserreger. Somatische und psychische Faktoren sind durch psychoimmunologische Prozesse miteinander verknüpft. Seelische Trigger wirken auf organische Dispositionen ein. Als psychische Faktoren gelten Persönlichkeitsmerkmale wie Minderung des Selbstwertgefühls, Probleme im Umgang mit Nähe und Distanz, eine starke Fixierung auf Beziehungsobjekte und die Tendenz, Verlassenheit und Frustration mit Wut und Hilflosigkeit zu begegnen.

Psychosomatosen betreffen bevorzugt bestimmte Organsysteme, z. B. die Haut, den Atmungs- und Verdauungstrakt. Diesen Organsystemen kommt im Verlauf der Phasen der kindlichen Entwicklung eine psychische Bedeutung zu. So kann eine Neurodermitis einen Abgrenzungskonflikt (Nähe-Distanz-Konflikt) signalisieren [7]. Bei Morbus Menière, Hörsturz, Hyperreaktivität der Nasenschleimhaut, Dermatitis atopica, Urtikaria, Rosazea, perioraler Dermatitis, Herpes-simplex-Virusinfektion, oralem Lichen planus, Mutationsstörungen, funktionellen Stimmstörungen und Stottern sind psychische Einflüsse in der Auslösung und Aufrechterhaltung bekannt [1], [16], [28]. Unter Beachtung der strengen Definition für multifaktorielle Psychosomatosen sind diese Krankheiten Beispiele für potenziell psychogene Erkrankungen aus der HNO-Heilkunde.

Als klassisches Beispiel für Psychosomatosen wird immer wieder das Asthma bronchiale genannt. Jedoch nicht bei allen Patienten mit Asthma bronchiale sind psychische Faktoren beteiligt. Für die Diagnose der Psychosomatose ist es notwendig, den psychischen Anteil des Krankheitsgeschehens zu erkennen. Ist ein psychischer Faktor in der Auslösung eines Asthma bronchiale nicht auszumachen, kann die Erkrankung bei diesem Patienten nicht als Psychosomatose bezeichnet werden. In anderen Fällen von Asthma bronchiale stehen körperliche Krankheitsdisposition und psychische Prozesse in einem engen Zusammenhang, in dessen Verlauf die organische Schädigung des respiratorischen Epithels deutlich wird. In diesen Fällen wäre die Klassifikation als Psychosomatose angemessen.

Merke

Multifaktorielle Psychosomatosen entstehen definitionsgemäß nicht rein psychisch. Voraussetzung ist eine somatische Prädisposition oder bestehende chronische Erkrankung, auf welche psychische Faktoren triggernd wirken. Nur dann, wenn ein psychischer Faktor am Krankheitsgeschehen auszumachen ist, sollte von einer Psychosomatose gesprochen werden.

Die Klassifikation psychogener Störungen macht einmal mehr deutlich, dass die Diagnose „psychogene Störung" niemals eine Ausschlussdiagnose ist. Für die multifaktorielle Psychosomatose als eine der 4 großen Krankheitsgruppen psychogener Erkrankungen gilt, dass organische Krankheitsfaktoren im Zusammentreffen mit psychischen Faktoren somatische Krankheiten mit organpathologischen Korrelaten bedingen.

Auch die rein psychische Erkrankung wie die psychogene dissoziative Aphonie ist keine Ausschlussdiagnose. Die in der Internationalen Klassifikation psychischer Störungen verankerten Leitlinien fordern für die Diagnose einer psychischen Störung den erkennbaren Zusammenhang mit psychischen Faktoren. Gleiches gilt für die reaktiven Belastungs- und Anpassungsstörungen.

Bitte bearbeiten Sie Übung 1.1.

Übung 1.1

Frau K. geht kaum noch aus dem Haus.

Die 48-jährige Frau K. erkrankt an einem Sarkom des Larynx. Innerhalb der ersten 18 Monate nach der Laryngektomie zeigt die zuvor aktive Patientin anhaltend Anzeichen von Depressivität. Vor der Kehlkopfentfernung hatte sie als Büroangestellte gearbeitet, nach der Operation war sie 11 Monate arbeitsunfähig. Noch vor ihrer Wiedereingliederung musste der Betrieb schließen. Die Exploration zur postoperativen Krankheitsverarbeitung beschreibt einen Rückzug aus geselligen Situationen und ausgeprägtes Grübeln. Seit einigen Wochen geht die Patientin nur noch selten aus dem Haus.

Reflektieren Sie die Folgen der Erkrankung bei dieser Patientin:

- körperlich
- psychologisch (intrapsychisch, interpersonell)
- soziokulturell (Stellung in ihrem Lebensumfeld und in der Gesellschaft)

Persönlichkeitsstörungen

Von den genannten 4 Krankheitsgruppen sind die Persönlichkeitsstörungen abzugrenzen. Mit **Persönlichkeit** wird die Gesamtheit der andauernden Eigenschaften eines Menschen beschrieben. Sie fußt auf der angelegten Konstitution und den erworbenen Lernerfahrungen im Rahmen von Erziehung und Erlebnissen.

Eine **Persönlichkeitsstörung** beruht auf einer schweren Störung der seelischen Struktur, welche auf das Erleben und Verhalten des Menschen einwirkt. Zugrunde liegt eine Schwäche der Ich-Funktionen. Die Betroffenen haben Schwierigkeiten, Alltagsprobleme zu bewältigen. Sie sind in vielen Situationen überfordert, können nur schwer die Reaktionen anderer Menschen oder Zusammenhänge zum eigenen Verhalten einschätzen. Die Unterscheidung zwischen Wunsch und Wirklichkeit kann schwer fallen und die Bewältigung des Lebens ist durch Spannungen und Konflikte erschwert. Häufig fallen Probleme auf in der Impulssteuerung und Affektkontrolle, im Durchhaltevermögen und der Abgrenzung zu anderen, in der Entscheidungsfähigkeit und im Planen.

Persönlichkeitsstörungen sind oft mit Ängsten und Depressionen, somatoformen Störungen, mit selbstbeschädigendem Verhalten und Substanzabhängigkeit verbunden. Störungen der Persönlichkeit entstehen häufig als Folge ungünstiger Entwicklungsbedingungen mit Missbrauch, Gewalterfahrung und Vernachlässigung. Eine haltgebende Bezugsperson oder ein sicheres Familiensystem steht als Erfahrungsraum nicht zur Verfügung. Die Internationale Klassifikation psychischer Störungen unterscheidet eine Anzahl von Persönlichkeitsstörungen, z.B. die **narzisstische, ängstliche (vermeidende), abhängige** oder **emotional instabile Persönlichkeitsstörung**. Zur Letzteren wird die **Borderline-Persönlichkeitsstörung** gezählt. Sie zeichnet sich durch Instabilität, Impulsivität und mangelnden Realitätsbezug aus. Die Komplexität der Schwierigkeiten, welche sich z.B. aus der Borderline-Persönlichkeitsstörung ergeben, bedarf der Hinzuziehung eines Psychiaters bzw. Psychotherapeuten. Nicht immer sind die Symptome im ambulanten Therapierahmen ausreichend behandelbar. Häufig werden Behandlungen im Rahmen einer stationären Psychotherapie notwendig, z.B. bei akuten Krisen, ausgeprägten Ängsten und Phobien, der Notwendigkeit der medizinischen körperlichen und psychischen Beobachtung.

Die Therapien erfolgen in der Regel kombiniert mit Einzelgesprächen und in der Gruppentherapie. Die Gruppe wirkt hierbei als psychologisches Medium. Gruppentherapie ist bspw. geeignet zur Behandlung von sozialen Ängsten sowie von Störungen der Selbstsicherheit und des Selbstwerts. Abb. 1.5**a** und Abb. 1.5**b** zeigen das räumliche Setting der Einzel- und der Gruppentherapie.

1.3 Krankheitsbewältigung

Lernziele

Sie wissen, dass Kranksein als Belastungssituation und als Aktivierung von Ressourcen verstanden werden kann. Sie können wichtige Bewältigungsstile und Bewältigungsmechanismen erläutern. Sie kennen die Begriffe „Regression", „Projektion" und „Ressource".

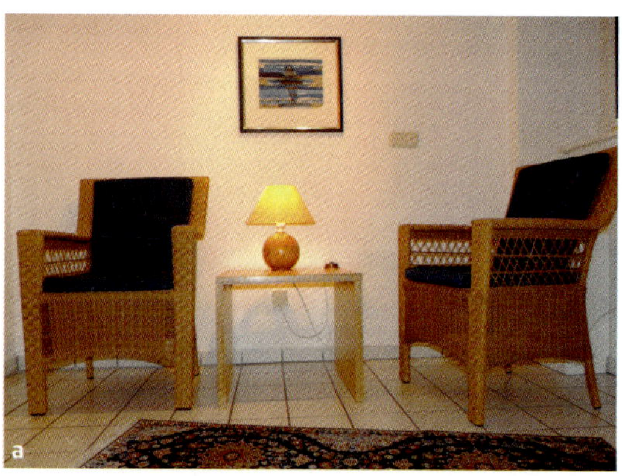

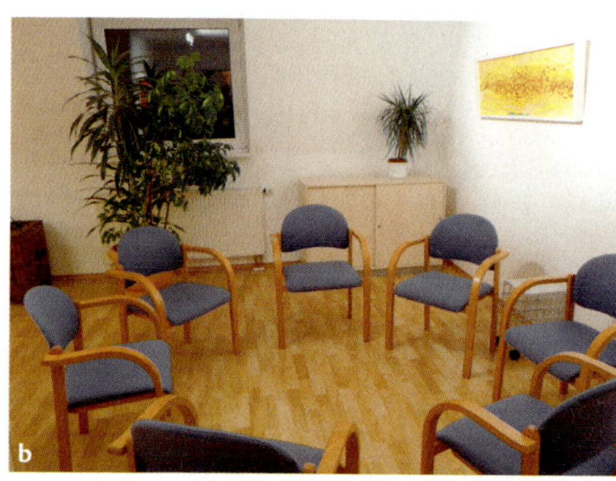

Abb. 1.5 Räumliches Setting der Einzel- und der Gruppentherapie.
a Einzeltherapie-Arbeitsplatz.
b Gruppentherapie-Arbeitsplatz.

Kranksein betrifft den seelischen Zustand des Patienten, sein Verhalten in der Krankheit und die von ihm versuchten Bewältigungsstrategien. Es bezieht sich auf seine soziale Situation in seinem persönlichen Lebensraum und in der Gesellschaft. Mögliche Ausdrucksmittel des Krankseins sind Depressivität, Ängste, Reizbarkeit und Resignation. Zu diesen können sich psychophysische Symptome wie Schlafstörungen und Inappetenz gesellen. Frühere Krankheitserfahrungen beeinflussen maßgeblich die Verarbeitung eines aktuellen Krankheitsgeschehens. Alte Gefühle und Krankheitsbewertungen werden reaktiviert und können den gegenwärtigen Erkrankungsprozess komplizieren. Es ist ein häufig zu beobachtendes Phänomen, dass Patienten in schweren Krankheiten oder bei traumatischen Erlebnissen eine **Regression** zeigen. Unter dem Druck von subjektiv erlebter Gefahr entwickelt der Patient Verhaltensweisen, welche an frühe kindliche Muster erinnern. Anhänglichkeit, Weinerlichkeit und Passivität können Ausdrucksweisen einer Regression des Patienten im Krankheitsprozess sein. Regression dient dem Schutzbedürfnis in einer Belastungssituation und ermöglicht die Abwehr von Angst. Dies verdeutlicht Übung 1.2.

Krankheit bedeutet für den Patienten nicht zwangsläufig nur Belastung. Abhängig von früheren Krankheitserfahrungen und erfolgreichen Bewältigungserlebnissen kann der Kranke seine erlernten Verhaltensweisen nunmehr in der aktuellen Erkrankung anwenden. Die Fähigkeit zur Krankheitsbewältigung wird **Ressource** genannt. Ressourcen helfen dem Menschen, persönliche Konflikte, schwierige Lebenssituationen oder Probleme in den erlebten Krankheiten zu lösen. Ressourcen können Erfahrungen, Eigenschaften des Patienten oder bestimmte Kenntnisse sein.

Übung 1.2

Herr M. möchte keine Operation mehr.

Herr M. ist 58 Jahre alt. Er kommt wegen Ohrsekretion links erstmalig zu Ihnen in die Sprechstunde. Wegen eines beruflich notwendig gewordenen Umzugs musste er sich einen neuen Ohrenarzt suchen. In der Anamnese erfahren Sie, dass er in der Vergangenheit wegen Cholesteatoms beidseits insgesamt 4-mal operiert wurde. In der ohrmikroskopischen Untersuchung sehen Sie einen Befund links, welcher einem Cholesteatom entsprechen könnte. Als Sie dem Patienten dies mitteilen, bricht er in Tränen aus. Es fällt ihm schwer, sich zu beruhigen. Unter Schluchzen sagt er: „Bitte nicht schon wieder, ich will nicht noch mal operiert werden."

Bitte beantworten Sie diese Fragen:

- Was drückt das Weinen des Patienten aus?
- Gibt die Biografie des Patienten Hinweise für seine Reaktion?
- Wie sprechen Sie mit dem Patienten über seine emotionale Reaktion?

Menschen verarbeiten Krankheiten ganz unterschiedlich. Sie zeigen verschiedene Stile in der Bewältigung und vielfältige Bewältigungsmechanismen [15]. Unterschieden werden **aktive und passive Bewältigungsstile**. In den einzelnen Bewältigungsstilen können akzeptierende oder resignative Elemente dominieren. Die persönliche Lebensgeschichte des einzelnen Patienten und seine Lernerfahrungen, seine gedanklichen und gefühlsmäßigen Bewertungen bestimmen wesentlich den Bewältigungsstil, die Bewältigungsmechanismen und den Verlauf der individuellen Krankheitsverarbeitung. Insofern zeigt jede Krankheit eine personale Dimension des Krankseins. Tab. 1.6 führt verschiedene Bewältigungsstile auf.

Die Bewältigungsmechanismen von Patienten in Krankheiten reichen von der aktiven Auseinandersetzung mit gezielter Informationssuche, selbstfürsorglichem Umgang im Gesundheitsstil, Nutzen von Ablenkungsmöglichkeiten bis hin zur Verleugnung der Krankheit, Verschiebung von Gefühlen und resignativer Entwertung des Lebens.

Tabelle 1.6 Bewältigungsstile.

aktiv/passiv
konfrontativ/verleugnend
zustimmend/ablehnend bis resignativ
kognitiv/emotional/handlungsorientiert

Tabelle 1.7 Beispiele für unterschiedliche Bewältigungsmechanismen.

Informationssuche
aktive Mitarbeit im Therapieverlauf
Ablenkung
Äußern von Kritik
Analyse und Relativierung der Probleme
Rationalisierung
Ablenkung
Verleugnung/Dissimulation
Regression
Projektion
Verdrängung von Gefühlen
kontraphobisches Verhalten
Entwertung des Lebens
sozialer Rückzug

Projektion von Gefühlen und kontraphobisches Verhalten sind weitere mögliche Bewältigungsmechanismen. **Projektion** bezeichnet einen innerseelischen Vorgang, in welchem der Patient seine eigenen Gefühle bspw. die Angst vor einem Untersuchungsergebnis auf einen anderen Menschen (z.B. den Ehepartner) verschiebt. Projektion dient ebenso wie Regression der Abwehr von Ängsten. Tab. 1.7 zeigt verschiedene Bewältigungsmechanismen.

Bitte bearbeiten Sie Übung 1.3.

Übung 1.3

Herr und Frau F. haben Angst vor dem Untersuchungsergebnis.

Herr F. wurde vor 3 Jahren wegen eines Gaumenkarzinoms operiert. Er hatte die laserchirurgische Operation gut überstanden und Sie hatten im Verlauf der bisherigen Tumornachsorge den Eindruck, dass er das Krankheitserlebnis bewältigt hat. Heute kommt er in Begleitung seiner Ehefrau zu Ihnen. Den letzten vereinbarten Nachsorgetermin vor 2 Monaten hatte Herr F. nicht wahrgenommen. Auf Ihre Frage nach seinem Befinden sagt der Patient, dass es ihm gut gehe. Darauf sagt die Ehefrau, dass ihr Mann einen Knoten am linken Hals getastet habe. Der Patient winkt ab und sagt: „Das ist nichts. Meine Frau macht sich Sorgen, dass es etwas Böses ist."

Bitte beantworten Sie diese Fragen:

- Benennen Sie den Bewältigungsstil des Patienten.
- Welche Bewältigungsmechanismen können Sie erkennen?
- Wie sprechen Sie mit dem Patienten über seine Reaktion?

Kontraphobisches Verhalten bezeichnet inadäquate Reaktionen eines Patienten auf seine Erkrankung, z.B. wenn der Patient sich in Gefahrensituationen bringt oder gesundheitliche Risiken trotz erkannter Bedenken in Kauf nimmt. Mit dem kontraphobischen Verhalten wehrt der Patient die Angst vor Krankheit, Siechtum und Tod ab. Lesen Sie hierzu Übung 1.4.

Übung 1.4

Herr N. plant einen Fallschirmsprung.

Herr N. wurde vor einem Jahr wegen eines ausgedehnten Hypopharynxkarzinoms laryngektomiert. Die Heilung war primär, die Atmung durch das Tracheostoma und die Ernährung sind komplikationslos. Jetzt kommt Herr N. in Ihre Sprechstunde zur Nachsorge. Sie untersuchen ihn und teilen ihm mit, dass nach der Operation so weit alles in Ordnung ist. Der Patient berichtet, dass er sich sehr gut fühle und jetzt sogar Interesse habe, einen Fallschirmsprung zu machen. Er fragt Sie, ob das nach der Laryngektomie möglich sei.

Bitte beantworten Sie folgende Fragen:

- Nennen Sie den Bewältigungsstil/Bewältigungsmechanismus dieses Patienten.
- Wie sprechen Sie mit dem Patienten über den Fallschirmsprung?

1.4 Psychosomatische Krankheitsmodelle und Differenzialindikation in der Psychotherapie

Lernziele

Sie können die Begriffe „psychodynamisches Modell" und „verhaltenstheoretisches Modell" und ihre Bedeutung für die psychosomatische Diagnostik und Therapie erklären.

Grundkonzepte

Bei der Betrachtung innerseelischer Vorgänge in psychogenen Krankheiten werden methodisch 2 Grundkonzepte unterschieden. Der **psychodynamische Ansatz** ist Teil der psychoanalytischen und tiefenpsychologischen Krankheitslehre. Er bezieht bewusste und unbewusste seelische und psychosoziale Prozesse in die Krankheitsbetrachtung ein. Psychoanalytische und tiefenpsychologische Therapien begründen sich auf diesem Ansatz. **Das lerntheoretische Modell** versteht psychogene Krankheiten vor allem als erlerntes Verhalten und setzt sich mit der Krankheitsbewältigung auseinander. Die therapeutische Umsetzung dieses Grundkonzepts ist die Verhaltenstherapie in ihren verschiedenen Formen. Die psychosomatische und psychotherapeutische Diagnostik basiert auf diesen beiden Grundkonzepten. Methodisches Instrument in der psychosomatischen Diagnostik ist das psychodiagnostische Interview, das schwerpunktmäßig psychodynamisch oder verhaltenstheoretisch ausgerichtet ist.

Psychodynamisches Modell

Im psychodynamischen Modell werden psychogene Krankheiten als Prozesse verstanden, welche in Konflikten und Entwicklungsstörungen der Persönlichkeit begründet sind. Dies gilt insbesondere für die neurotischen Störungen, welche rein psychisch bedingt sind (Syn. Psychoneurosen). Dieser Ansatz gilt auch für die psychisch bedingte Bildung körperlicher Symptome (Syn. rein psychisch bedingte Störungen, somatoforme Störungen).

Was nun bedeutet die Entstehung neurotischer Störungen aus psychodynamischer Sicht? Wenn ein Mensch **unbewältigte Konflikte** in seiner Lebensgeschichte durchgemacht hat, dann können diese Erfahrungen später **durch Auslösesituationen aktualisiert** werden. Alte, längst vergessene Konflikte werden durch aktuelle Probleme aktiviert, weil der betroffene Mensch nicht in der Lage ist, spezifische Aufgaben im Leben zu bewältigen. 2 Gründe sind für die ausbleibende Bewältigung maßgeblich: die Entwicklungspathologie und die Konfliktpathologie. Die Entwicklungspathologie betrifft **Entwicklungsdefizite** in den Ich-Funktionen der Persönlichkeit, die z. B. entstehen können, wenn ein Kind in den ersten beiden Lebensjahren Deprivation (Mangel an Zuwendung und Fürsorge) erfahren hat. Die **Ich-Funktionen** dienen der Bewältigung basaler Lebensaufgaben:

- Unterscheidung und Abgrenzung der eigenen Person von anderen Personen
- Wahrnehmung von sich selbst und des eigenen Bewusstseins
- emotionale Kontrolle
- Planen im Denken und Handeln
- Einfühlung in andere Personen (in deren Gedanken und Gefühle)
- Integration von Wahrnehmungen, welche im Widerspruch zueinander stehen

Das psychodynamische Modell fußt auf dem **Instanzenmodell (Drei-Instanzen-Modell)** der Psychoanalyse (Abb. 1.6):

Das **Es** wird als psychische Struktur für Bedürfnisse, Affekte und Triebregungen verstanden. Das **Über-Ich** stellt die psychische Instanz für Erziehung, Moral und Weltbild – das „Gewissen" – dar. Das **Ich** vermittelt als selbstkritische psychische Instanz des Denkens für Normen und Werte zwischen impulsiven Wünschen aus dem Es und dem Gewissen des Über-Ich.

Wie bereits dargelegt, kommt der **Entwicklungspathologie** eine entscheidende Bedeutung zu, weil sie für die Entstehung bestimmter neurotischer Störungen verantwortlich ist (Abb. 1.7). Diese neurotischen Störungen beziehen sich auf die gestörten Ich-Funktionen des Menschen. Charakteristischerweise sind die betroffenen Patienten in der Bewältigung basaler Lebensaufgaben überfordert. Hierzu gehören die Fähigkeiten zur Lösung von Problemen in den Bereichen Lebensplanung, Partnerschaft und Beruf.

Die zweite, gleichsam bedeutende Art neurotischer Störungen ist durch die Form des verdrängten Konflikts bedingt. Wenn Kinder zwischen dem 2. und 6. Lebensjahr und in der Jugend bestimmte Konflikte nicht bewältigen, dann werden diese Konflikte verdrängt. Sie betreffen die Basisbedürfnisse des Menschen, z. B. Fürsorge und Sicherheit, Besitz, Selbstbehauptung, Unabhängigkeit und Sexualität. Wenn der Mensch dann später Konflikte lösen soll, welche den verdrängten Konflikten ähneln, bleibt die Bewältigung aus. Die sich entwickelnden seelischen oder körperlichen Symptome dienen dann der psychischen Stabilisierung dieses Menschen. Dieser Zusammenhang wird als **Konfliktpathologie** beschrieben [7].

Merke

Neurotische, primär seelische Störungen manifestieren sich mit seelischen oder körperlichen Symptomen. Sie entstehen im psychodynamischen Verständnis, wenn entweder Defizite in den Ich-Funktionen vorliegen (Entwicklungspathologie) oder wenn verdrängte Konflikte in der aktualisierten Form erneut nicht bewältigt werden (Konfliktpathologie).

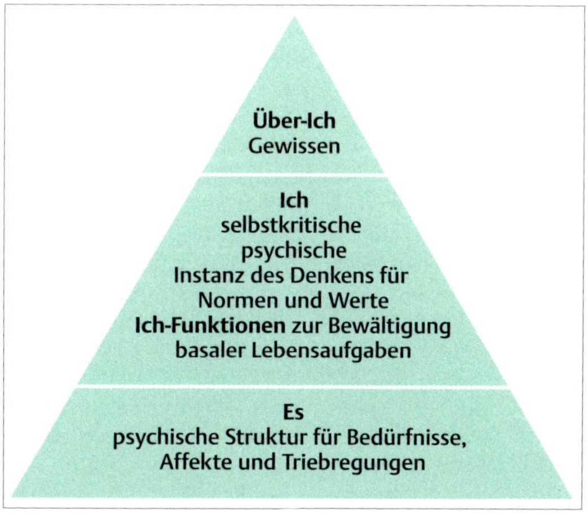

Abb. 1.6 Drei-Instanzen-Modell.

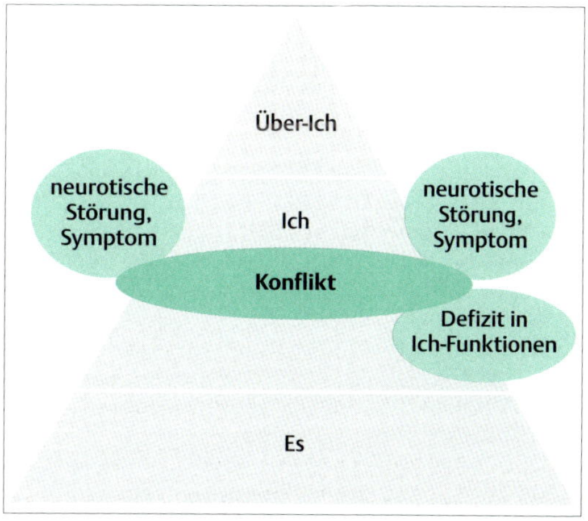

Abb. 1.7 Entstehung neurotischer Störungen.

Lerntheoretisches Modell

Die Lerntheorien sind die Grundlage der Verhaltenstherapie. Psychodynamische Theorien und Lerntheorien bilden die therapeutischen Fundamente der psychosomatischen Medizin und der Psychotherapie. Die Verhaltenstherapie versteht die Entwicklung neurotischer (primär psychischer) Krankheiten als gelerntes Fehlverhalten. Sie arbeitet zur Veränderung von Symptomen mit methodischen Prinzipien. Hier sind 2 wichtige Prinzipien zuerst zu nennen: die klassische Konditionierung und die operante Konditionierung.

Die **klassische Konditionierung** ist aus Experimenten von Pawlow bekannt. Ein zunächst neutraler Reiz wird mit einem gleichzeitig auftretenden spezifischen Reiz verknüpft und selbst zum Auslöser in Situationen, welche dem anfangs neutralen Reiz ähneln. Diese schwierige Theorie ist am besten an einem Beispiel zu verdeutlichen: Eine Person betritt ein großes Kaufhaus. Innen im Kaufhaus ist es recht warm und die Luft ist stickig. Viele Menschen laufen über die Etagen. Plötzlich wird der von uns beobachteten Person übel und sie verspürt ein unangenehmes Schwindelgefühl. Aus Angst, gleich umzufallen, verlässt die Person fluchtartig das Kaufhaus. Noch Minuten später spürt sie Herzklopfen und einen heftigen Schweißausbruch. Beim nächsten Kaufhausbesuch erfährt diese Person wieder eine unangenehme Schwindelempfindung. Wieder verlässt sie den Ort überstürzt. Fortan meidet sie dieses Kaufhaus „wegen der schlechten Luft". Wochen später spürt die Person in einem anderen Laden erneut diesen unangenehmen Schwindel, der sich auch in den darauf folgenden Wochen wiederholt, jeweils beim Aufenthalt in einem großen Kaufhaus mit vielen Menschen. Jedes Mal muss die Person die Situation wegen des Schwindels unterbrechen. Schließlich verzichtet die Person auf Kaufhausbesuche. Dieses Beispiel zeigt die **Konditionierung einer Kaufhausphobie** bzw. einer Phobie vor menschenreichen, geschlossenen Räumen. Der aufkommende Schwindel und die Angst umzufallen führen zum fluchtartigen Verlassen des Hauses und zur Vermeidung dieser auslösenden Situation.

Die zweite wichtige Form der Konditionierung ist die **operante Konditionierung**. Diese arbeitet mit positiver und mit negativer Verstärkung. Angenehme Reaktionen (Belohnungen) verstärken ein Verhalten, unangenehme Reaktionen (Strafen) führen zum Nachlassen des Verhaltens. Wenn die Person mit der Kaufhausphobie weiter den Besuch von Kaufhäusern vermeidet, fixiert sie ihre Phobie. Erst wenn sie wieder Kaufhäuser betritt, kann sie lernen, die phobischen Reaktionen zu verändern.

Aus systematischen Gründen soll ein weiteres wichtiges Prinzip der Verhaltenstherapie, das **Lernen am Modell**, erwähnt werden. Hierbei handelt es sich um ein Lernen durch Nachahmung. Eine Person kann durch Beobachtung und Nachahmung einer anderen Person ein Verhalten lernen. Dieses Lernprinzip spielt z. B. eine Rolle bei der Überwindung von Phobien. Das Lernen am Modell ist ebenso wie die **Attribuierung** ein kognitiver Prozess. Attribuierung bedeutet Bewertung und hat eine große Bedeutung in der Aufrechterhaltung von Symptomen. Wenn bspw. die Person mit Kaufhausphobie die unangenehme Schwindelsituation mit Flucht wiederholt erlebt, wird sie diese bewerten („Ich vertrage die Luft in Kaufhäusern überhaupt nicht, da muss ich sofort raus. Immer wird mir schwindelig, ich bin bestimmt ernsthaft krank ..."). Negative Attribuierungen verstärken das Vermeidungsverhalten.

Merke

Im lerntheoretischen Verständnis sind Krankheitssymptome erlerntes Fehlverhalten. Das Lernen erfolgt durch Konditionierungsprozesse und Lernen am Modell. Durch unangemessene Attribuierungen (Fehlbewertungen) in kognitiven Prozessen des Patienten wird ein Krankheitsverhalten verstärkt.

Differenzialindikation in der Psychotherapie

Nicht jeder Patient mit psychogenen Symptomen aus dem Gebiet der HNO-Heilkunde bedarf einer Psychotherapie. Mitunter reicht die Verdeutlichung eines psychosozialen Zusammenhangs bereits aus. Der Patient beendet daraufhin krankmachendes Verhalten oder nimmt gesundheitsfördernde Verhaltensänderungen vor, ohne dass weitreichende psychologische Behandlungen notwendig werden. Oft ist der entscheidende Schritt psychosomatischen Verstehens das Erkennen psychogener Faktoren in der Entstehung und im Verlauf von Erkrankungen oder deren Komplikationen. Hier ist es von grundlegender Bedeutung, dass der Arzt durch Üben Sicherheit in der Klassifikation psychogener Störungen entwickelt. Die Reflexion betrifft die Frage, ob es sich bei der zu untersuchenden Krankheitssymptomatik um eine multifaktoriell psychosomatische Störung (körperliche Disposition und psychischer Trigger), um eine rein psychisch bedingte (neurotische/somatoforme) Störung oder um eine Störung aus dem reaktiven bzw. posttraumatischen Formenkreis handelt.

Die Erfahrung des Arztes in der Klassifikation psychogener Erkrankungen seines Faches erleichtert die primäre Motivation eines Patienten für weiterführende psychotherapeutische Behandlungen. Eine **Indikation zur Psychotherapie** besteht grundsätzlich dann, wenn die Lebensqualität durch eine psychogene Störung maßgeblich eingeschränkt ist. Hierzu zählen ausgeprägte, mit der

HNO-Erkrankung einhergehende ängstliche oder depressive Verhaltensweisen. Beispielsweise sind übermäßige und inadäquate Krankheitsbefürchtungen zu berücksichtigen, wie sie bei Nosophobie, somatoformer und körperdysmorpher Störung beobachtbar sind. Weitere Indikationen ergeben sich aus selbstbeschädigendem Verhalten (artifizielle Störungen), aus schädlichem Substanzgebrauch bzw. Abhängigkeitssyndrom, aus sozialen Ängsten und Vermeidungsverhalten. Führen schwere akute oder chronische Krankheiten oder einzelne Symptome zu psychosozialen Belastungen, welche der Patient aus eigener Kraft nicht bewältigen kann, ist ebenfalls psychotherapeutische Unterstützung indiziert.

Vorpsychotherapeutische Phase in der HNO-Heilkunde

Die Erfahrung zeigt, dass nicht jeder Patient die psychosozialen Zusammenhänge seiner Erkrankung annehmen kann. Hier ist die Motivationsarbeit des Arztes gefordert, den Patienten zu überzeugen. In der Regel hilft ein anschauliches **psychophysiologisches Erklärungsmodell**, mit dessen Informationen der Patient Einsicht in die Entwicklung und Aufrechterhaltung seiner persönlichen Krankheitssituation erhält. Die **vorpsychotherapeutische Phase** beinhaltet vor allem die Reflexion des psychosomatischen Krankheitszusammenhangs, also die Entwicklung eines Problembewusstseins und die Motivationsarbeit im Falle der gegebenen Therapieindikation. Ein vom Patienten erarbeitetes Problembewusstsein und seine Entscheidung für eine der Therapieoptionen gehen der tatsächlichen Veränderungsarbeit voraus.

Die psychotherapeutische Basisversorgung erfolgt im Rahmen der **psychosomatischen Grundversorgung**. Diese wird in Deutschland von vielen Hausärzten und Fachärzten durchgeführt, auch für den HNO-Arzt besteht die Möglichkeit des entsprechenden Kompetenzerwerbs. Kurze, gezielte Interventionen der psychosomatischen Basisversorgung und eine gewisse Kontinuität des Arzt-Patient-Kontakts können häufig zur Abwendung von Komplikationen beitragen und eine Stabilisierung des Patienten erreichen, aus welcher heraus die Bewältigung psychosozialer Belastungen gelingt. Reichen diese Interventionen nicht aus, ist die Überweisung zum Psychotherapeuten der nächste Schritt. Der Psychotherapeut arbeitet fokussiert im analytischen tiefenpsychologischen oder verhaltenstherapeutischen Konzept. In einigen Fällen werden stationäre psychotherapeutische Behandlungen notwendig. Diese können indiziert sein bei häuslicher Problematik, welche eine Problembewältigung ambulant unmöglich macht, bei psychischen Krisen und krisenhaften Eskalationen chronischer Verläufe, bei aggressiven Impulshandlungen des Patienten gegen sich selbst oder gegen andere Personen.

Die **psychoanalytischen Psychotherapien** und die **Verhaltenstherapie** sind in der Bundesrepublik Deutschland als Therapieverfahren von den gesetzlichen und privaten Krankenkassen anerkannt. Gemäß dem psychodynamischen Ansatz hat die Psychoanalyse das Ziel, unbewusste Konflikte und Entwicklungsdefizite in der Persönlichkeitsorganisation aufzudecken und zu bearbeiten. Die **Psychoanalyse** arbeitet mit den Übertragungsprozessen, mit dem Widerstand des Patienten und den Deutungen des Analytikers. Der **Widerstand** des Patienten richtet sich gegen Einsicht und Veränderung. Die Deutungen des Analytikers decken verdrängte Einstellungen und alte Ängste auf und verdeutlichen den Zusammenhang mit aktuellen Problemen, z. B. in Beziehungen. Dem Traum und seiner Deutung kommt in der Psychoanalyse seit über 100 Jahren eine große Bedeutung zu. In der Traumdeutung ist der Traum der bewusste Ausdruck einer unbewussten Phantasie oder eines Wunsches. Dabei liegt oder sitzt der Patient. Die analytische Therapie hat das Ziel, Entwicklungsdefizite auszugleichen. Drei Jahre arbeitet der Patient (Analysand) mithilfe des Analytikers an Ängsten und Spannungen. Er erlebt einen Entwicklungsprozess, in dessen Verlauf er Regression durchmacht und seine Gefühle auf den Therapeuten überträgt. Im Verlauf dieses Entwicklungsprozesses ist der Analysand imstande, seine Spannungen ohne den Analytiker zu bewältigen [7]. Die tiefenpsychologisch fundierte Psychotherapie ist die fokussierte und kürzere Form der psychoanalytisch begründeten Verfahren. Ihr Ziel ist die Beseitigung der Symptomatik, sie arbeitet begrenzt aufdeckend. Die Psychoanalyse hingegen ist unbegrenzt aufdeckend und zielt auf die Veränderung der Persönlichkeit ab. Der Therapierahmen für die tiefenpsychologische Psychotherapie umfasst bis zu 80 Sitzungen, die Psychoanalyse 240 Sitzungen. Tiefenpsychologisch findet eine Sitzung in der Woche statt, in der Analyse 2 oder mehr.

Die **Verhaltenstherapie** bearbeitet dysfunktionale Kognitionen (Gedanken, Überzeugungen) und die mit ihnen verbundenen Emotionen. Weitere Therapieziele sind verbesserte Kommunikationsfähigkeiten, Reduktion maladaptiver Beziehungsmuster und Aufbau neuer Problemlösestrategien. Zunächst werden auf der Basis der Verhaltensanalyse maladaptive Reaktionen und deren auslösende und aufrechterhaltende Bedingungen beschrieben. Der Patient wird ausführlich über die psychophysiologischen Zusammenhänge aufgeklärt. Zum Beispiel lernt er, die körperlichen und kognitiven Teile der Angst zu verstehen. In Übungen zur Selbstbeobachtung protokolliert der Patient negative Kognitionen, Gefühle und irrationale Gedanken. Zusammen mit dem Verhaltenstherapeuten werden dann positive Gegenbotschaften erarbeitet, welche die Selbstmotivation und die Selbstinstruktion in problematischen Situationen fördern. Dieser wichtige Therapieschritt ist die **kognitive Umstrukturierung**.

Ein typisches Beispiel hierfür ist die irrationale kognitive Bewertung von chronischem Tinnitus als Gefahr. Der Patient erhält zunächst genaue Informationen zu den physiologischen Prozessen der Hörwahrnehmung. Dann übt er sich in der **Protokollierung** seiner Wahrnehmung, indem er zu bestimmten Zeitpunkten des Tages die subjektive Wahrnehmungsintensität des Tinnitus schätzt. Es ist also am Anfang notwendig, dass sich der Patient für einen begrenzten Zeitraum selbst beobachtet. Allerdings ist diese therapeutische **Selbstbeobachtung** streng strukturiert (Tagebuch bzw. Stundenprotokoll). In der Selbstbeobachtung macht der Patient die Erfahrung, dass er den Tinnitus zu bestimmten Zeiten unterschiedlich stark wahrnimmt. Diese Erfahrung hilft ihm, den irrationalen Gedanken „Tinnitus ist immer ganz schlimm" loszulassen. Im Wahrnehmungsprotokoll wird der Patient auch Zeiträume der geringen Tinnitusbelästigung feststellen: „Es ist nicht immer ganz schlimm." Und weiter: „Manchmal ist der Tinnitus leise." In der Selbstbeobachtung lernt der Patient, die auf ihn wirkenden Stressoren und die damit verbundenen Verhaltensmuster zu erkennen. Die kognitive Verhaltenstherapie ist die psychotherapeutische Methode der Wahl für einen Patienten mit Anpassungsstörungen und Bewältigungsproblemen bei chronischem Tinnitus. Auch Angststörungen, insbesondere Phobien, sind mit verhaltenstherapeutischen Methoden gut behandelbar. Die wichtigsten Methoden nennt Tab. 1.8.

Die **Konfrontation in sensu** beginnt mit dem Erstellen einer Aufstellung angstbesetzter Situationen. Dann lernt der Patient, sich im entspannten Zustand die angstauslösende Situation vorzustellen. Da physiologisch Entspannung und Angst nicht gleichzeitig bestehen können, kommt es zu einer Löschung des Angstreizes. Bei der **Konfrontation in vivo** setzt sich der Patient bestimmten Situationen aus, die für ihn angstbesetzt sind. Diese Konfrontationen können entweder als Reizüberflutung (Flooding) oder in abgestuftem Vorgehen durchgeführt werden. Bei der **Reizüberflutung** setzt sich der Patient dem Angstreiz so lange aus, bis die Angstreaktion abgeklungen ist. Bei der **stufenweisen Exposition** übt der Patient in einzelnen Schritten die Bewältigung verschiedener Angstsituationen. Dabei bearbeitet er in der von ihm zuvor erstellten Aufstellung die Angstreize vom schwächsten Angstreiz bis hin zum stärksten. Im **Modelllernen** beobachtet der Patient Personen, welche sich angstfrei in der gefürchteten Situation verhalten, und übernimmt deren Verhalten.

Tabelle 1.**8** Verhaltenstherapeutische Standardmethoden.

kognitive Umstrukturierung
Konfrontation in sensu
Konfrontation in vivo
systematische Desensibilisierung/Expositionstraining
Modelllernen
Einüben von Bewältigungsstrategien
Hinzuziehung von Partnern

Viele Symptome, z. B. Schwindel, werden durch das Verhalten der Bezugspersonen des Patienten verstärkt. Ein Patient, der Schwindel in bestimmten Situationen entwickelt, erfährt von seiner Umgebung gewöhnlich Aufmerksamkeit und Zuwendung. Wenn gerade immer dann Zuwendung erhalten wird, sobald das Symptom auftritt, verstärkt sich das Symptom. Auch wohlmeinende Entlastungen wie der Wegfall unangenehmer Aufgaben sind potenzielle Verstärker in der Aufrechterhaltung des Symptoms. Diese Verstärkung ist ganz besonders bei den rein psychisch bedingten Störungen, den neurotischen somatoformen Störungen, zu berücksichtigen. Die Bezugsperson wird zu einer Sitzung hinzugezogen, um ihr die Verstärkerfunktion zu verdeutlichen und Verhaltenskorrekturen aufzuzeigen.

1.5 Psychosomatisch-psychotherapeutische Diagnostik

Lernziele

Sie kennen die 2 diagnostischen Methoden der psychosomatisch-psychotherapeutischen Diagnostik. Sie können die Bedeutung der Verhaltensanalyse erklären. Sie kennen wichtige Themenbereiche des psychodynamischen Interviews und können den Begriff „Auslösesituation" erläutern.

Die psychosomatisch-psychotherapeutische Diagnostik basiert im Kern auf dem **psychodiagnostischen Interview**, das der Klärung dient, ob eine psychogene Krankheit vorliegt. Wenn sich Hinweise für eine psychogene Erkrankung ergeben, hat der Psychotherapeut die Zugehörigkeit zur psychogenen Krankheitsgruppe zu untersuchen. Er prüft, ob eine reaktive Störung (Belastungs-, Anpassungsstörung), eine posttraumatische Störung, eine rein psychisch bedingte Störung (neurotische Störung) oder eine multifaktorielle Psychosomatose (mit somatischer Disposition und psychischen Wirkfaktoren) vorliegt. Abhängig von der therapeutischen Arbeitsweise wird der Therapeut das psychodiagnostische Interview als psychodynamisches Interview oder als Verhaltensanalyse strukturieren.

Psychodynamisches Interview

Das **psychodynamische Interview**, wie es in der Tiefenpsychologie Anwendung findet, sucht nach den bewussten und unbewussten Teilen einer Störung. Besondere Aufmerksamkeit wird den Entwicklungsdefiziten und den zugrunde liegenden Konflikten gewidmet (Entwicklungspathologie und Konfliktpathologie siehe Kap. 1.4). Das psychodynamische Interview ist halbstrukturiert. Der Therapeut orientiert sich an einem definierten Aufbau und inhaltlichen Schwerpunkten. Der Patient wird zum Grund seines Besuchs, zu seinen Beschwerden und bisher erfolgten Untersuchungen befragt. Außerdem werden die Auslösesituation und die aktuelle Lebenssituation erkundet. Weiter folgen Fragen zum Selbstbild, zur Belastbarkeit, zu den Fähigkeiten und Schwächen in der Bewältigung der Lebensaufgaben und schließlich zum familiären Hintergrund, schulischen und beruflichen Bereich und zu Beziehungen. Erfragt werden Krankheiten, Traumata, Konflikte und deren Bewältigungsversuche.

Von zentraler Bedeutung im psychodynamischen Verständnis ist die **Auslösesituation**. Sie zeigt den zeitlichen Zusammenhang zwischen psychosozialen Belastungen und der Symptommanifestation. Häufige und typische Auslöser sind Trennungs- und Verlusterlebnisse, berufliche oder familiäre Probleme (Stress), Krankheitserlebnisse. Für posttraumatische Störungen kommen Wirkfaktoren wie Unfälle, Katastrophenerlebnisse, Missbrauch, Gewalterfahrungen in Betracht. Auslösesituationen entstehen auch, wenn frühere unbewältigte Konflikte oder Störungen der Ich-Funktion durch aktuelle Probleme in Partnerschaft, Familie oder Beruf aktualisiert werden.

Die Auslösesituation ist nicht immer auf den ersten diagnostischen Blick ersichtlich. Mitunter können mehrere Monate der **Latenz zwischen Auslösesituation und Symptommanifestation** liegen. Hier spielen vor allem Verdrängung und Verleugnung der Auslösesituation eine Rolle. Insbesondere Patienten mit primär psychisch bedingten (neurotischen) Störungen beschreiben ihr Leben als „ganz normal" oder „alles bestens". Wieder ist es die Kunst der sorgfältigen, einfühlsamen Befragung, die Auslösesituation zu fokussieren. Eine Möglichkeit ist, sich den Lebensalltag vor und nach dem Zeitpunkt der Symptomentstehung beschreiben zu lassen. Der Arzt sollte dabei auf die verdeckten Konflikte und auf Auslassungen von Themen achten.

Verhaltensanalyse als diagnostische Methode in der Verhaltenstherapie

Nachdem die psychodynamische Methode der speziellen psychosomatisch-psychotherapeutischen Diagnostik vorgestellt wurde, ist die Kenntnis der verhaltenstherapeutischen Arbeitsweise ebenso bedeutsam. Die Verhaltensanalyse setzt voraus, dass Symptome, auch Krankheiten, erlerntes Fehlverhalten sind. Das Lernen erfolgt durch Konditionierungsprozesse oder kognitives Lernen (Lernen am Modell und Attribuierungen). Die **Verhaltensanalyse** ist die wichtigste diagnostische Methode in der Verhaltenstherapie. Sie sucht nach Bedingungen für ein bestimmtes Symptom oder Verhalten. Dabei prüft die Verhaltensanalyse die genaue Symptommanifestation und die beteiligten Lernprozesse in der Symptomentstehung, den Situationsbezug, die begleitenden Gedanken, Gefühle und Bewertungen zum Symptom und die Erwartungen und Befürchtungen (Antizipationen) des Patienten.

Die Verhaltensanalyse arbeitet mit der **Verhaltensgleichung**. Diese beschreibt die Zusammenhänge zwischen einwirkendem Reiz und dem darauf folgenden Verhalten sowie die Konsequenzen, die diesem Verhalten folgen. Hierzu ein Beispiel: Eine 60-jährige Frau geht am Neujahrstag mit ihrem Mann durch eine Tunnelunterführung in der Stadt. Als die beiden sich in der Mitte des Tunnels befinden, wird am Ende des Tunnels hinter den beiden Personen ein Feuerwerkskörper gezündet, der zischend verpufft. Das Geräusch des Feuerwerkskörpers stellt den einwirkenden Reiz dar. Die Frau erleidet einen heftigen Schreck und schreit. Später erzählt sie, dass sie in diesem Moment im Tunnel furchtbare Angst verspürt habe und sich an Kriegserlebnisse erinnert habe. Fluchtartig verlässt die Frau in Begleitung ihres Mannes den Tunnel. Monate später berichtet die Frau dem HNO-Arzt, dass sie sich so schreckhaft fühle. Alle Geräusche hinter ihr seien für sie unerträglich. Besser werde es, wenn sie die Geräuschquelle sehen könne. Das Verhalten Schreckhaftigkeit und Angst vor nicht sichtbaren Geräuschquellen sind die Reaktionen auf den Reiz. Der Ehemann der Frau kümmert sich um seine Frau, vor allem in neuen Situationen achtet er mit darauf, dass die Frau alle möglichen Geräuschquellen im Raum oder draußen auf der Straße möglichst nicht von hinten wahrnimmt. Auch hilft ihr der Mann, Tunnel oder Unterführungen zu umgehen. Lieber fährt er mit dem Auto einen kleinen Umweg als durch einen Tunnel, wenn seine Frau im Wagen sitzt. Das Verhalten des Mannes ist die Konsequenz auf die gezeigte Reaktion der Frau. Durch das Vermeidungsverhalten wird die Angst vor allen Geräuschen, welche im Rücken sind, und die Angst vor Tunnelpassagen fixiert. Die Rücksichtnahme des Mannes ist gut gemeint, führt aber zur Verstärkung des Verhaltens der Frau. Diese Rücksichtnahme erfolgt mit hoher Regelmäßigkeit.

Das Beispiel demonstriert, dass diese Frau nach einem Schreckreiz ein konditioniertes phobisches Vermeiden für Tunnel und unkontrollierbare Geräuschsituationen entwickelt hat. In ihrem Vermeidungsverhalten wird die Frau von dem Ehemann unterstützt. So kommt es zur Fixierung und Verstärkung der phobischen Störung.

Außer der Verhaltensanalyse arbeitet die verhaltenstherapeutische Psychodiagnostik mit der **Verhaltensbeobachtung in der Untersuchungssituation** und mit **Fragebögen**.

Bedeutung der Fragebögen als psychosomatische Diagnoseinstrumente

Mittlerweile wird eine große Anzahl an Fragebögen zur psychosomatischen Diagnostik in der HNO-Heilkunde eingesetzt. Überwiegend handelt es sich hier um Fragebögen zur Lebensqualität, vor allem nach Krebserkrankung, und zu körperlichen Symptomen wie Tinnitus oder Schmerz. Andere Fragebögen, etwa zur Krankheitsverarbeitung, zu Angst und Depressivität oder zum Abhängigkeitsverhalten, sind im HNO-Fachgebiet noch nicht weit verbreitet [14].

Fragebögen ergänzen den im psychodiagnostischen Interview gewonnenen Eindruck. Für sich allein, ohne den Bezug zum persönlichen Hintergrund des Patienten, haben Fragebögen einen begrenzten Erkenntniswert. Kritisch zu sehen sind zudem Einsätze von Fragebögen als Wartezimmeraktion. Fragebögen können im Patienten Gedanken und Gefühle induzieren, welche unbedingt in der weiteren Untersuchung thematisiert werden müssen. Unterbleibt dies, können irrationale Fehleinschätzungen des Patienten und unangemessene Selbstbewertungen zu Komplikationen führen. Grundsätzlich sind Fragebögen wie alle anderen psychosomatischen und psychotherapeutische Methoden und Interventionen als Handlungen am Patienten zu verstehen und somit Einwirkungen auf den Patienten. Der Einsatz, die Durchführung und die Auswertung von Fragebögen in der psychosomatisch-psychotherapeutischen Diagnostik erfordert die gleiche Sorgfalt wie alle anderen ärztlichen Handlungen am Patienten. Ein weiterer wichtiger Aspekt ist die Mitteilung patienteneigener Angaben in den Fragebögen. Fragebögen sind Instrumente ärztlichen Handelns, deren Inhalte der ärztlichen Schweigepflicht unterliegen. Die Sorgfaltspflicht gilt auch für die Dokumentation und Aufbewahrung der Testunterlagen.

1.6 Arzt-Patient-Beziehung

Lernziele

Sie können die 3 Modelle des Arzt-Patient-Verhältnisses erklären und mögliche Komplikationen in der Beziehungsgestaltung zwischen Arzt und Patient beschreiben. Sie können die Begriffe „Übertragung" und „Gegenübertragung" theoretisch und an Fallbeispielen erläutern.

3 Modelle des Arzt-Patient-Verhältnisses

Die Beziehung zwischen dem Patienten und dem Arzt zeichnet sich durch charakteristische Merkmale aus. In früheren Jahrhunderten der Menschheitsgeschichte vermischte sich die Rolle des Arztes mit anderen gesellschaftlichen Positionen, z.B. mit der des Priesters. Auch in der Gegenwart bestimmen normative Anforderungen an das Arzt-Patient-Verhältnis und gesellschaftliche Erwartungen das ärztliche Handeln.

Ärztliches Handeln steht im Fokus der öffentlichen Meinung. Der gesellschaftlichen Stellung des Arztberufs wird auch heute hohe Anerkennung entgegengebracht. Damit verknüpft sind Erwartungen an die Rolle des Arztes und an die Erfüllung von an ihn herangetragenen Aufgaben. Das Arzt-Patient-Verhältnis lässt sich anhand von 3 bekannten Modellen aus der medizinischen Ethik darstellen: das paternalistische Modell, das Vertragsmodell und das Dialogmodell (Tab. 1.9). Zentraler Reflexionspunkt in allen Modellen ist die **Patientenautonomie.**

Das **paternalistische Modell** (von pater, lat. der Vater) beschreibt eine überwiegend einseitig gewichtete Beziehung zwischen Arzt und Patient. Eine gewisse Dominanz der Arztrolle und direktive Vermittlung von Handlungsanweisungen kennzeichnen dieses Verhältnis. Der Arzt ist als medizinischer Experte die Autorität und zugleich als Entscheidungsträger verantwortlich für den Behandlungsprozess. Der Patient bleibt in der Rolle des Weisungsempfängers. In der psychosomatischen Betrachtungsweise fördert diese Patientenrolle regressives Verhalten. Der Patient gibt alle Verantwortung an den Arzt ab, die Autonomie des Patienten wird geschwächt. In diesem Modell gibt es keine Gleichrangigkeit der Gesprächsteilnehmer. Die alleinige Übernahme der Verantwortung durch

Tabelle 1.9 Modelle des Arzt-Patient-Verhältnisses.

paternalistisches Modell
Vertragsmodell
Dialogmodell

den Arzt erscheint auf den ersten Blick machtvoll. Dieses paternalistische Verhältnis zwischen Behandler und Patient entsprach den Vorstellungen einer autoritären Medizin vergangener Jahrhunderte und ist in dieser klassischen Ausprägung nicht mehr gültiger Standard der gegenwärtigen Medizin unseres Kulturkreises.

Der kulturelle Kontext, in welchen die Rolle des Arztes und sein Handeln eingebunden sind, ist von großer Bedeutung. In manchen Kulturkreisen der Erde sind ethische Anforderungen und Erwartungen an den Arztberuf mit anderen normativen Handlungsweisen verbunden. Beispiel hierfür ist die Aufklärung des Patienten. In Deutschland ist die Aufklärung des Patienten selbst oder seines gesetzlichen Stellvertreters zur Einwilligung in einen operativen Eingriff notwendig. Hiervon können normative Erwartungen bei Personen aus anderen Kulturkreisen abweichen. Zum Beispiel kann dort die Aufklärung eines nahen Angehörigen und nicht des Patienten selbst erwartet werden.

Merke

Der Arzt sollte sich den lebensgeschichtlichen und soziokulturellen Kontext des Patienten vergegenwärtigen, um dessen Gefühle und Bewertungen besser verstehen zu können.

Im **Vertragsmodell** kehren sich die Gewichtungen nahezu um. Der Patient bringt konkrete Forderungen nach einer bestimmten Behandlungsmethode oder zum Behandlungsergebnis in die Arzt-Patient-Beziehung mit ein. In der maximalen Ausprägung dieses Modells ist der Patient in der Rolle des Fordernden und der Arzt ist in der Rolle des Erfüllungsgehilfen zur Verwirklichung der Patientenwünsche. Es ist leicht zu erkennen, dass diese Konstellation zwischen Arzt und Patient ungünstig und risikoreich ist. Manche Patientenwünsche und Vorstellungen können sogar irrational sein. Verfängt sich der Arzt in solchen gedanklichen Wunschvorstellungen des Patienten, drohen medizinischer Kompetenzverlust und Schaden für den Patienten. Dabei bedingen nicht nur irrationale Wünsche Auseinandersetzungen. Bereits die Forderung, ein ganz bestimmtes Präparat verordnet zu bekommen, kann einen Konflikt im Verhältnis zwischen Arzt und Patient hervorrufen. Die hartnäckigen Forderungen nach Untersuchungen und Behandlungen von Patienten mit somatoformen Störungen sind Beispiele dafür, wie aus dem Vertragsmodell schnell Schaden für den Patienten und den Arzt entstehen kann. Gleiches gilt für inadäquate Erwartungen und Ansprüche in der kosmetischen Chirurgie. Der aufmerksame Arzt muss durch Selbstreflexion das Krisenpotenzial erkennen, sich gegen überzogene Vorstellungen abgrenzen und sachliche Überzeugungsarbeit leisten.

Cave

Besondere Umsicht in der Arzt-Patient-Beziehung ist bei irrationalen Wunschvorstellungen und bei überschwänglichen Idealisierungen des Arztes durch den Patienten geboten.

Im **Dialogmodell** des Arzt-Patient-Verhältnisses stehen dialogische und partnerschaftliche Aspekte im Mittelpunkt. Die Positionen von Arzt und Patient werden gleichrangig gewichtet. Der Arzt ist der medizinische Sachverständige und der Patient ist der Experte für die Entscheidung in seinem persönlichen Lebensraum. Die Aufklärung und Beratung erfolgen in einem dialogischen Prozess. Der Arzt legt die diagnostischen und therapeutischen Möglichkeiten dar, der Patient prüft für sich, ob und in welchem Umfang er die dargestellten Optionen in seinem Leben umsetzen kann und will. Dieses Modell wird auch **Partnerschaftsmodell** genannt. Im Dialogmodell können Arzt und Patient die gegenseitige Achtung und den Respekt vor der personalen Autonomie und der Kompetenz des anderen Gesprächspartners zum Ausdruck bringen.

Cave

Der dialogische Prozess des Partnerschaftsmodells sollte nicht zur Verflachung des Kontakts oder zu inadäquaten Verbrüderungen führen. Die Wertigkeit beider Dialogpartner sollte immer erkennbar sein. Andernfalls könnten Kränkungen und Abwertungen die weitere Gestaltung der Arzt-Patient-Beziehung erschweren oder unmöglich machen.

In der Regel kann eine Beziehung zwischen Arzt und Patient nicht ausschließlich einem der 3 vorgestellten Modelle zugeordnet werden. Vielmehr zeigt die Gestaltung der Beziehung fließende Übergänge und ist abhängig vom jeweiligen Situationsbezug. So würde der Arzt bei einem Unfall eine bewusstlose Person medizinisch behandeln, wofür er die Verantwortung übernimmt. Der Arzt wird in dieser Notfallsituation voraussetzen, dass der bewusstlose Mensch Rettung für sich aus dieser unerwartet eingetretenen Gesundheitsbedrohung beanspruchen würde, wenn er sich äußern könnte. Er handelt damit nach dem mutmaßlichen Willen des Patienten. Wieder anders verhält es sich mit der Berücksichtigung von Patientenverfügungen, in denen Patienten ihren ausdrücklichen Willen mitteilen. Autonomie und Selbstbestimmung des Patienten sind zu respektierende Werte, auch und gerade dann, wenn eine lebensbedrohliche Situation den Patienten hilflos und ausgeliefert erscheinen lassen mag. Zur Vertiefung dieser Themen empfiehlt sich das Studium der medizinethischen und medizinrechtlichen Fachliteratur [11], [19].

Was trägt zum Gelingen der Arzt-Patient-Beziehung bei?

Die zwischenmenschliche Beziehung zwischen Arzt und Patient wird von verschiedenen Faktoren bestimmt. Diese können zum einen in der Person des Arztes, zum anderen in der Person des Patienten liegen, zum dritten durch äußere Störungen beeinflusst werden.

Der Arzt ist Überbringer eines zu vermittelnden Sachverhalts und er nimmt unmittelbar Einfluss auf die Art der Informationsvermittlung. „Was" wird „wie" vermittelt? Für die Beantwortung dieser Frage ist es hilfreich, sich mit dem Rollenverständnis von Arzt und Patient zu beschäftigen. Die Rollen von Arzt und Patient beschreiben eine normative Beziehung. Die gesellschaftliche Erwartung an das Idealbild des Arztes fordert, dass dieser zum Wohl des Patienten handelt. Zudem hat jede Kommunikation zwischen Arzt und Patient einen persönlichen Beziehungscharakter. In diesen persönlichen Teil der Beziehung fließen Persönlichkeitsmerkmale, positive und negative Erfahrungen sowie soziale und kulturelle Aspekte mit ein.

In Kap. 1.3 wurde bereits der Begriff „Regression" erläutert. Dieses Phänomen ist in der Beziehung zwischen Arzt und Patient von großer Bedeutung. In subjektiv erlebter oder erwarteter Gefahr reaktiviert der Patient psychisch kindliche Erlebnisweisen und Verhaltensmuster. Ein Beispiel hierfür ist eine kindlich anmutende Anhänglichkeit und Angst vor Verlust der Person des Arztes, ebenso eine Idealisierung des Arztes.

In der **Übertragung** werden frühere mit den Eltern erlebte Beziehungsmuster des Patienten aktiviert. Der Arzt wird aktuell vom Patienten in diese Rollenerwartung eingebunden. Idealistische Vorstellungen vom „helfenden Vater" oder von der „Mutter" können Bestandteil von Übertragungsprozessen sein. Unterscheiden wir die „negative Übertragung" (z.B. feindseliger oder aggressiver Affekte auf den Arzt) von der „positiven Übertragung" (z.B. freundlicher oder familiärer Gefühle für den Arzt).

Die Reaktionen des Arztes auf eine Übertragung wird **Gegenübertragung** genannt. Übertragung und Gegenübertragung sind regelhaft beobachtbare Phänomene in der Arzt-Patient-Beziehung. Diese Prozesse werden in der psychologischen Behandlung ausdrücklich genutzt, um innerseelische Reifungsvorgänge und Lernerfahrungen des Patienten zu unterstützen.

1.7 Verbale und nonverbale Informationsvermittlung

Lernziele

Sie kennen die „Anatomie einer Nachricht" und die „4 Seiten einer Nachricht".

Die 4 Seiten einer Nachricht

In der zweiten Hälfte des vergangenen Jahrhunderts wurden wertvolle Erkenntnisse zur menschlichen Kommunikation und zur Psychologie dieser Kommunikation gewonnen. „Man kann nicht nicht kommunizieren." Dieser viel gerühmte Satz von Watzlawik macht deutlich, dass jedes Verhalten **Mitteilungscharakter** hat [21]. Auch das Schweigen einer Person teilt der Umgebung etwas mit. Vergleichbar mit technischen Vorgängen ist die zwischenmenschliche Kommunikation der Austausch zwischen einem Sender und einem Empfänger. Dieser Austausch findet wechselseitig in unterschiedlich schneller Folge statt. Der Sender möchte etwas mitteilen und legt sein Anliegen in eine **Nachricht**. Die Nachricht besteht aus verschlüsselten Zeichen, gewöhnlich aus Wörtern. Der Empfänger seinerseits versucht, diese Nachricht zu entschlüsseln. Meist besteht hinreichende Übereinstimmung zwischen gesendeter und empfangener Nachricht, sodass Verständigung über Themen möglich ist. Jede Nachricht hat mehrere **Botschaften**, wobei 4 psychisch bedeutsame Ebenen (Seiten) allen Nachrichten gemeinsam sind [22]. Dies wird als **Anatomie einer Nachricht** bezeichnet [21]. Tab. 1.**10** führt die 4 Seiten einer Nachricht auf.

Jede Nachricht kann kommunikationspsychologisch orientierend in dieser Weise analysiert werden. Als Beispiel dient eine häufige Mitteilung des Patienten an den Arzt: „Ich habe Schmerzen." Als Sachinhalt informiert der Patient den Arzt darüber, dass er Schmerzen empfindet. Die Selbstoffenbarung des Patienten gibt kund, dass er leidet. Die Beziehungsseite der Nachricht drückt aus, dass der Patient dem Arzt zutraut, dass dieser ihm helfen wird. Schließlich drückt die appellative Seite der Nachricht die Aufforderung des Patienten an den Arzt aus, ihm zu helfen. Die Kenntnis der 4 Merkmale (Seiten), welche in jeder Nachricht enthalten sind, ist hilfreich für das Arzt-Patient-Gespräch. Abb. 1.**8a** und Abb. 1.**8b** veranschaulichen das Nachrichtenquadrat und seine Entschlüsselung.

Merke

In jeder Nachricht finden sich 4 bedeutsame Aussagen: zum Sachinhalt, zur Person des Senders selbst, zur Beziehung zwischen Sender und Empfänger und zum Appell des Senders an den Empfänger.

Tabelle 1.**10** Die 4 Seiten einer Nachricht.

Sachinhalt	… worüber ich informiere
Selbstoffenbarung	… was ich von mir selbst kundgebe
Beziehung	… was ich von dir halte oder wie wir zueinander stehen
Appell	… wozu ich dich veranlassen möchte

Die Nachricht ist als Analyseeinheit Gegenstand der Kommunikationsdiagnose. Die Analyseeinheit, welche im Nachrichtenquadrat betrachtet wird, kann aus einem einzigen Wort, einem Satz oder einem komplexen sprachlichen Anteil bestehen. In der Informationsübermittlung zwischen Sender und Empfänger werden explizite und implizite Botschaften unterschieden. **Explizite Botschaften** formulieren ihren Inhalt ausdrücklich. **Implizite Botschaften** werden verstanden, ohne dass der Inhalt direkt gesagt wird. Dies wird in der folgenden Gesprächssequenz zwischen Patient und Arzt deutlich:

Arzt: „Wie geht es Ihnen?"

Patient: „Die Tabletten sind alle."

Diese Botschaft des Patienten an den Arzt ist eine implizit appellative Botschaft. Er hätte den Appell auch explizit formulieren können: „Bitte verschreiben Sie mir die Tabletten. Ich möchte das Rezept abholen."

Alle 4 Seiten seiner Nachricht können explizite oder implizite Botschaften aufweisen, z. B. der Beziehungsaspekt:

Arzt: „Wie fühlen Sie sich?"

Patient: „Nichts hilft. Das bringt alles nichts."

Auch diese Botschaft ist implizit und zielt auf die Beziehung zwischen Arzt und Patient ab. Stattdessen hätte der Patient auch sagen können: „Es geht mir schlecht. Ich bin verzweifelt. Ihre Behandlung hat mir nicht geholfen. Ich bin von Ihnen enttäuscht."

Oft ist die wichtigste Seite einer Nachricht eine implizite Botschaft. Diese wird durch **nonverbale Nachrichtenanteile (paraverbale Mitteilungen)** wie Mimik oder Gestik untermalt. Wenn eine Person weint, gehen von ihr 3 grundlegende Botschaften aus:

- Selbstoffenbarung (Traurigkeit, Verzweiflung)
- Beziehung (Vertrauen, die Gefühle zeigen zu dürfen)
- Appell (Hilfe, Trost)

Diese Botschaften werden gesendet, auch wenn der Sachinhalt (Grund des Weinens) zunächst nicht ersichtlich ist.

Unterschieden werden kongruente von inkongruenten Nachrichten. Eine **kongruente Nachricht** beschreibt die Übereinstimmung von sprachlichem und nicht sprachlichem Ausdruck. Wütende Worte passen zu einem zornigen Gesicht. Eine **inkongruente Nachricht** ist dadurch gekennzeichnet, dass der sprachliche Inhalt nicht zum nonverbalen Ausdruck passt [21]. Ein Lachen passt nicht zu einem Wutausbruch.

Gesendete Botschaften werden durch den Kontext, die Art der Formulierung, Mimik und Gestik und durch die stimmliche Modulation untermalt. Dies zeigt das folgende Beispiel: Ein junger Assistenzarzt soll bei einer Patientin mittleren Alters Blut abnehmen. Dreimal sticht der Kollege daneben. Die Patientin sieht den Kollegen schmunzelnd an und sagt: „Das war ja eine Tragödie." Daraufhin verlässt der Arzt den Raum, um einen Kollegen zu Hilfe zu holen.

Zu den nonverbalen (paraverbalen) Mitteilungen gehören neben Gestik und Mimik das Aussehen und die Kleidung. Nonverbale Mitteilungen beeinflussen den Eindruck, den Sender und Empfänger voneinander erhalten. In der Arzt-Patient-Beziehung haben implizite und explizite Botschaften sowie kongruente und inkongruente Nachrichten eine **diagnostische Bedeutung**. Die ausgetauschten Botschaften als Teile der Informationsübermittlung werden von Übertragungsprozessen beeinflusst. Wie werden sich die Patientin und der junge Arzt nach der frustranen Venenpunktion und der inkongruenten Nachricht

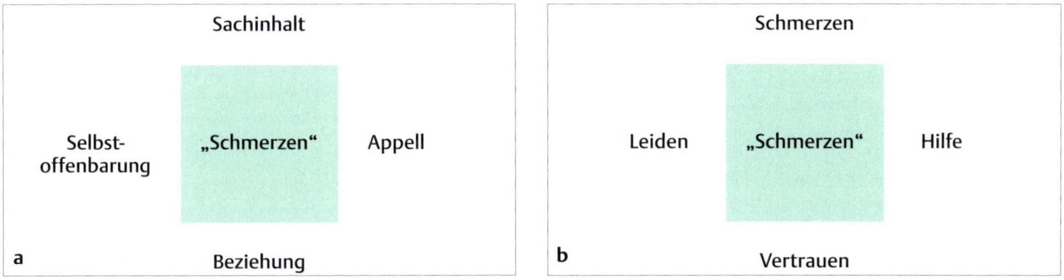

Abb. 1.**8** Das Nachrichtenquadrat.

der Patientin wohl fühlen und welche Gedanken und Gefühle werden diese Arzt-Patient-Beziehung weiter prägen?

Nicht alle Informationsebenen im ärztlichen Gespräch sind **bewusst**. Wenn ein Patient sich bestimmter Informationen, z. B. zum objektiven Befund, bewusst ist, kann er darüber verfügen und entscheiden, wie viel er mitteilen möchte. Paraverbale, nichtsprachliche Ausdrucksmittel wie die Mimik sind **vorbewusst**. Das bedeutet, diese können dem Patienten bewusst werden, wenn man ihn darauf hinweist. Am Beispiel der Patientin und des jungen Arztes wäre folgende Antwort des Arztes möglich gewesen: „Ich sehe, Sie lächeln, während Sie von Tragödie sprechen. Ich verstehe das so, dass Sie mir nicht böse sind wegen der 3-maligen Punktion. Das erleichtert mich."

Unbewusst ablaufende Vorgänge betreffen oft die Beziehung zwischen Arzt und Patient. Hier fließen Vorurteile, Bewertungen und Lernerfahrungen in die gegenseitige Beziehungsgestaltung ein und wirken im Sinne der Übertragung und Gegenübertragung.

Zur Ordnung dieser bewussten und unbewussten Abläufe ist die empathische Haltung des Arztes notwendig. **Empathie** bezeichnet die Fähigkeit, sich in den Gesprächspartner einzufühlen und nachzuvollziehen, welche Gedanken und Gefühle im anderen vor sich gehen [7].

Arzt-Patient-Gespräch

Denken und Sprechen sind miteinander verbunden. Worte werden zu Sätzen geformt. Sie sind die kleinsten Analyseeinheiten des Gesprächs. Die Verständigung im Gespräch ist Teil unserer Kultur und Ausdruck der Sozialisation. In Kap. 1.5 wurden die speziellen psychodiagnostischen Methoden vorgestellt, wie sie für das psychotherapeutische Erstinterview von Bedeutung sind. Diese psychodiagnostischen Untersuchungen sind Aufgaben ärztlicher und psychologischer Psychotherapeuten.

In der Regel suchen Patienten mit ihren gesundheitlichen Problemen primär den Hausarzt und Ärzte anderer klinischer Disziplinen auf und nicht den Psychotherapeuten. Diese Patienten, bei denen sich psychogene Störungen herauskristallisieren, werden zum großen Teil von Hausärzten oder Fachärzten anderer Disziplinen im Rahmen der psychosomatischen Grundversorgung versorgt. In der **psychosomatischen Grundversorgung** sollen psychogene Störungen erkannt und der Patient im Erkennen seiner Krankheitszusammenhänge motiviert werden. Psychotherapeutische Interventionen unterstützen den Patienten in der Verarbeitung psychosozialer Belastungen. Zudem wird der Patient zu einer ausgeglichenen Lebensweise mit Abbau von Stressfaktoren und Entspannungstechniken angeleitet [7], [9]. Der Wirkmechanismus der gesundheitsfördernden Entspannungsverfahren wird durch die Reduktion der Entzündungsprozesse im Rahmen des sog. cholinergen antiinflammatorischen Reflexes erklärt [9].

Für das **Arzt-Patient-Gespräch** empfiehlt sich eine **Strukturierung in einem Gesprächsplan**. Dieser umfasst die Vorbereitung, Eröffnung, den Verlauf und die Beendigung des Gesprächs. Zur Vorbereitung des ärztlichen Gesprächs sind das Durchsehen der vorliegenden Informationen und die innerliche Vorbereitung des Arztes sinnvoll. Es sollte für einen ungestörten Gesprächsrahmen gesorgt werden [13]. In der Eröffnung sollte der Arzt auf den zur Verfügung stehenden Zeitrahmen hinweisen und das Einverständnis des Patienten zur Protokollierung einholen. Gegenseitige Erwartungen und das Anliegen des Patienten sollten angesprochen werden. Mit den in Tab. 1.**11** genannten Elementen kann der Arzt das Gespräch mit dem Patienten strukturieren und steuern." Mit **offenen Fragen** wird das Gespräch eröffnet und erweitert: „Was führt Sie zu mir?" „Können Sie mir ein Beispiel für Ihre Beschwerden geben?" Zugleich konkretisieren diese Fragen und fokussieren Gefühle: „Bitte beschreiben Sie die Situation." Und: „Beschreiben Sie das Gefühl in der Situation."

Geschlossene Fragen binden die Aufmerksamkeit. Sie helfen, einzelne Aspekte zu beleuchten, und sind sinnvoll zur Selektion und Differenzierung von Gesprächsinhalten. Die geschlossenen Fragen dienen der Erkundung und Klärung (Tab. 1.**12**).

Eine Unterform geschlossener Fragen sind **Ja/Nein-Fragen:** „Ist es für Sie sehr unangenehm, wenn ich mir Stichworte aus unserem Gespräch aufschreibe?" Oder ein ganz allgemeines Beispiel: „Stört Sie das offene Fenster?" Hierauf kann der Patient direkt nur mit „Ja" oder „Nein" antworten. Ja/Nein-Fragen engen das Gespräch ein.

Mit **Nachfragen** kann der Arzt Gesprächsinhalte klären oder Informationen korrigieren: „Habe ich Sie richtig verstanden, dass ...?) Nachfragen klären Missverständnisse und halten das Gespräch in Gang.

Suggestivfragen schließlich beeinflussen die Reaktionen des Patienten: „Sie rauchen wohl viel?" Oder: „Sie wissen ja, von was das kommt?"

Tabelle 1.**11** Steuernde Gesprächselemente.

Anwendung von Fragetechniken
Ansprechen von Gefühlen
Klären irrationaler Gedanken
Konfrontieren
Zusammenfassen
Themenwechsel

Im Gespräch sollen Gefühle angesprochen werden und irrationale Gedanken abgebaut werden: „Könnte es noch andere Ursachen für Ihr Symptom geben?“ Gedankliche Widersprüche können identifiziert werden: „Sie sagten, Sie hätten niemals Halsprobleme gehabt. Und jetzt berichten Sie von 3 Endoskopien des Kehlkopfs innerhalb der letzten 2 Jahre.) Der Arzt sollte sich bemühen, die subjektive Krankheitstheorie des Patienten zu erfassen. Hinterfragt der Arzt nicht, was sich der Patient unter einer bestimmten Diagnose vorstellt, kann diese Diagnose mehr schaden als nutzen [13].

Aktives Zuhören bedeutet mehr Hören als Reden und im Zuhören signalisieren, dass der Arzt ganz aufmerksam dem Patienten folgt. Die Aufmerksamkeit wird mit kurzen Worten oder mit Gesten signalisiert. Kurze Wiederholungen geben dem Patienten Rückmeldung, dass er verstanden wurde. Aktives Zuhören unterstützt den Fluss des Gesprächs und gibt dem Patienten Raum zum Sprechen.

Zusammenfassungen am Ende des Gesprächs helfen, den Eindruck zu verdichten, und prüfen noch einmal Missverständnisse. Wenn das „Gespräch an einem kritischen Punkt abzubrechen droht, der Patient anhaltend schweigt oder unruhig wird, hilft ein Themenwechsel über diesen Punkt hinweg: „Ich habe den Eindruck, das Gespräch über Ihren toten Vater strengt Sie an. Können wir es in der nächsten Sitzung fortführen?“ Oder: „Nachdem wir jetzt über Ihre Eltern gesprochen haben, würde ich noch gern etwas über Ihren Beruf erfahren.“ Das Gespräch kann mit einer Frage zum Befinden beendet werden: „Wie haben Sie das Gespräch heute erlebt?“ Und: (Können wir an diesen Punkt nächstes Mal anknüpfen?) Zum Beenden des Gespräches bieten sich auch eine kurze Zusammenfassung und ein Ausblick auf das nächste Gespräch an.

Wohl jeder Arzt hat schon einmal eine Situation erlebt, in der er den Patienten mit Worten nicht erreichen konnte. Häufig sind es schlichtweg technische Fehler, die zum Misslingen des Gesprächs und zur Frustration bei Patient und Arzt beitragen. Ein häufig auftretendes Risiko im Arzt-Patient-Gespräch ist die mangelnde Vorbereitung des Arztes und unzureichende Einstimmung auf den Patienten. Eine komplizierte, vorwiegend technisch orientierte Sprache wird nicht verstanden.

Tabelle 1.**12** Geschlossene Fragen (W-Fragen).

Wer...?
Was...?
Wo...?
Wann...?
Wie viele...?
Wodurch...?

Tabelle 1.**13** Risikopotenziale im Gespräch.

fehlende Strukturierung
Missachtung des Zeitrahmens
Monologe
sehr langes Schweigen
unverständliche Sprache
Überwiegen von Ja/Nein-Fragen
Suggestivfragen
scharfe Unterbrechungen
Übergehen von Gefühlen
Übergehen von Fragen
Entwertungen
vorschnelles Zustimmen

Wie soll der Patient Motivation und Compliance entwickeln, wenn ihm die Krankheitszusammenhänge verschlossen bleiben? Sprache bedient sich verschiedener Techniken. Diese sind nützliche Instrumente im ärztlichen Gespräch. Allem voran aber bleiben Empathie und Respekt vor dem Gesprächspartner die Basis der Kommunikation. Tab. 1.**13** führt Risikopotenziale im Gespräch auf.

Literatur

[1] Chaudhary S. Psychosocial stressors in oral lichen planus. Aust Dent J 2004; 49: 192–5

[2] von Consbruch K, Stangier U. Soziale Phobien (Soziale Angststörungen) bei Erwachsenen und Kindern. Psychother Psych Med 2007; 57: 256–267

[3] Crerand CE, Franklin ME, Sarwer DB. Body dysmorphic disorder and cosmetic surgery. Plast Reconstr Surg 2006; 118: 167e–80e

[4] Daig I, Albani C, Rief W et al. Körperdysmorphe Beschwerden: Welche Rolle spielt die Diskrepanz zwischen Ideal- und Real-Körperbild? Psychother Psych Med 2006; 56: 259–267

[5] Dilling H, Mombour W, Schmidt MH. WHO. Internationale Klassifikation psychischer Störungen. ICD-10 Kapitel V (F). Klinisch-diagnostische Leitlinien. Bern: Hans Huber, Hogrefe; 2008

[6] Egle UT. Hilfe für Patienten mit somatoformen Störungen. Sagen Sie bloß nicht: „Ihnen fehlt nichts!“ MMW Fortschr Med 2005; 147: 4–6

[7] Ermann M, Frick E, Kinzel C, Seidl O. Einführung in die Psychosomatik und Psychotherapie. Ein Arbeitsbuch für Unterricht und Eigenstudium. Stuttgart: Kohlhammer; 2006: 9–73

[8] Freyberger HJ, Spitzer C. Dissoziative Störungen. Nervenarzt 2005; 76: 893–9

[9] Fritzsche K. Psychosomatische Medizin. In: Fritzsche K, Wirsching M, Hrsg. Psychosomatische Medizin und Psychotherapie. Heidelberg: Springer Medizin; 2006: 3–33

[10] Harth W, Gieler U. Psychosomatische Dermatologie. Heidelberg: Springer Medizin; 2006: 7–9

[11] Heene DW. Ärztliches Selbstverständnis und ärztliches Handeln. In: Bauer AW, Hrsg. Medizinische Ethik am Beginn des 21. Jahrhunderts. Heidelberg, Leipzig: Barth; 1998: 155–167

[12] Hessel A, Geyer M, Hinz A et al. Inanspruchnahme des Gesundheitssystems wegen somatoformer Beschwerden – Ergebnisse einer bevölkerungsrepräsentativen Befragung. Psychosom Med Psychother 2005; 51: 38–56

[13] Husebo S, Klaschik E. Palliativmedizin. 3. Aufl. Berlin, Heidelberg: Springer; 2003: 119–180

[14] Klesse C, Baumeister H, Bengel J et al. Somatische und psychische Komorbidität. Bedeutung für Diagnose und Behandlung. Psychotherapeut 2008; 53: 49–62

[15] Kruse J, Wöller W. Der chronisch Kranke. In: Tress W, Hrsg. Psychosomatische Grundversorgung: Kompendium der interpersonellen Medizin. 2. Aufl. Stuttgart, New York: Schattauer; 1997: 179–190

[16] Niggemann B. Functional symptoms confused with allergic disorder in children and adolescents. Pediatr Allergy Immunol 2002; 13: 312–8

[17] Peters UH. Lexikon Psychatrie, Psychotherapie, Medizinische Psychologie. 6. Aufl. München, Jena: Urban & Fischer; 2007

[18] Phillips KA, Menard W. Suicidality in body dysmorphic disorder: a prospective study. Am J Psychiatry 2006; 163: 1280–2

[19] Pöltner G. Grundkurs Medizin-Ethik. 1. Aufl. Wien: Facultas; 2002 (UTB für Wissenschaft; 2177): 89–112

[20] Sammet I, Bohn T, Schrauth M et al. Was folgt der Diagnose einer somatoformen Störung? Psychother Psych Med 2007; 57: 462–468

[21] Schulz von Thun F. Miteinander reden. 1. Störungen und Klärungen. Allgemeine Psychologie der Kommunikation. Hamburg: Rowohlt; 1991: 25–43

[22] Schweikhardt A. Ärztliche Gesprächsführung. In: Fritzsche K, Wirsching M. Psychosomatische Medizin und Psychotherapie. Heidelberg: Springer Medizin; 2006: 65–90

[23] Seidler GH, Wagner FE. Comparing the efficacy of EMDR and trauma-focused cognitive-behavioral therapy in the treatment of PTSD: a meta-analytic study. Psychol Med 2006; 36: 1515–22

[24] Spitzer C, Freyberger HJ. Dissoziative Störungen (Konversionsstörungen). Psychotherapeut 2007; 52: 223–235

[25] Streppel M, Brusis T. Simulation und Aggravation in der HNO-ärztlichen Begutachtung. HNO 2007; 55 (Suppl. 1): pE7–14

[26] Subic-Wrana C, Maucher V, Beutel ME. Psychotherapie der Panikstörung. Psychotherapeut 2006; 51: 334–345

[27] von Uexküll T, Wesiak W. Integrierte Medizin als Gesamtkonzept der Heilkunde: ein bio-psycho-soziales Modell. In: Üexküll T, Hrsg. Psychosomatische Medizin. Modelle ärztlichen Denkens und Handelns. 6. Aufl. München, Jena: Urban & Fischer; 2003: 3–42

[28] Wendler J, Seidner W, Eysholdt U. Lehrbuch der Phoniatrie und Pädaudiologie. 4. Aufl. Stuttgart: Thieme; 2005: 306–322

[29] World Health Organization. Fact sheet No 220. Geneva: World Health Organization; September 2007. http://www.who.int/mediacentre/factsheets/fs220/en/print.html. (login vom 11.10.2008)

2 Manifestation psychogener Störungen abhängig von Alter, Lebenskrisen und Alltagsbelastungen

2.1 Psychosomatische Erkrankungen in Kindheit und Adoleszenz

Lernziele

Sie kennen die Wertigkeit psychosomatischer Symptome in Kindheit und Adoleszenz. Sie können klassische Belastungssituationen beschreiben und diese im Kontext psychogener Erkrankungen des Kindes- und Jugendalters erklären. Sie können die Begriffe „Familiendynamik", „Parentifizierung" und „Identifikation" erläutern.

Das **Spektrum psychogener Störungen** bei Kindern und Jugendlichen ist groß. Es reicht von aggressiven oder hyperaktiven Verhaltensstörungen, Ängsten, Depressionen, Zwängen und Phobien, Entwicklungsstörungen, psychosomatischen Störungen bis hin zu den psychosozialen Folgen schwerer oder chronischer körperlicher Krankheiten [23]. Psychosomatische Symptome in Kindheit und Jugend können als vorübergehende Erscheinungen in normalen **Entwicklungsprozessen** auftreten, sie können auch Ausdruck von **Bewältigungsversuchen** ungelöster Konflikte sein. Gewöhnlich bilden sich reaktive Symptome wieder zurück, wenn die auslösenden Belastungsfaktoren wegfallen. Wirken hingegen im Lebenshintergrund des Kindes anhaltende Belastungen und Überforderungen und sind im sozialen Nahraum keine oder unzureichende Regulationsmechanismen vorhanden, so kann sich der Versuch der Konfliktbewältigung in der psychogenen Symptombildung repräsentieren. Jedes Kind muss vor dem individuellen familiären Hintergrund betrachtet und der aktuelle Reifungsgrad der kindlichen Persönlichkeitsentwicklung in der Gesamtbewertung diagnostischer Ergebnisse berücksichtigt werden. Im lebenszeitlichen Verlauf der kindlichen Entwicklung sind die in Tab. 2.1 genannten Belastungssituationen von herausragender Bedeutung.

Merke

Das Alter des Kindes, der körperliche und seelische Entwicklungsstand und die Verfügbarkeit von Hilfsangeboten sind von entscheidender Bedeutung für die Bewältigung von psychosozialen Belastungssituationen. Scheitern die Lösungsversuche des Kindes und fehlen Hilfe oder funktionale Modelle zur Veränderung, kann das Kind psychogene Symptome als Versuch der Konfliktbewältigung entwickeln.

Ein kritisches Lebensereignis (Life Event) kann die Wahrscheinlichkeit der psychosomatischen Symptommanifestation erhöhen [15]. Einwirkungen von kritischen Lebensereignissen, von Stressfaktoren und traumatischen Erlebnissen spielen eine Rolle in der Entstehung und Aufrechterhaltung pathophysiologischer Prozesse. Diese Zusammenhänge zeigen sich z. B. in der Anfälligkeit des respiratorischen und phonatorischen Systems. Vergleichbar den Zahlen erwachsener Patienten sind Panikstörungen und allergische Symptome bei Kindern häufig assoziiert [17]. Kindliche Persönlichkeitsmerkmale, Störungen der Persönlichkeitsentwicklung, kognitive und emotionale Störungen haben Einfluss auf die Entwicklung der sprachlichen Kommunikation. In der kindlichen Entwicklung gibt es Phasen spezifischer Vulnerabilität. Zum Beispiel sind für die Entwicklung der Ich-Funktionen die ersten 2 Lebensjahre von entscheidender Bedeutung, aus deren Störung sich später die Entwicklungspathologie neurotischer Störungen erklärt. Eintritt in den Kindergarten, Schulbeginn, Pubertät und Ablösung von den Eltern sind häufige Reifungskrisen. Die Kenntnis dieser vulnerablen

Tabelle 2.1 Bedeutsame Belastungssituationen in Kindheit und Adoleszenz.

wichtige Entwicklungsschritte (Eintritt in Kindergarten, Schule, Ausbildung, Pubertät, Wechsel des Wohnorts oder des Kulturkreises)
Trennungserfahrungen (Scheidung oder Tod der Eltern bzw. anderer wichtiger Bezugspersonen, Schulwechsel)
Deprivationserlebnisse
rezidivierende Erkrankungen, schwere Krankheit, chronische Krankheit

Abschnitte erleichtert die Beurteilung psychogener Symptome. Das Alter des Kindes ist für die Bewertung von grundlegender Bedeutung. So ist die Sprachentwicklung eines 4-Jährigen nicht mit der eines 14-Jährigen gleichzusetzen. Entsprechend sind spezifische Störungsbilder im Kindes- und Jugendalter grundsätzlich vor dem Hintergrund des altersgemäßen Entwicklungsstands zu beurteilen. Die lebenszeitlich betrachtet rasante psychophysische Entwicklung bedingt die Komplexität psychogener Störungen des Kindes- und Jugendalters [4].

Merke

Kritische Lebensereignisse (Life Events), Stressfaktoren und traumatische Erlebnisse spielen eine Rolle in der Entstehung und Aufrechterhaltung pathophysiologischer Prozesse und in der Ausbildung psychogener Symptome im Kindes- und Jugendalter.

Tab. 2.2 zeigt eine Auswahl wichtiger psychogener Symptome im Kindes- und Jugendalter.

Familiendynamik

Psychogene Störungen im Kindes- und Jugendalter sind immer im familiendynamischen Kontext zu betrachten. Die **Familiendynamik** beschreibt ein soziales System, bestehend aus Eltern und mindestens einem Kind. Diese soziale Einheit ist in soziokulturelle, kulturspezifische Regeln eingebunden. Die innerfamiliären Verhaltensmuster werden von äußeren Wirkfaktoren wie der sozialen Schichtzugehörigkeit mitbestimmt. Zwischen Kind und Eltern besteht eine kognitive und emotionale Beziehung, auf deren Grundlage das Kind seine Autonomie durch Erfahrungen und Lernprozesse erwirbt. Die Eltern-Kind-Beziehung ist generativ lebenslang determiniert, selbst wenn Trennungen oder Entfremdungen den zwischenmenschlichen Kontakt beendet haben.

Tabelle 2.2 Psychogene Symptome im Kindes- und Jugendalter.

Gedeihstörungen
psychogenes Erbrechen
Rumination
respiratorische Affektkrämpfe
Hyperventilation
Multifaktoriell psychosomatisches Asthma bronchiale
Dermatitis atopica
Hyperreaktivität der Nasenschleimhaut
funktionelle Kopfschmerzen/Migräne
psychogene Hörstörungen
psychogene Stimmstörungen
psychogene vokale und motorische Ticstörungen
Schlafstörungen

Merke

Psychogene Symptome des Kindes- und Jugendalters sind mit der Familiendynamik und mit psychosozialen Einflüssen aus der Umgebung des Kindes verbunden.

Die soziale Rollenverteilung in der Familie ist durch den bestehenden Vorsprung der Eltern an Lebenszeit, an Wissen und Erfahrungen definiert. Die bewussten und unbewussten Persönlichkeitsanteile der Eltern prägen die Beziehung zum Kind und bedingen die Verinnerlichung und Übernahme von Gefühlen, Kognitionen und Verhaltensmustern durch Identifikation und Lernerfahrung. In der **Identifikation** werden positive und negative Muster, Bewältigungsstrategien, Ängste und Abwehrmechanismen in das kindliche Verhaltensrepertoire übernommen. Hier wirken Übertragungsprozesse zwischen Eltern und Kind und Lernvorgänge durch zwischenmenschliche Rückkopplungsprozesse. Psychogene Störungen bei Kindern und Jugendlichen können durch tief wurzelnde Störungen in der seelischen Struktur des Kindes, durch Probleme in der Familiendynamik und psychosoziale Einflüsse hervorgerufen werden.

Störungen der Familiendynamik können sich als **Index** beim Kind in Form eines körperlichen oder seelischen Symptoms ausdrücken. Psychogene Störungen bei Kindern können reaktiv, traumatisch, rein psychisch bedingt oder multifaktoriell psychosomatisch sein. Gemäß der Definition für die Entstehung multifaktorieller psychosomatischer Störungen liegen eine körperliche Disposition und mindestens ein psychischer Einflussfaktor vor. Asthma bronchiale wird dann als psychosomatische Erkrankung klassifiziert, wenn ein psychischer Einflussfaktor erkennbar ist. Die psychogene Hörstörung hingegen ist rein seelisch bedingt. Für ihre Entstehung bedarf es keiner somatischen Disposition. In der Regel liegt der rein psychisch bedingten Hörstörung eine traumatische Erfahrung oder eine andere schwere psychosoziale Belastung zugrunde.

Parentifizierung

In der **Parentifizierung** zeigt sich eine Umkehrung der familiären Rollenverteilung. Das Kind übernimmt Aufgaben und **erzieherische Funktionen** eines oder beider Elternteile, welche seinem Entwicklungsstand und der realen Lebenssituation nicht angemessen sind: „Mama, du sollst doch nicht rauchen!“ Die Parentifizierung drückt sich in der umgekehrten Rollenzuschreibung aus und ist in der nicht abgeschlossenen Entwicklung der elterlichen Autonomie und Identität begründet. Die Eltern übertragen unbewusste Persönlichkeitsanteile auf das Kind. Die inadäquate Rollenverteilung impliziert Überforderung und Belastungen für das Kind und beeinträchtigt eine normale seelische Entwicklung. Parentifizierung ist ein Merkmal einer gestörten Familiendynamik [4].

Bitte bearbeiten Sie Übung 2.1.

Übung 2.1

Die 12-jährige L. mit Hörstörung

Die 12-jährige L. kommt mit ihrer Großmutter zur Untersuchung. Das körperlich altersgemäß entwickelte Mädchen hört seit einer Woche schlecht. Es lebt zurzeit bei den Großeltern, weil die Mutter nach der Trennung vom Vater in das Frauenhaus der Nachbarstadt zog. Dort wollte L. nicht bleiben. Die Ergebnisse der HNO-Untersuchung sind unauffällig. In der Tonaudiometrie sehen Sie einen Abfall der rechten Hörkurve in den Frequenzen 1000–8000 Hz bis auf 50 dB. Die otoakustischen Emissionen sind regelrecht, ebenso die Ermittlung der objektiven Hörschwelle. Sie denken an die Möglichkeit einer psychogenen Hörstörung. Bevor Sie diese Verdachtsdiagnose aussprechen, überlegen Sie bitte:

- Ist der normale objektive Audiometriebefund allein ausreichend für die Diagnose „psychogene Hörstörung“?
- Gibt es Hinweise für eine psychogene Hörstörung?
- Welche Bedeutung könnte das Alter des Mädchens in der Symptombildung haben?
- Was könnte das Symptom wem sagen? Wem könnte es wozu dienen?

Stress, schwere oder anhaltende Belastungen und traumatische Erlebnisse prädisponieren für psychogene Erkrankungen im Kindes- und Jugendalter. So kann Stress im schulischen Bereich ein psychogenes Erbrechen induzieren [3]. **Reifungskrisen** sind vulnerable Phasen der kindlichen Entwicklung, in deren Verlauf es bei Störungen zur Ausbildung psychogener Symptome kommen kann. Noch einmal zur Klassifikation: Nicht jede psychogene Erkrankung ist gleichzeitig eine multifaktorielle Psychosomatose. In der Entwicklung multifaktorieller psychosomatischer Beschwerden wirken grundsätzlich eine körperliche Disposition des Kindes und psychische, z. B. familiendynamische Faktoren zusammen. Ein Beispiel hierfür ist das kindliche Asthma bronchiale, in dessen multifaktorieller Ätiologie eine konstitutionelle Überempfindlichkeit der Bronchialschleimhaut und allergische, infektiöse, physikalische oder emotionale Auslöser zusammenwirken [31].

Merke

In der Entstehung multifaktorieller psychosomatischer Symptome bei Kindern und Jugendlichen wirken die konstitutionelle Disposition für körperliche Krankheit sowie familiendynamische und psychosoziale Faktoren zusammen.

Schwere und chronische Krankheiten und Behinderungen des Kindes können psychische Symptome zur Folge haben. Andererseits müssen sich chronisch kranke Kinder schon früh mit existenziellen Fragen auseinandersetzen, was die kindliche Unbeschwertheit und Unvoreingenommenheit trübt. Anhaltende oder wechselnde Beschwerden schränken das Vertrauen des Adoleszenten in den eigenen Körper und in die Fähigkeiten zur Problemlösung ein. Einen besonderen Stellenwert für die psychogenen Störungen des Kindes- und Jugendalters haben traumatisierende Erfahrungen. Hierzu zählen Traumatisierungen durch körperlichen, sexuellen und emotionalen Missbrauch.

Körperlicher, sexueller, emotionaler Missbrauch

Körperlicher Missbrauch umfasst Verletzungen durch körperliche Gewalteinwirkung wie Schlagen, Treten, Fesseln, das Zufügen von Brandwunden und andere Malträtierung. Wenn Bezugspersonen dem Kind absichtlich Schaden zufügen, um das Kind medizinisch versorgen zu lassen, sprechen wir vom **Münchhausen-by-Proxy-Syndrom**. Hierunter zählen auch die Verabreichung schädigender Substanzen oder absichtlich herbeigeführte Infektionen artifizieller Verletzungen. Sexueller Missbrauch kann vielfältige Formen umfassen. Von der Darbietung pornografischer Abbildungen bis hin zum körperlichen Kontakt und Geschlechtsverkehr. Auch sehr junge Kinder und Säuglinge können betroffen sein.

Emotionaler Missbrauch schließt verbale Gewalt wie Drohungen, Spott, Demütigung und Erpressung ein. Körperlicher und sexueller Missbrauch sind oft von emotionalem Missbrauch begleitet. Die betroffenen Kinder schweigen aus **Angst** vor weiteren Folgen und aus **Scham**. Das Kind ist zudem durch Isolation und empfundene Hilflosigkeit gefährdet. Eine solche Belastung ist vom Kind nicht zu bewältigen und die negativen Gefühle von Angst und Scham werden verdrängt, sodass es zur Ausbildung psychogener Symptome kommt. Fehlen Hilfsangebote und ist die Konstellation der verursachenden und aufrechterhaltenden Bedingungen so negativ, sind die Lernerfahrungen dieses Kindes denkbar schlecht. Das Kind erlernt regelrecht Angst, Depressivität und Resignation.

Die Familiendynamik zeigt bei Missbrauch oft problematische Beziehungen zwischen den Bezugspersonen, welche wie der Missbrauch selbst als Tabu nicht thematisiert werden. Die Folgen von Missbrauch sind vielfältig. **Tabuisierung** und **Loyalitätskonflikt** sind weitere psychische Belastungen des Kindes. Durch Schweigen versucht das Kind, den Eltern gegenüber loyal zu sein und den

Familienbruch abzuwenden. Ein Abwehrmechanismus der verdrängten negativen Gefühle den Eltern gegenüber ist die **Idealisierung**. Mögliche Hinweise für eine schwere Störung der Familiendynamik im Verhalten des Kindes sind sozialer Rückzug, Angst und Depressivität, Schulversagen. Die inadäquate Idealisierung der Bezugspersonen sollte den Untersucher aufhorchen lassen. Körperliche Gewalteinwirkung manifestiert sich oft im Kopf- und Halsbereich. Der Untersucher sollte auf Zahnschäden, Lippenverletzungen, Einblutungen der Gesichtsweichteile, Augen- oder Ohrmuschelverletzungen und Würgemale achten. Lesen Sie hierzu Übung 2.2.

Übung 2.2

Der 10-jährige F. mit Othämatom links

Der 10-jährige F. kommt mit der Mutter in die Sprechstunde. Sie erkennen sofort eine hochrote, verstrichene rechte Ohrmuschel. Die Mutter berichtet, dass F. vor einer Woche bei einer Rangelei mit seinem 3 Jahre jüngeren Bruder gegen einen Schrank gefallen sei. Als Sie sich dem Kind zur Untersuchung zuwenden, bemerken Sie, dass F. die Schultern anspannt und Sie angstvoll ansieht. Nach einigem Zureden lässt F. nur das rechte Ohr inspizieren. Bei der Untersuchung bemerken Sie eine kleine frische Hautwunde auf der Stirn des Kindes.

Bitte beantworten Sie folgende Fragen:

- Wie werten Sie die frische Hautwunde auf der Stirn des Kindes?
- Wie sieht Ihr nächster diagnostischer Schritt aus?

Missbrauch ist leider nicht selten. Schätzungen zufolge erleben 10–15 % aller Kinder und Jugendlichen in ihrer Lebensentwicklung körperlichen oder sexuellen Missbrauch [35]. Mädchen sind viel häufiger von sexuellem Missbrauch betroffen als Jungen. Die Dunkelziffer zum körperlichen, seelischen und emotionalen Missbrauch wird hoch eingeschätzt. Gewalt in der Familie und im nahen Lebensumfeld des Kindes wird von den Betroffenen häufig verdrängt. Druck von Seiten des Täters, Angst vor Strafe und vor dem Zerfall der Familie und das empfundene Schamgefühl des Kindes bedingen den Teufelskreis aus Verzweiflung und Isolation. Mitunter ist der untersuchende Arzt die einzige Vertrauensperson, welche dem Kind ein Gefühl von Sicherheit und Schutz vermittelt.

Bei Verdacht auf einen möglichen Gewalthintergrund sollte der Arzt das Kind sehr behutsam befragen und untersuchen. Aus Angst vor Entdeckung und aus Loyalität zu den Eltern äußern sich missbrauchte Kinder nicht oder nur vage zum Verletzungshergang. Schweigendes, resignatives Verhalten bei gleichzeitig spürbarer Anspannung sollte den Untersucher aufmerksam werden lassen. Weiter sollte eine posttraumatische Amnesie den Arzt an einen konflikthaften Hintergrund denken lassen. Als Ursache für die **posttraumatische Amnesie** kommen neben hirnorganischen Prozessen auch innerseelische Abwehrmechanismen als Bewältigungsversuch in Betracht. Die Dauer und die Schwere einer Misshandlung sind für die psychopathologischen Folgen von Bedeutung, ebenso ein junges Alter des Kindes, die emotionale Bindung des Kindes an die missbrauchende Person und das Fehlen von Hilfspersonen, welche dem Kind Zuflucht und Schutz bieten könnten.

Merke

Bei Kindern mit Missbrauch in der Lebensgeschichte ist das Risiko für psychische Erkrankungen deutlich erhöht. Hier sind vor allem Ängste, Depressionen und Persönlichkeitsstörungen zu nennen.

Missbrauchserfahrungen machen es Kindern schwer, eine vertrauensvolle Beziehung zum Arzt aufzubauen. Der traumatisierte junge Patient hat in seiner nächsten Umgebung Verletzung oder Ausbeutung erfahren und fürchtet eine Wiederholung im Kontakt mit anderen Erwachsenen. Solche Kinder können misstrauisch und abweisend wirken und den Arzt in seinem Bemühen verunsichern. Negative Lernerfahrungen und Übertragungsprozesse bedingen einen erschwerten Kontakt zwischen dem jungen Patienten und dem Arzt. Das diagnostische Vorgehen bei Verdacht auf Missbrauch erfordert eine sorgfältige und behutsame Befragung des Kindes. Zudem ist es notwendig, die Eltern bzw. die nahen Bezugspersonen sachlich zu befragen. Besteht der Verdacht auf einen Missbrauch, sollte der Arzt Kontakt mit Beratungsstellen und Kinderschutzorganisationen aufnehmen. Eine enge Kooperation von HNO-Arzt und Kinderarzt ist sinnvoll. Beim Familiengericht kann der Arzt eine weiterführende Klärung der häuslichen Situation anregen. Ziel dieser Interventionen ist die Aufklärung und Beendigung einer aktuellen oder anhaltenden Missbrauchkonstellation. Der Schutz des Kindes hat in jedem Fall Vorrang vor den Interessen der Familie oder anderer Bezugspersonen.

Kinder psychisch kranker Eltern

Eine psychische Erkrankung der Eltern ist einer der stärksten Risikofaktoren für die Entwicklung kindlicher psychischer Störungen. Schon in der Zeit nach der Geburt können psychische Erkrankungen, z. B. Depression, Angststörung oder Psychose der Mutter, Auswirkungen auf die Mutter-Kind-Beziehung und die Entwicklung des Kindes haben [22]. Weitere Risikofaktoren sind genetische Faktoren und negative Erfahrungen in Bindungen und Sozialisationsbedingungen. Dabei zeigen Kinder eine große Bandbreite psychogener Besonderheiten, die nicht den psychischen Symptomen der Eltern entsprechen müssen. So sind psychische Störungen der Kinder von Eltern mit extrem auffälligem Verhalten häufig [25].

Bedeutsam für die Entwicklung psychischer Störungen bei Kindern psychisch kranker Eltern ist der veränderte **Interaktionsstil im Erziehungsverhalten** zwischen Eltern und Kind. Zum Beispiel sind Passivität und emotionsarmer Ausdruck im Verhalten depressiver Mütter ihrem kleinen Kind gegenüber ein Risiko für die ungestörte Entwicklung der kindlichen affektiven Regulation und Sozialkompetenz. Scham, Tabuisierung, innerfamiliäre Konflikte, wirtschaftliche Schwierigkeiten und soziale Isolation sind Faktoren eines problematischen Beziehungsmusters zwischen psychisch kranken Eltern und ihrem Kind. Eltern erkennen oft die psychischen Probleme der Kinder, haben aber keine oder unzureichende Informationen über die zur Verfügung stehenden Hilfsangebote. Diese bestehen in der Zusammenarbeit zwischen der betroffenen Familie, der Kinder- und Jugendpsychiatrie, der Jugendhilfe und der Gemeindepsychiatrie [16]. Die Behandlung von psychisch kranken Eltern und deren Kindern macht eine interdisziplinäre Zusammenarbeit und integrative Konzepte notwendig.

Merke

Wenn bei einem Kind der Verdacht auf eine psychogene Störung besteht, sollte der psychische Familienhintergrund erfragt werden. Hierzu zählen konkrete Fragen nach psychischen Auffälligkeiten der Kinder, nach der häuslichen Versorgungssituation und elterlichen psychischen Problemen.

Cave

Die psychogenen Symptome des Kindes können sich vollkommen von den psychischen Störungen der Eltern unterscheiden und Kinder psychisch kranker Eltern können ausschließlich körperliche Beschwerden haben. Dies schließt das Vorliegen einer psychogenen Störung beim Kind nicht aus.

Das Kind in der HNO-Untersuchung

Die Untersuchung von Hals, Nase und Ohr blickt auf eine alte Tradition zurück. Insbesondere die Untersuchung der hinteren Nasenabschnitte, des Nasenrachens und des Kehlrachens wird von vielen Patienten als unangenehm und invasiv empfunden. Kleine Kinder werden in typischer Weise von einer erwachsenen Hilfsperson festgehalten, um eine sichere Instrumentenführung zu ermöglichen und die Verletzungsgefahr zu vermeiden.

Der Untersucher sollte bedenken, dass das Kind die Fixierung unfreiwillig erlebt. Die Fixierung kann im Kind ein Gefühl von Ausgeliefertsein hervorrufen. Daher sollte der Arzt jeden Untersuchungsschritt mit kindgerechten Worten erklären und dem kleinen Patienten zwischen den Untersuchungsschritten ausreichend Gelegenheit zum Luftholen und für persönliche Äußerungen lassen. Der taktvolle Umgang des HNO-Arztes mit dem Kind entscheidet über die Compliance des Kindes in der aktuellen Untersuchungssituation und wirkt als Lernerfahrung im späteren Leben auf die Haltung in Untersuchungssituationen ein.

2.2 Psychosomatische Erkrankungen bei älteren Patienten

Lernziele

Sie können psychogene Symptomatiken aus der HNO-Heilkunde benennen, welche bei älteren Patienten von Bedeutung sind. Sie kennen die psychosozialen Folgen sensorischer Deprivation und können sie am Beispiel der Schwerhörigkeit erläutern.

Das Senium ist ein lebensgeschichtlich bedeutender Zeitraum. Vergleichbar dem Übergang von der Kindheit zur Adoleszenz durchlebt der Mensch Phasen körperlicher Entwicklung und seelischer Veränderungen. Während die Pubertät die biologischen und innerseelischen Reifungsprozesse beschleunigt, ist das Senium durch **Involutionsvorgänge** gekennzeichnet. Viele alternde Menschen empfinden das Nachlassen der physischen Kräfte als belastend und die damit verbundenen Erlebnisse als abwertend und kränkend. Das Gesicht repräsentiert nicht nur die persönliche Physiognomie eines Menschen, es symbolisiert auch Attraktivität und Schönheit. Sichtbare Änderungen des Gesichtsreliefs, Verlust der Zähne oder Haare und nachlassende sensorische Funktionen implizieren Gefühle von Trauer über den Funktionsverlust und Zweifel am Selbstwert. Daher sollten bei alternden Patienten psychogene Störungen berücksichtigt werden, auch wenn sie über somatische Symptome in der Sprechstunde berichten. Einige körperliche Symptome und Krankheiten treten gehäuft im höheren Lebensalter auf (Tab. 2.**3**).

Im höheren Lebensalter sind affektive Störungen, z. B. Depressionen, weit verbreitet. Bestanden in früheren Jahren psychogene Erkrankungen, können diese im Alter persistieren oder stärker akzentuieren. Depression zählt zu den häufigsten psychischen Erkrankungen im höheren Alter. Bei den über 65-Jährigen leiden 5–10% der Allge-

Tabelle 2.**3** HNO-Symptome und Erkrankungen im höheren Lebensalter.

Schwerhörigkeit
Schwindelbeschwerden
Hyposmie
Sicca-Syndrom
Globus pharyngeus
hypofunktionelle Stimmstörungen
dermatologische Probleme
onkologische Erkrankungen
neurologische Syndrome
demenzieller Abbau

meinbevölkerung unter **Depressionen**. In Altenheimen wird von einer Erkrankungshäufigkeit von bis zu 40% ausgegangen, von denen nur ein kleiner Teil erkannt und angemessen behandelt wird. Depressionen bei alten Menschen treten häufig mit körperlichen Beschwerden auf. Patienten mit einer „somatisierten Depression" klagen mitunter ausschließlich über körperliche Beschwerden. Eine beginnende Demenz oder eine Trauerreaktion sind schwer von einer Depression im Alter abzugrenzen. Ein wichtiger **Risikofaktor für die Entwicklung einer Depression** ist Autonomieverlust, welcher bspw. von Heimbewohnern empfunden werden kann. Depressionen des alternden Menschen sind im Allgemeinen behandelbar. An therapeutischen Mitteln stehen hierfür die psychopharmakologische Behandlung und die Psychotherapie zur Verfügung. Aktivitätsaufbau und Aktivierung von Ressourcen sind Teile der Therapie. Nicht zu unterschätzen ist das Suizidrisiko alter Menschen. **Risikofaktoren für Suizidalität** sind neben Depression auch der Abbruch sozialer Kontakte, Vereinsamung, chronische Schmerzen. Diese Risikofaktoren treten in bestimmten Lebenssituationen älterer Menschen verstärkt auf:

- Eintritt in das Rentenalter
- Wechsel aus der vertrauten Umgebung (z.B. von der eigenen Wohnung in ein Altenheim)
- Verlust des Lebenspartners

In dieser Lebensphase verliert der Patient wichtige Menschen. Er durchlebt Erfahrungen mit Siechtum, Sterben und Tod seiner alten, langjährigen Freunde. Mit dem Ende der beruflichen Pflichten ändern sich der Status und damit häufig die Anerkennung und der Tagesablauf. Hinzu kommen die als belastend empfundenen **Einschränkungen und Behinderungen**, welche im alten Menschen Hoffnungslosigkeit und Resignation hervorrufen [1]. Der Arzt sollte in der Beziehung zum alten Patienten auf einige Besonderheiten achten (Tab. 2.**4**).

Tabelle 2.**4** Arzt-Patient-Beziehung im Senium.

körperliche Veränderung
Multimorbidität
vorbestehende psychogene Störungen
Trauerreaktionen
Statusänderungen
fortbestehende Bedürfnisse
Gegenübertragung beachten („Nutzenabwägung")
Arzt in der Rolle des Jüngeren
Alter als Ausblick auf Endlichkeit

Geduld im Umgang, aktives Zuhören, Entlastung von Schuld- und Schamgefühlen vermitteln dem alten Menschen ein Gefühl von Wertigkeit und Anerkennung. Zum persönlichen Gespräch gehört, Verlustgefühle und Kränkungen anzusprechen. Hilfreich sind gemeinsame Überlegungen zu den Ressourcen des Patienten und den zur Verfügung stehenden Unterstützungen in seinem Lebensumfeld. Die Arzt-Patient-Beziehung im Senium ist durch ein besonderes **Rollenverständnis** gekennzeichnet. Der oft wesentlich jüngere Arzt berät den älteren Menschen. Mitunter reaktivieren sich in dieser Beziehung **Eltern-Kind-Gefühle**, welche sich in Übertragungsprozessen ausdrücken. Der Arzt wird mit Sterben und Tod konfrontiert und sieht im alten Menschen letztlich den Ausblick auf seine eigene **Endlichkeit**.

Merke

Der alternde und alte Patient hat Bedürfnisse. Der Verlust der Gesundheit und fortschreitende Involutionsprozesse, Kränkungen und reale Verluste von Bezugspersonen sind psychosoziale Belastungen.

Bitte bearbeiten Sie Übung 2.3.

Übung 2.3

Herr K. hat Nasenbluten.

Herr K., ein 76-jähriger Patient, trägt ein HdO-Hörgerät (HdO: hinter dem Ohr) beidseits. Er kommt seit Jahren 1- bis 2-mal im Jahr zur Entfernung von Zerumen in die Sprechstunde von Dr. H. Aktuell gibt er an, in der vergangenen Woche mehrfach stark aus der Nase geblutet zu haben. Bevor Dr. H. mit der HNO-Untersuchung beginnt, bittet er den Patienten, die Brille und die Hörgeräte abzulegen. Nach der Zerumenentfernung aus beiden Gehörgängen inspiziert der Arzt die vorderen Nasenabschnitte. Zur Untersuchung des Mundrachens und des Nasenrachens fordert Dr. H. Herrn K. auf, nun auch die Zahnprothese herauszunehmen. Der Patient folgt den Aufforderungen bereitwillig.

Ein wenig umständlich entfernt er die fest haftende Ober- und Unterkieferprothese.
Die Spiegeluntersuchung und die flexible Endoskopie der hinteren Nasen- und Rachenabschnitte ergeben keinen Hinweis auf eine Blutungsquelle. Dr. H. fragt den Patienten nach weiteren Blutungsursachen, z. B. Bluthochdruck. Da bückt sich Herr K. und holt aus seiner Tasche einen kleinen Beutel mit Medikamentenschachteln. Dr. H. spürt ganz kurz ein Gefühl von Bedauern, als er den alten Mann so vor sich sitzen sieht. Dann fällt ihm die volle Sprechstunde ein. Bevor Herr K. die Medikamente aus dem Beutel nehmen kann, ergreift Dr. H. den Beutel, schüttet den Inhalt auf den Schreibtisch und dokumentiert schweigend die Namen der Medikamente. Gleichzeitig spürt Dr. H. ein wenig Scham, dass er dem alten Patienten so forsch den Beutel aus der Hand genommen hat.
Bitte überlegen Sie:
- Wie empfindet Herr K. Ihrer Meinung nach seine Situation als Patient während der Untersuchung?
- Welche Gedanken und Gefühle wirken zwischen Patient und Arzt?
- Wie bezeichnen Sie diesen Vorgang?

2.3 Der akut erkrankte Patient in der HNO-Heilkunde

Lernziele

Sie können wichtige akute Symptome und Erkrankungen im Gebiet der HNO-Heilkunde benennen und deren besondere Bedeutung für die Arzt-Patient-Beziehung erklären.

Das Stoffgebiet der HNO-Heilkunde weist eine Vielzahl akuter Erkrankungen auf. Die Funktionen der Atmung und der Nahrungsaufnahme sind hiervon ebenso betroffen wie Störungen der Sinnesfunktionen. Einwirkungen durch Unfälle, Allergene oder physikalisch-chemische Faktoren bedingen akute körperliche Störungen. Akute Erkrankungen erfordern schnelles und sicheres ärztliches Handeln und sind aufgrund möglicher Komplikationen und des herrschenden Zeitdrucks mit besonderen Anforderungen an die Arzt-Patient-Beziehung verbunden. Tab. 2.5 führt eine Auswahl akuter Symptome und Erkrankungen aus dem Gebiet der HNO-Heilkunde auf.

Allen aufgeführten Symptomen bzw. Krankheiten sind die **Aktualität** und das damit verbundene **Bedrohungserlebnis** gemeinsam. Vor dem Hintergrund früherer Krankheitserfahrungen erlebt der Patient seine aktuelle Besorgnis und Angst vor gesundheitlicher Gefährdung. Manche Patienten entwickeln im Rahmen der versuchten Bewältigung psychische Belastungsreaktionen. Auch nach der Mitteilung einer schwerwiegenden Diagnose sind Belastungsreaktionen zu beobachten. Abhängig vom individuellen Bewältigungsstil können Patienten passiv depressiv auf die aktuelle Krankheitsbelastung reagieren oder aktive Verarbeitungsmuster zeigen.

Tabelle 2.5 Akute Symptome und Erkrankungen aus dem Gebiet der HNO-Heilkunde.

akuter Schmerz im Kopf-Hals-Bereich
akute Fazialisparese
allergische Reaktion/Anaphylaxie
akute Otitis externa/media
Trommelfellperforation
akustisches Trauma
Hörsturz
Commotio labyrinthi
akute Rhinosinusitis
schwere Epistaxis
akuter Stimmverlust
akute Dysphagie
Fremdkörperaspiration
Halsphlegmone
Mediastinitis
körperliche Verletzungen • Othämatom • Nasenbeinfraktur • Gesichtsschädelverletzungen • Zahnschäden • Pfählungs- und Schnittverletzungen an Gaumen, Zunge und Halsweichteilen • stumpfes Larynxtrauma

2.4 Der traumatisierte Patient in der HNO-Heilkunde

Lernziele

Sie können Beispiele für traumatische Erlebnisse benennen und deren psychische und soziale Wirkungen beschreiben. Sie können die Begriffe „Belastungsreaktion", „posttraumatische Belastungsstörung" und „Psychotraumatologie" erläutern. Sie kennen die Merkmale der Arzt-Patient-Beziehung zwischen dem traumatisierten Patienten und dem behandelnden Arzt.

Unterschieden wird der primär körperlich traumatisierte Patient, der einen Schaden durch physikalische oder chemische Einwirkungen auf den Körper genommen hat, vom psychisch traumatisierten

Patienten, der als Folge einer seelischen Traumatisierung mit psychischen oder körperlichen Symptomen reagiert (Abb. 2.1).

Unter den primär körperlichen Traumata sind die Verletzungen des Schädels, des Gesichts und des Halses zu nennen. Die Kopf-Hals-Region ist mit einer dichten vaskulären und nervalen Versorgung ausgestattet, demzufolge sind diese Verletzungen häufig schmerzhaft und blutreich. Der Kopf ist der Sitz des menschlichen Gesichts, der personalen Erscheinung und der nach außen wirkenden Attraktivität eines Individuums. Daher muss jede traumatische Einwirkung auf diese anatomisch-funktionelle Einheit ernst genommen und unter körperlichen wie auch psychosozialen Aspekten betrachtet werden [13]. Tab. 2.6 zeigt eine Aufzählung traumatisch bedingter HNO-Erkrankungen.

Im akuten Trauma trifft den Patienten die volle Wucht der Einwirkung. Der Überraschungseffekt bedingt ein Schockerleben und sich daran anschließende Versuche, das traumatische Erlebnis zu bewältigen. Wird einer Person ein körperliches Trauma von einer nahe stehenden Beziehungsperson zugefügt, muss diese Person nicht nur das Erlebnis von Schmerz oder Blutung verarbeiten, sondern zusätzlich die psychische Belastung durch die Beziehungspathologie.

Ein **seelisches Trauma** ist eine schwere psychische Verletzung mit dem Gefühl der Überwältigung und Hilflosigkeit. Bis zu 10% der Bevölkerung erlebt irgendwann ein Trauma. Ein Trauma kann kurz (Unfall, Überfall, Naturkatastrophe) oder anhaltend/wiederholt (Missbrauch) sein. Erlebt ein Mensch die Traumatisierung eines anderen oder anderer Menschen, kann sich ein **indirektes Trauma** ergeben [8].

Bitte bearbeiten Sie Übung 2.4.

Tabelle 2.**6** Traumatisch bedingte HNO-Erkrankungen.

Othämatom
Trommelfellperforation
Commotio labyrinthi
Nasenbeinfraktur
Mittelgesichtsverletzung
Zahnschäden
stumpfes Larynxtrauma

Primär körperliches Trauma: z.B. Nasenbeinfraktur, Trommelfellverletzung, Überfall, akutes Bedrohungserlebnis

Reaktionen: erlebte Hilflosigkeit, seelische traumatische Reaktionen, z.B. emotionale Erschütterung, Amnesie, Schlafstörungen, sozialer Rückzug, akute Belastungsreaktion, posttraumatische Belastungsstörung, depressive Entwicklung

Primär seelisches Trauma: z.B. emotionaler Missbrauch, Verlusterlebnis durch Trennung oder Tod, akutes Bedrohungserlebnis

Reaktionen: erlebte Hilflosigkeit, seelische traumatische Reaktionen, z.B. emotionale Erschütterung, Amnesie, Schlafstörungen, sozialer Rückzug, akute Belastungsreaktion, posttraumatische Belastungsstörung, depressive Entwicklung, Entwicklung dissoziativer Symptome, z.B. psychogene Hörstörung oder psychogene Aphonie

Abb. 2.**1** Der körperlich traumatisierte und der seelisch traumatisierte Patient.

Übung 2.4

Frau O. hat eine Nasenverletzung.

Sie sind Dienstarzt in der HNO-Klinik, in welche Frau O. gegen 21.30 Uhr mit einer Gesichtsverletzung von der chirurgischen Ambulanz des Krankenhauses zu Ihnen kommt. Frau O. ist 41 Jahre alt und kommt allein zur Untersuchung. Die Patientin gibt an, heute in den frühen Morgenstunden auf der Treppe gefallen und auf das Gesicht gestürzt zu sein. Sie stellen fest, dass die Patientin orientiert und bewusstseinsklar ist. Die HNO-Untersuchung zeigt eine offene Nasenrückenwunde, eine rote Schwellung beider Wangen. Endonasal finden Sie alte Blutkrusten in beiden Nasenhaupthöhlen.

Die von der chirurgischen Ambulanz beigefügten Röntgenaufnahmen zeigen eine dislozierte Nasenbeinfraktur bei einem sonst unauffälligen Schädelbefund. Die orientierende neurologische Untersuchung ergibt keine Hinweise für eine hirnorganische Symptomatik. Sie erläutern der Patientin den Befund und empfehlen die Nasenbeinreposition und die medizinische Versorgung der offenen Nasenrückenwunde.

Bitte überdenken Sie folgende Punkte:

- Die Patientin erlebt zu ihrer körperlichen Verletzung möglicherweise eine psychische Traumatisierung. Auf welche Anzeichen einer psychischen Belastung würden Sie besonders achten?
- Bisher wissen Sie nur wenig über den gesamten Verletzungshergang. Möglicherweise kommt die Patientin aus einer verdeckten häuslichen Beziehungspathologie. Formulieren Sie einige Fragen in wörtlicher Rede zur Exploration des familiären Hintergrunds.

Apersonale und personale psychische Traumatisierungen

Nicht nur die seelischen Folgen des körperlichen Traumas sind in der HNO-Heilkunde von Bedeutung, sondern auch die primär psychischen Traumata. Ein psychisches Trauma beinhaltet ein Erlebnis von außergewöhnlicher Bedrohung. In Abhängigkeit von den Einwirkfaktoren wird die apersonale von der personalen Traumatisierung unterschieden. Zu den **apersonalen Traumatisierungen** werden Naturkatastrophen und Massenunfälle gerechnet. Beispiele für **personale Traumatisierungen** sind häusliche Gewalt und Missbrauch [35].

Merke

Bei personaler Traumatisierung ist an eine mögliche verdeckte Beziehungspathologie zu denken.

Tab. 2.7 gibt einen Überblick über HNO-Leitsymptome für erlittene körperliche und psychische Traumatisierung.

Übung 2.5 zeigt den Versuch einer jungen Frau, eine seelische Traumatisierung durch eine dissoziative Bewegungsstörung in Form einer psychogenen Aphonie zu bewältigen.

Übung 2.5

Frau J. hat keine Stimme mehr.

Frau J. ist 26 Jahre alt und arbeitet als Verkäuferin. Sie kommt, weil sie seit 2 Tagen nicht mehr sprechen kann. Flüstern sei noch möglich, aber keine kräftige Stimme mehr. Die Symptomatik sei ganz plötzlich aufgetreten, als sie zu ihrer Schwester in das örtliche Krankenhaus gerufen wurde. Die 8 Jahre ältere Schwester der Patientin wird zurzeit wegen ihrer Krebserkrankung behandelt, an welcher sie seit 4 Jahren leidet. Die letzte Chemotherapie habe nicht mehr angesprochen und die Schwester müsse wohl bald sterben.

Das Sprechen fällt der Patientin sichtlich schwer, sie flüstert leise mit gesenktem Kopf. Die Stimme sei schon mehrfach im Verlauf der vergangenen 2 Jahre weggeblieben. Sie habe dann jeweils für einige Tage Stimmschonung eingehalten, bis die Stimme wiedergekommen sei.

Die HNO-Untersuchung einschließlich der flexiblen Endoskopie von Larynx und Hypopharynx ergibt unauffällige Verhältnisse. Beide Stimmbänder sind seitengleich beweglich und reizlos.

Überlegen Sie:

- Könnte hier eine psychogene Stimmstörung vorliegen?
- Wenn ja, was begründet Ihren Verdacht einer psychogenen Stimmstörung?
- Welche psychische Störung erwägen Sie in der Differenzialdiagnose?

Sowohl nach primär körperlichen Verletzungen wie auch bei seelischen Traumatisierungen können sich akute Belastungsreaktionen oder posttraumatische Belastungsstörungen entwickeln. Verschiedene Entstehungsbedingungen induzieren ein gleiches psychisches Reaktionsmuster. Die traumatischen Belastungsreaktionen werden nach dem Zeitpunkt des Auftretens und der Persistenz als akute Belastungsreaktion oder als posttraumatische Belastungsstörung klassifiziert. Die **akute Belastungsreaktion** (ICD 10 Kapitel V(F) 43.0) ist durch eine außergewöhnliche psychische oder physische Belastung definiert, welcher innerhalb von Minuten nach dem traumatisierenden Ereignis eine Bewusstseinseinengung, Einschränkung der Aufmerksamkeit bis hin zu Desorientiertheit und episodischer psychogener Amnesie folgen können. Weitere Symptome sind Angst mit vegetativen Zeichen wie Tachycardie und Schwitzen, Depressivität und Rückzugsverhalten, Verzweiflung, aber auch Hyperaktivität. Definitionsgemäß sind die Symptome der akuten Belastungsreaktion innerhalb von 3 Tagen rückläufig.

Bei einem Teil der Patienten kommt es nach dem traumatischen Erlebnis zu einem zeitlich verzögerten Auftreten von psychischen und vegetativen Symptomen. Diese treten erst Wochen bis Monate nach der traumatischen Einwirkung auf. Die Latenz ist ein Charakteristikum der **posttraumatischen Belastungsstörung** (ICD 10 Kapitel V(F) 43.1). In der Symptomatik dieser seelischen Störung werden die Teile des Traumas in belastenden gedanklichen Überflutungen, in Flashbacks und in

Tabelle 2.7 HNO-Leitsymptome für körperliche oder seelische Traumatisierung.

Trommelfellperforation
Mittelgesichtsverletzung/Nasenbeinverletzung
Hämatome
Würgemale
Stumpfes Larynxtrauma
Schürf-, Kratz- und Bisswunden
Brandmarken
Fehlende Frontzähne
verminderte Hörfähigkeit aufgrund alter Verletzungen oder psychogener Hörstörung
Atemstörungen
Zervikalsyndrom
Schlafstörungen
Alkohol- und Tablettenintoxikation
Depressionen
phobische Reaktionen
Kommunikationsstörungen (Mutismus)
Amnesie, insbesondere für die traumatischen Szenen

Albträumen wiederholt. Oft werden nur szenische Sequenzen oder Geräusche und nicht das gesamte traumatische Erlebnis erinnert. Die Patienten fühlen sich häufig wie betäubt und emotional abgestumpft und beschreiben vegetative Erregbarkeit, Schreckhaftigkeit und nächtliche Unruhe. Im Verhalten dieser Patienten sind Antriebslosigkeit, Desinteresse und sozialer Rückzug beobachtbar [7].

Der akuten Belastungsreaktion liegen Erschütterungen des seelischen Apparats zugrunde. Der Auslöser für diese Reaktion ist ein außergewöhnliches, über die Belastungen des Lebensalltags hinausgehendes Ereignis, welches die Möglichkeiten der Verarbeitung des Individuums überschreitet. Die psychische Integration des traumatischen Ereignisses ist eine Funktion des Ich im seelischen Apparat. Das Ich bewältigt die belastenden Anteile des Traumas durch Verdrängung mit dem Ziel der Adaptation. Reicht diese Integrationsfunktion des Ich nicht aus, können in der posttraumatischen Belastungsstörung dissoziative Phänomene entstehen. Dissoziierte Teile des traumatischen Erlebnisses werden in Gedanken, szenischen Bildern, Geräuschen, Albträumen reinszeniert und dem Bewusstsein des Patienten zugänglich gemacht. Die Intensität des Traumas führt dazu, dass die anderen Teile des Traumas dem Bewusstsein im Sinne eines Reizschutzes verborgen bleiben [35], [30]. In der HNO-Heilkunde sind neben der psychogenen Amnesie als dissoziative Bewusstseinsstörung die pseudoneurologischen Dissoziationssymptome zu nennen. Beispiele für dissoziative Bewegungsstörungen sind psychogene Aphonien, Dysphonien, Dysarthrien und Koordinationsstörungen. Dissoziative Sensibilitäts- und Empfindungsstörungen können als psychogene Hörstörung bzw. Taubheit oder als Anosmie imponieren [30].

Merke

Traumatische Erfahrungen spielen in der Psychogenese dissoziativer Störungen eine wichtige Rolle. In der HNO-Heilkunde sind vor allem dissoziative Amnesie, Bewegungsstörungen, Sensibilitäts- und Empfindungsstörungen von Bedeutung.

Tab. 2.8 und Tab. 2.9 fassen noch einmal die Leitsymptome der akuten Belastungsreaktion und der posttraumatischen Belastungsstörung zusammen.

Merke

Psychische und körperliche Symptome nach traumatischen Erlebnissen können unmittelbar nach dem Ereignis oder mit einer Verzögerung von Wochen bis Monaten auftreten. Auch ein mehrere Monate zurückliegendes Trauma kann mit einem somatischen und/oder psychischen Symptom in ursächlichem Zusammenhang stehen.

Tabelle 2.**8** Symptome der akuten Belastungsreaktion für Stunden bis Tage.

Erste Symptome	• Bewusstseinseinengung • Einschränkung der Aufmerksamkeit • Desorientiertheit • episodische Amnesie
Spätere Symptome	• Ängste • Hyperaktivität • Depressivität • sozialer Rückzug
Weitere mögliche Symptome	• vegetative Symptome • Tachykardie • Schwitzen

Tabelle 2.**9** Symptome der posttraumatischen Belastungsstörung mit einer Latenz von Wochen bis Monaten.

- dissoziative motorische oder sensorische Phänomene
- partielle Erinnerungen an das traumatische Erlebnis (z. B. an begleitende Geräusche)
- traumatische Reinszenierungen in Gedanken oder Träumen
- Gefühl von Betäubung
- emotionale Abstumpfung
- Desinteresse, Rückzug, Schreckhaftigkeit, nächtliche Unruhe mit Schlafstörungen

Therapeutischer Zugang zum traumatisierten Patienten

Die therapeutische Beziehung zum traumatisierten Patienten stellt den Arzt vor besondere Aufgaben. Häufig ist er die einzige Vertrauensperson, an welche sich ein traumatisierter Patient wenden kann. Die Rollenerwartung des Patienten und die **Schutzfunktion des Arztes** bestimmen entscheidend diese besondere Arzt-Patient-Beziehung. Der Arzt gibt ein Gesprächsangebot, der Patient entscheidet für sich, wie viel er davon zum Gesprächszeitpunkt in seinem Lebensumfeld annehmen kann und will. Die therapeutische Arbeit mit traumatisierten Patienten erfordert ein empathisches Verstehen des Arztes. Hier sind neben Zuhören vor allem **stützende Interventionen** sinnvoll und notwendig. Aufdeckende oder konfrontierende Techniken sind bei Patienten mit einer akuten Belastungsreaktion kontraindiziert. Der Arzt sollte aus seiner empathischen Haltung heraus die Angaben des Patienten und seiner Begleitpersonen sorgfältig dokumentieren. Zudem sollte er dem Patienten weitere Gespräche anbieten und auf konkrete Hilfsangebote von spezialisierten Institutionen hinweisen.

Der Kontakt zum Patienten ist unbedingt durch die **Gesprächsangebote** aufrechtzuerhalten, vorrangig als Hilfestellung für den Patienten unter Nutzung des begonnenen therapeutischen Bündnisses zwischen Patient und Arzt, weiter zur Verlaufsbeobachtung und zur Abwendung sich anbahnender Komplikationen. **Beruhigung und Schutz** sind die wichtigsten therapeutischen Ziele in der akuten Belastungsreaktion. Wenn der Verdacht auf eine **posttraumatische Belastungsreaktion** besteht, sollte der Patient zur fachpsychotherapeutischen Behandlung überwiesen werden. Hier ist das Therapieziel die Rückbildung der posttraumatischen Belastungsstörung durch die Verarbeitung des gesamten Traumas unter Anwendung rekonstruktiver und integrativer Techniken. Bleibt das traumatische Erlebnis in der Gesamtheit seiner bewussten und unbewussten Anteile unverarbeitet und die psychische Integration unzureichend, ist mit einer Persistenz und Ausweitung der Störungssymptomatik zu rechnen.

Merke

In der akuten Belastungsreaktion sind keine aufdeckenden oder konfrontativen Gesprächstechniken anzuwenden. Die Aufrechterhaltung des Kontakts zum Patienten durch wiederholte Gesprächsangebote ist notwendig, um Anzeichen für eine sich entwickelnde posttraumatische Belastungsstörung zu erkennen.

Bitte beantworten Sie die Fragen in Übung 2.6.

Übung 2.6

Körperliche Verletzung und psychisches Trauma

Sie haben in der Vergangenheit sicher Patienten mit körperlichen Verletzungen oder mit psychischen Traumatisierungen gesehen.

- Erinnern Sie sich an die Krankengeschichten einiger Ihrer Patienten?
- Entdecken Sie retrospektiv Anzeichen für eine akute Belastungsreaktion oder für eine posttraumatische Belastungsstörung?

Die **Psychotraumatologie** ist eine Spezialdisziplin der psychotherapeutischen Medizin. Die Behandlung komplexer posttraumatische Belastungsstörungen und dissoziativer Störungen erfordert fachspezifisch weitergebildete Ärzte und Psychologen. Hierzu zählt die Behandlung personaler Traumatisierungen bei Gewalterfahrungen und Missbrauch, ebenso die Betreuung von Opfern und Zeugen bei Massenunfällen, Geiselnahmen und Naturkatastrophen. Die Psychotraumatologie arbeitet mit ausgesuchten Methoden zur Erlebnisverarbeitung und Bewältigung der posttraumatischen Belastungssymptome. Hier ist die **EMDR** zu nennen, mit deren Hilfe der Patient lernt, neuropsychologische Blockaden nach traumatischen Erlebnissen aufzulösen. Vergleichende Untersuchungen zur Wirksamkeit der EMDR-Methode und der kognitiven Verhaltenstherapie bei traumatischen Störungen ergaben eine gleiche Effizienz [27], [11].

2.5 Der chronisch kranke Patient in der HNO-Heilkunde

Lernziele

Sie können psychische und soziale Folgen chronischer Erkrankungen in der HNO-Heilkunde benennen. Sie können Schutzmechanismen und Bewältigungsstrategien im Prozess der Anpassung im Rahmen chronischer Krankheiten erläutern. Sie kennen die unterschiedlichen Gewichtungen der Arzt-Patient-Beziehung bei akut kranken, chronisch kranken und sterbenden Patienten.

Die psychische Bewältigung chronischer Krankheiten und akuter Erkrankungen unterscheidet sich in ihrer Zielsetzung. Während in der akuten Erkrankung das Bedürfnis nach Schutz vor der akuten Bedrohung der Gesundheit im Vordergrund steht, ist in der chronischen Krankheit die bestmögliche **Anpassung** des Individuums an die körperlichen, psychischen und sozialen Folgen in seiner persönlichen Lebenssituation das Ziel der Bewältigungsversuche. Sowohl in akuten wie chronischen Krankheiten sind beim Patienten Bewältigungsstile und Bewältigungsmechanismen beobachtbar (siehe Übung 2.7).

Übung 2.7

Bitte rekapitulieren Sie die in Tab. 1.**6** dargestellten Bewältigungsstile und die in Tab. 1.**7** aufgeführten Bewältigungsmechanismen.

Mit **Coping** sind Strategien zur Bewältigung gemeint, welche dem Patienten helfen, mit der Krankheit und deren Folgeproblemen umzugehen. Mithilfe der Bewältigungsmechanismen wehrt der Patient für ihn problematische Symptome, Wahrnehmungen und Gefühle ab und verdrängt sie aus seinem Bewusstsein. Diese Mechanismen werden auch als Abwehrmechanismen bezeichnet und stellen zunächst eine Schutzfunktion für den Patienten dar. Mitunter münden sie in ein Krankheitsverhalten, welches eine Therapie verhindert oder neue psychosoziale Komplikationen bedingt. Wenn die einwirkenden Belastungen und Einschränkungen in der chronischen Krankheit so groß sind, dass die Anpassung an die neue Lebenssituation unzureichend bleibt oder ganz ausbleibt, kann sich eine **Anpassungsstörung** mit maladaptiven Verhaltensweisen entwickeln.

Merke

Abwehrmechanismen helfen dem Patienten, sich vor schmerzhaften Gefühlen zu schützen. Die ursprüngliche Schutzfunktion dieser Bewältigungsmechanismen kann bei übermäßiger Ausprägung zu einem eigenständigen Krankheitsverhalten und zur Entwicklung einer Anpassungsstörung führen.

Tab. 2.10 führt wichtige chronische Symptomatiken, Krankheiten und Behinderungen aus dem Gebiet der HNO-Heilkunde auf.

Chronische körperliche Krankheiten bedingen oft psychosoziale Folgeprobleme wie Arbeitsunfähigkeit oder Erwerbsunfähigkeit. Auch ein psychisch komplizierender Verlauf primär chronischer Krankheiten ist möglich. Ein Beispiel ist die **phobische Angst vor Schwindel bei Morbus Menière**. Im chronischen Verlauf können sich die Symptome mischen und erschweren eine Unterscheidung zwischen organisch bedingtem und phobischem Schwindel.

Tabelle 2.10 Symptomatiken, Krankheiten und Behinderungen mit chronischem Verlauf in der HNO-Heilkunde.

chronische Dermatosen an Kopf und Hals
Malformationen des Kopfes und des Halses
chronische Otitis
Schwerhörigkeit und Taubheit
chronischer Tinnitus
chronische hyperreflektorische Rhinitis
perenniale Allergie
Morbus Osler
Anosmie und Hyposmie
sinubronchiales Syndrom
Schlafapnoe
Bruxismus
Stottern
Dysphagie und Dysarthrie im Rahmen neurologischer Erkrankungen
Fazialisparese
motorische und vokale Ticstörungen
Mukoviszidose
COPD
Krebs
AIDS

COPD: chronisch obstruktive Lungenerkrankung (Chronic obstructive pulmonary Disease)

Merke

Chronische körperliche Krankheiten können durch seelische Einflüsse in ihrem Verlauf kompliziert werden. Ziel der Bewältigungsarbeit in der chronischen Krankheit des Patienten ist die Anpassung an die veränderte Lebenssituation.

2.6 Der schwer kranke und sterbende Patient in der HNO-Heilkunde

Lernziele

Sie können Beispiele für schwere Krankheiten in der HNO-Heilkunde benennen. Sie können die Rolle des Arztes und die damit verbundenen Besonderheiten bei zum Tode führenden Krankheiten erläutern. Sie kennen die Phasen des Krankheitsprozesses und der Krankheitsverarbeitung bei onkologischen Erkrankungen.

Viele chronische Krankheiten zeigen einen wechselhaften Verlauf und bedingen für die Patienten ständig wechselnde Belastungen. Beispiele für schwere Krankheiten aus der HNO-Heilkunde sind die Mukoviszidose, AIDS und onkologische Erkrankungen. Am Beispiel einer Krebserkrankung des Kopf-Hals-Bereichs ist dieser Wechsel der Belastungen gut nachzuvollziehen. Der **Verlauf onkologischer Erkrankungen** lässt sich in 4 Phasen beschreiben [34] (Abb. 2.2):

- Initialphase
- Konsolidierungsphase
- Progressphase
- Terminalphase

Initialphase

In dieser ersten Phase wird der Patient mit der Diagnose „Krebserkrankung" konfrontiert. Krebserkrankungen sind in der Bevölkerung noch immer mit Vorstellungen von Qual, Siechtum und Sterben verbunden. Zu diesen Ängsten gesellen sich die subjektiven Krankheitstheorien, welche die individuelle Bedeutung der Krankheit prägen. Mit diesen vorweggenommenen Befürchtungen erleben viele Patienten die Mitteilung der Krebsdiagnose wie in einem Schock. Auch Patienten, welche mit länger bestehender Heiserkeit oder Schluckbeschwerden zur Untersuchung kommen und von sich aus fragen „Kann das etwas Schlimmes sein?", berichten nach Diagnoseübermittlung, sich wie betäubt gefühlt und das Geschehen um sich herum wie im Traum wahrgenommen zu haben. Dieser Zustand kann als **Depersonalisationsphänomen** verstanden werden und ist wie die Derealisation ein Merkmal für den

1. Initialphase 2. Konsolidierungsphase	3. Progressphase 4. Terminalphase

Abb. 2.2 Verlauf onkologischer Erkrankungen.

Versuch der Bewältigung des Bedrohungserlebnisses. Der Patient fühlt sich – einem Schockzustand vergleichbar – wie von sich selbst entfernt und erlebt seine Gefühle und Handlungen als nicht zur eigenen Person gehörend. In diese Phase fallen die Diagnostik, wichtige Therapieentscheidungen und der Beginn der Therapie. Die Initialphase ist gekennzeichnet durch die Bedrohung der körperlichen Unversehrtheit, durch existenzielle Ängste, Gefühle von Hilflosigkeit und Ohnmacht.

Merke

Die Mitteilung der Diagnose einer schweren, lebensbedrohlichen Krankheit kann im Patienten Gefühle der Betäubung, der Wahrnehmung wie in Trance hervorrufen. Sie sind Ausdruck der seelischen Überwältigung und der traumatischen Erlebnisweise.

Konsolidierungsphase

Die zweite Phase des Krankheitsprozesses ist geprägt durch den Kampf um die psychosoziale Balance. Die Primärtherapie ist abgeschlossen und der Patient verlässt den schützenden und behütenden Rahmen des Krankenhauses oder der Rehabilitationseinrichtung. Nun muss er sich mit den Anforderungen des täglichen Lebens und mit seinen Aufgaben in Partnerschaft, Familie, Beruf und dem weiteren sozialen Umfeld auseinandersetzen. In diese Phase fallen Entscheidungen zur beruflichen Wiedereingliederung oder Berentung. Erneut erlebt der Patient existenzielle Ängste und zeigt aktive oder passive Bewältigungsstile. So reagieren Patienten mit sehr unterschiedlichen Verhaltensmustern, von der aktiven Mitarbeit in der Nachbehandlung und in Selbsthilfeorganisationen bis hin zu Resignation, Alkohol- oder Tablettenmissbrauch und zum Abbruch sozialer Kontakte.

Erst Jahre nach der Primärtherapie einer onkologischen Erkrankung zeigen die Verhaltensmuster des Patienten und seine Lebenssituation eine erfolgreiche oder unzureichend gebliebene **Bewältigung** der Krebserkrankung und ihrer Folgen. Diese Phase zeigt, ob der Patient die berufliche Wiedereingliederung geschafft hat, umgeschult oder berentet wurde. Schwere Krankheiten führen häufig zu Erschütterungen der Familiendynamik. Partnerschaftsprobleme werden manifest oder reaktiviert. Selbstwertprobleme und Autoritätskonflikte mit den Kindern sind weitere familiendynamische Risikopotenziale. Der Patient und seine Bezugspersonen müssen sich täglich um Respekt, Wertschätzung und Autonomie bemühen. In der Betreuung schwer kranker Menschen ist es schwierig, das rechte Maß an Unterstützung zu finden. Ziel des medizinischen und sozialen Supports ist die **Ermutigung und Entlastung**, nicht aber die Entwertung und Bevormundung. Taktgefühl und sorgfältige Beobachtung sind nötig, um den Patienten in seiner autonomen Haltung zu unterstützen und ihm das abzunehmen, wozu er zum gegenwärtigen Zeitpunkt nicht imstande ist. Lesen Sie hierzu Übung 2.8.

Übung 2.8

Übung 2.8: Herr S. kann nicht telefonieren.

Herr S. ist 63 Jahre und lebt mit seiner Frau in der gemeinsamen Wohnung. Vor 16 Monaten waren wegen eines fortgeschrittenen Larynxkarzinoms mit Halsmetastasen die Laryngektomie, beidseitige Neck Dissection und die postoperative Radiatio durchgeführt worden. Primär war die Versorgung mit einer Ventilprothese angestrebt worden. Diese musste nach mehreren Versuchen wegen anhaltender Entzündungsreaktionen wieder entfernt werden. Seit 6 Monaten haben Sie den Patienten nicht mehr zur Tumornachsorge gesehen. Die begleitende Ehefrau berichtet, dass der Patient zwischenzeitlich an einer Pankreatitis erkrankt war. Er wurde deshalb zunächst im Akutkrankenhaus behandelt und war anschließend 8 Wochen in der Rehabilitation. Auf Ihre Frage nach seinem Befinden zieht Herr S. sein Schreibtäfelchen hervor und will Ihnen schriftlich antworten. Die Ehefrau erzählt, dass ihr Mann die logopädische Behandlung abgebrochen habe und überhaupt nicht sprechen wolle, auch nicht mithilfe der elektronischen Sprechhilfe. Telefongespräche führe er nicht, lieber lasse er es klingeln. Sie wisse schon nicht mehr, wie sie ihm noch helfen solle.

Bitte beantworten Sie folgende Fragen:

- Wie schätzen Sie das Interaktionsverhalten zwischen Herrn S. und seiner Ehefrau ein?
- Welchen Bewältigungsstil zeigt Herr S.?
- Welche psychosozialen Konflikte können Sie erkennen, intrapsychisch und interpersonell?

Irrationale Vorstellungen in der subjektiven Krankheitstheorie zur Entstehung von Krebserkrankungen können auftreten und oft wertet der Patient zeitlich nahe Ereignisse als Auslöser für die Tumorerkrankung. Häufig wird nach einem Zusammenhang zwischen seelischen Belastungen und Tumorwachstum gefragt. Immunmodulatorische Zusammenhänge mit traumatisierenden Erlebnissen stehen in der Diskussion, doch nach dem gegenwärtigen Erkenntnisstand gibt es keine definierbare „Krebspersönlichkeit“. Nikotin- und Alkoholabusus, Übergewicht u. a. werden als psychisch determinierte Risikokonstellationen angesehen, die Krebserkrankungen begünstigen [26]. Vorbestehende psychische Probleme oder psychiatrische Erkrankungen, z. B. Angststörungen und Depressionen, können das onkologische Krankheitserlebnis komplizieren, denn Tumorpatienten erleben ihre Krankheit als eine körperliche, seelische und soziale Bedrohung. Diese existenzielle Gefährdung wird in der Progressphase deutlich, in welcher der Patient zwischen den Extremen Auflehnung und Resignation erschüttert ist.

Progressphase

In der Phase des Tumorprogresses erlebt der Patient eine Ausweitung der unmittelbaren körperlichen Bedrohung. Rezidive oder Metastasen leiten eine neue Phase der Auseinandersetzung mit der Krankheit ein. Auch wenn der einzelne Kranke sein individuelles Krankheitsschicksal erlebt, so lassen sich doch einige übergreifende gemeinsame Merkmale der psychosozialen Belastung beschreiben. Eine ernste akute Erkrankung oder eine chronische Krankheit kann das Wohlbefinden des Patienten einschränken. Der Patient erlebt diesen Vorgang als Trauer um seine körperliche Unversehrtheit. Nach der Initialphase werden die Funktionsverluste und Behinderungen, der körperliche Kräfteverlust und mögliche Stigmatisierungen durch Veränderung des äußeren Körperbilds allmählich dem Bewusstsein zugänglich. Hinzu kommt im Tumorprogress Leiden durch Schmerzen, Fatigue und Erschöpfung. Diese Erlebnisse konfrontieren den Patienten mit dem Ernst seiner Erkrankung und mit der Begrenztheit der Lebenszeitprognose. Frühere Gedanken und Gefühle, welche der Patient in der Initialphase verdrängen konnte, werden im Progress reaktiviert. Ausgeprägte **Todesangst**, **Auflehnung** gegen das Schicksal, **Wut** und **Kampfbereitschaft**, zudem **Trauergefühle** kennzeichnen die psychische Verfassung des Patienten [34].

Die Gefühle von Trauer beziehen sich auf den bewusst wahrgenommenen körperlichen Abbau, auf die Gefährdung der sozialen Beziehungen und auf das Erlebnis der empfundenen emotionalen Instabilität. Hinzu kommt bei begrenzter Lebenszeitprognose eine antizipatorische Trauer über den bewusst wahrgenommenen, stetig fortschreitenden Ablösungsprozess aus der Familie und dem Leben. Die **antizipatorische Trauer** nimmt Empfindungen über zukünftige Ereignisse vorweg, d. h. der Patient trauert im Voraus über den absehbaren Verlust des Lebens. Tumorpatienten haben ein sehr feines Gespür dafür, ob sie ihren Gesprächspartner mit ihren Sorgen belasten dürfen. Häufig schweigen sie zum Thema, um den Arzt nicht in seinen Überlegungen zur Behandlung zu stören. In welchem Maße der Patient ein Gespräch über seine persönlichen Belastungen beginnt, hängt entscheidend von der Arzt-Patient-Beziehung ab. Eine ruhige Gesprächsatmosphäre und ein offen kommunizierender Arzt sind die Voraussetzungen für ein solches Gespräch.

Merke

Jeder Kranke erlebt sein individuelles Krankheitsschicksal, dennoch lassen sich einige übergreifende gemeinsame Merkmale der psychosozialen Belastung beschreiben. Hierzu zählen der Verlust der körperlichen Unversehrtheit, der sozialen Beziehungen und der emotionalen Stabilität. Trauergefühle des Patienten beziehen sich auf diese Verlusterlebnisse und antizipatorisch auf die zukünftigen Ablösungsprozesse aus nahen Beziehungen, der Familie, dem Leben selbst.

Terminalphase

Die Terminalphase ist charakterisiert durch zunehmenden Verfall, Pflegebedürftigkeit und Abhängigkeit von äußeren Hilfen. In dieser Phase sind der Patient und seine Bezugspersonen mit Trauer, Resignation, Abschiednehmen beschäftigt. Oft bestimmt Schweigen den zwischenmenschlichen Umgang. Der Kontakt mit unheilbar Kranken, die therapeutische Begleitung sterbender Menschen zählt zu den großen Herausforderungen des ärztlichen Berufs. In der Arzt-Patient-Beziehung werden die Grenzen menschlicher Belastbarkeit erfahrbar, die den Sterbenden und den Arzt mit ihrer eigenen Vergänglichkeit konfrontieren. Sterben ist in unserer Gesellschaft noch immer tabuisiert. Mit dem Sterben sind negative Attribuierungen verbunden, welche diese letzte Lebensphase überschatten. „Den Kampf verloren" charakterisiert die Haltung. Dabei ist das Sterben eine bedeutende Phase, die jedes Leben durchlaufen muss. Es ist eine ganz persönliche und zugleich kollektive Erfahrung, denn jedes Lebewesen erfährt den Tod. Die meisten Menschen unseres Kulturkreises sterben außerhalb ihres häuslichen Lebensrahmens, nur etwa 20 % sterben zu Hause. Die Hospizbewegung hat das Thema des Sterbens öffentlich gemacht. Viele Menschen wünschen sich ein würdevolles Sterben zu Hause, doch die Möglichkeiten der häuslichen Versorgung sind nach wie vor begrenzt.

Der Arzt erfährt im Kontakt mit dem Schwerstkranken und Sterbenden eine Veränderung in seiner Rollenzuweisung. Stand in früheren Krankheitsphasen die Rolle des ärztlichen Heilers, der naturwissenschaftlich orientiert ist und dessen Therapie rational ausgerichtet ist, im Vordergrund, so erfordert die ärztliche Begleitung Sterbender vor allem den menschlichen und mitfühlenden Arzt, der die Lebensqualität des Patienten zu bessern versucht und ihn emotional begleitet [5]. Der Respekt gegenüber dem Kranken, seinen Bedürfnissen und die Wahrung seiner Würde sind grundlegende Anforderungen an eine palliativmedizinische Versorgung [21]. Viele Ärzte erleben im Umgang mit schwer Kranken und sterbenden Patienten Gefühle von Hilflosigkeit und Resignation an sich selbst. Bei einigen Ärzten münden diese Insuffizienzgefühle in ein Burn-out-Syndrom [2]. Hinzu kommt, dass unsere Gesellschaft den Tod verdrängt und kaum Rituale der Sterbevorbereitung vermittelt. Gleichzeitig wird, z. B. mit übermäßigen Versicherungsangeboten, ein subtiles Geschäft mit der Angst vor dem Tod gemacht.

Merke

Der Kontakt mit Schwerkranken und mit Sterbenden konfrontiert den Arzt mit seiner eigenen Endlichkeit. Die Rolle des Arztes macht einen Wandlungsprozess vom naturwissenschaftlich heilenden Arzt zum empathisch mitfühlenden Begleiter durch.

Auch das Aufklärungsverhalten des Arztes dem Schwerkranken gegenüber hat sich gewandelt. Wurde noch vor wenigen Jahrzehnten vom bösartigen Tumor mitunter als „etwas nicht ganz Gutartiges" gesprochen, ist heute in unserem europäischen Kulturkreis eine Wendung zur Offenheit und Thematisierung von „Bösartigkeit", „Krebs" und „Unheilbarkeit" in Aufklärungsgesprächen zu beobachten. Diese Offenheit mit dem Schwerkranken ist nicht in allen Ländern der Erde üblich. So erfolgt in einigen Kulturkreisen die Aufklärung der Angehörigen und nicht des Patienten. In westlichen Ländern hingegen ist Offenheit über die Diagnose der Standard. Der Arzt muss den kulturellen Hintergrund des einzelnen Patienten eruieren und mit den ethischen Grundlagen der ärztlichen Berufsausübung in Deutschland in Einklang bringen.

Viele Patienten sind im Aufklärungsgespräch so aufgeregt, dass sie sich kaum oder nur in Teilen an die Gesprächsinhalte erinnern. Immer wieder berichten Patienten, sich durch die Diagnose überwältigt und „wie betäubt" gefühlt zu haben. Daher sind mehrere Gespräche mit dem Patienten notwendig. Wichtiger als die Dauer des Gesprächs ist dessen Qualität. Der Arzt sollte sich durch Rückfragen davon überzeugen, dass der Patient seine Erklärungen bewusst aufgenommen und verstanden hat. Die Gesprächstechniken des aktiven Zuhörens, der Rückfragen und der Zusammenfassung sind wichtige Elemente, welche das gegenseitige Verstehen fördern. Das Merkmal eines guten Gesprächs ist ungeteilte Aufmerksamkeit, in welcher der Patient Raum für Fragen und Klagen hat. Dies verdeutlicht Übung 2.9.

Merke

Aktives Zuhören, Rückfragen, Zusammenfassen sind rhetorische Techniken. Vertrauen und ungeteilte Aufmerksamkeit sind die Basis des Arzt-Patient-Gesprächs.

Übung 2.9

Herr K. hat geblutet.

Herr K. ist ein 56-jähriger Patient auf Ihrer Station. Er leidet an einem Oropharynxkarzinom, welches bei Diagnosestellung bereits inoperabel und primär mit Radiochemotherapie behandelt worden war. Nach nunmehr fast 2-jährigem Krankheitsverlauf zeigt der oropharyngeale Lokalbefund eine große Tumorulzeration. Zudem bestehen Lymphknotenmetastasen beider Halsseiten und eine pulmonale Metastasierung. Der Patient ist tracheostomiert und wird über eine Ernährungssonde versorgt. Herr K. befindet sich jetzt gerade eine Woche auf Ihrer HNO-Station wegen zunehmender Schmerzen und mehrfacher kleinerer Blutungen aus dem Tracheostoma. Gestern Abend in Ihrem Dienst hatte es viel stärker aus dem Mund und Tracheostoma geblutet. Die Blutung sistierte erst nach einigen Minuten. Sie berichten dies am nächsten Tag bei der Frühbesprechung. Der Chefarzt weist Sie darauf hin, dass es jederzeit zu einer tödlichen Arrosionsblutung kommen könne.

Bitte denken Sie über Folgendes nach:

- Die jederzeit mögliche Arrosionsblutung ist eine unmittelbare tödliche Bedrohung für den Patienten. Sprechen Sie mit ihm über die Blutungsgefahr?

2.7 Abhängigkeitserkrankungen im Gebiet der HNO-Heilkunde

Lernziele

Sie können die Begriffe „Missbrauch" und „Abhängigkeit" definieren und kennen den ätiopathogenetischen Zusammenhang zwischen Alkohol- und Tabakkonsum in der Entstehung von bösartigen Erkrankungen des oberen Atmungs- und Verdauungstrakts. Sie können präventive und rehabilitative Aufgaben in der Behandlung suchtgefährdeter und abhängiger Patienten benennen.

Der ätiopathogenetische Zusammenhang von Kopf-Hals-Malignomen mit Substanzabusus – im Besonderen von Alkohol und Tabak – wurde in zahlreichen Untersuchen belegt [12]. Alkohol und Tabak sind die wichtigsten Kanzerogene in der Entstehung bösartiger Tumore im oberen Atmungs- und Verdauungstrakt und so stellen alkohol- und tabakassoziierte Organschäden den HNO-Arzt vor neue medizinische und gesundheitsökonomische Aufgaben. Am häufigsten ist Alkoholmissbrauch bzw. -abhängigkeit in den mittleren Altersgruppen zwischen 30 und 59 Jahren [9]. Bezogen auf die Abhängigkeitserkrankungen stellen sich die

Aufgaben des HNO-Arztes im Erkennen von Suchtpotenzialen und in der Aufklärung vorrangig junger Menschen dar.

Merke

Substanzabusus von Alkohol und Tabak haben durch ihre kanzerogene Wirkung und die gesundheitsökonomischen Folgen einen herausragenden Stellenwert in der HNO-Heilkunde.

Schädlicher Gebrauch und Abhängigkeitssyndrom

Substanzabhängigkeit stellt nach aktueller Kenntnis einen mehrdimensionalen Krankheitsprozess dar, an dessen Phänomenologie biologische, psychologisch-psychiatrische, genetische, entwicklungsbedingte und psychosoziale Faktoren mitwirken. Die definitorisch unscharfen Begriffe „Gewöhnung“ und „Sucht“ wurden in der neueren psychiatrischen Diagnostik durch die Termini „schädlicher Gebrauch“ und „Abhängigkeitssyndrom“ ersetzt.

Die Internationale Klassifikation psychischer Störungen definiert als **schädlichen Gebrauch** „ein Konsummuster psychotroper Substanzen, das zu einer Gesundheitsschädigung führt“ (ICD 10 Kapitel V [F] 10.1–19.1). Die Schädigung kann körperlich oder seelisch sein. Beim **Abhängigkeitssyndrom** handelt es sich um „eine Gruppe körperlicher, Verhaltens- und kognitiver Phänomene, bei denen der Konsum einer Substanz oder einer Substanzklasse für die betroffene Person Vorrang hat gegenüber anderen Verhaltensweisen, die von ihr früher höher bewertet wurden“ (ICD 10 Kapitel V [F] 10.2–19.2). Zu den **diagnostischen Leitlinien für Abhängigkeit** sollen während des letzten Jahres 3 oder mehr der folgenden Kriterien gleichzeitig vorhanden sein (auszugsweise):

- starker Wunsch oder eine Art Zwang, psycho<-trope Substanzen zu konsumieren
- verminderte Kontrollfähigkeit bezüglich des Konsums
- körperliches Entzugssyndrom bei Beendigung oder Reduktion des Konsums
- Nachweis einer Toleranz, zunehmend höhere Dosen sind erforderlich
- fortschreitende Vernachlässigung anderer Vergnügen oder Interessen
- anhaltender Substanzkonsum trotz Nachweises eindeutiger schädlicher Folgen

Das Abhängigkeitssyndrom kann sich auf einen einzelnen Stoff oder eine Gruppe von Substanzen beziehen (ICD 10 Kapitel V [F] 10.2–19.2).

Alkoholabhängigkeit zählt zu den häufigsten chronischen Erkrankungen in Deutschland [10]. Neuere Typologien ermöglichen weiterführende Unterscheidungen in der Diagnostik von Alkoholkranken. In der modernen psychiatrischen Diagnostik stehen aussagekräftige Screening-Instrumente zur Verfügung [28].

Einflussfaktoren bei Suchtkrankheiten

Eine genetische Disposition für Substanzkonsum, eine Vulnerabilität für psychophysiologische Substanzeffekte, der Grad der körperlichen Reifung sowie Stressoren in Lebensereignissen werden als Faktoren in der Entwicklung von Abhängigkeitserkrankungen diskutiert [32]. Auf das Vorhandensein genetischer Determinanten bei Alkoholismus wird in der Literatur mehrfach verwiesen [10], [24], [6], [18].

Bekannt sind individuelle genetische Unterschiede in der Metabolisierung von Alkohol und in Bezug auf das Krebsrisiko. Hierbei sind die Untersuchungsergebnisse bei unterschiedlichen Rassen und ethnischen Gruppen in verschiedenen Ländern zu beachten [36]. Weiterhin sind genetische Einflüsse auf den Alkoholstoffwechsel und bezüglich der Äthanolwirkung auf das Zentralnervensystem von Bedeutung. Familienuntersuchungen und Zwillingsforschung verweisen auf ein **genetisches Risiko für die Alkoholabhängigkeit**.

Komorbidität mit psychischen Störungen

Als psychosoziale Faktoren für Alkoholabhängigkeit sind Persönlichkeitsfaktoren, Affektlabilität, Selbstunsicherheit sowie frühe Lernprozesse und das Modellverhalten der Eltern von Bedeutung.

Viele **psychische Störungen**, Depressionen, schizophrene Psychosen, Angststörungen, Persönlichkeitsstörungen zeigen sekundär Abhängigkeitserkrankungen, z. B. mit Alkohol und Benzodiazepinen [33]. Zudem kann der Substanzkonsum psychische Störungen beeinflussen. Die Adoleszenz ist eine höchst vulnerable Phase in Bezug auf Komplikationen und Gefährdungen durch Substanzmissbrauch. Kinder- und jugendpsychiatrische Störungsbilder wie das hyperkinetische Syndrom, Störung des Sozialverhaltens, antisoziale Persönlichkeitsstörung begünstigen das Auftreten und den Verlauf eines Substanzmissbrauchs. Für Alkoholismus sind erhöhte Komorbiditätsraten mit **Angststörungen** beschrieben [29]. Alkoholmissbrauch ist nicht in allen Sozialschichten gleich. Unternehmer, Selbstständige und Freiberufler sowie ungelernte Arbeiter zeigen die größte Gefährdung. Den höchsten Anteil an Alkoholkranken haben Männer aus den untersten Sozialschichten. Die Todesursache alkoholkranker Männer sind Leberzirrhose, Herzerkrankungen, Tumoren des oberen Verdauungstrakts, bei den Frauen bestimmen alkoholische Leberzirrhose und

Suizide die Todesursachen. Die **Suizidgefährdung alkoholkranker Menschen** ist um ein Vielfaches höher als bei der Gesamtbevölkerung [9].

Viele Gewalttaten und Verkehrsunfälle finden unter Alkoholeinfluss statt. Kognitive Defizite, Entdifferenzierung und Nivellierung als Ausdruck einer Persönlichkeitsveränderung können bei Alkoholabhängigkeit ebenso auftreten wie Deprivation und gesteigerte Aggressionsbereitschaft.

Psychische und soziale Einflussfaktoren bei Abhängigkeitserkrankungen

Alkohol und Nikotin (Tabak) werden im Sprachgebrauch als „legale" Drogen bezeichnet. Dieser Terminus verdeutlicht die gesellschaftliche, rechtliche und ökonomische Komponente in der Abhängigkeitsproblematik. Leicht zu erreichende „legale" Drogen werden als Vorläufer für illegale Drogen angesehen. Risikozonen finden sich in Familie und Schule, in Peergruppen und im delinquenten Verhalten. Andererseits können im Gegenzug gerade die Bereiche Familie und Schule durch gesundes Modellverhalten zur Protektion und Prävention beitragen.

Psychische und soziale Belastungen können sich als Stressoren auswirken. Mangelnde Stressbewältigung gilt als ein Risikofaktor für die Entstehung der Abhängigkeit. In der Abhängigkeitsentwicklung sind Risikofaktoren in der Sozialisation junger Menschen, vor allem mangelnde Harmonie, ungenügende Vorbildfunktion und schulische Misserfolge, wichtig [32].

Bedeutung alkohol- und tabakassoziierter Organschäden

Chronischer Alkoholkonsum gilt als Risikofaktor für die Entstehung von Karzinomen des oberen Aerodigestivtrakts. Von vordringlicher Bedeutung für die HNO-Heilkunde ist die mit chronischem Alkoholmissbrauch assoziierte Inzidenz der Karzinome in Mundhöhle, Pharynx, Hypopharynx und Ösophagus [20]. Das Krebsrisiko steigt im Sinne eines Dosis-Wirkungs-Prinzips mit zunehmendem Alkoholkonsum an und scheint dabei weniger durch die Art des alkoholischen Getränks beeinflusst zu werden als durch den Gesamtalkohol. Mit einem Anstieg des Krebsrisikos ist bei Frauen bei einem täglichen Alkoholkonsum von mehr als 10 g und bei Männern bei mehr als 30 g zu rechnen [20].

Die blutdruckerhöhende Wirkung von Alkohol ist bekannt. Die vermeintlich tumorprotektive Wirkung von Wein ist kritisch zu betrachten [20]. Nicht zuletzt wird der HNO-Arzt mit den typischen kraniofazialen Veränderungen der Alkoholembryopathie konfrontiert. Ungeklärt ist, warum nicht alle Menschen, die Alkohol konsumieren, erkranken. Auch ein moderater Alkoholkonsum geht mit einem bis zu 2-fach erhöhten Risiko einher, an einem Karzinom des Oropharynx, Larynx oder Ösophagus zu erkranken. Die derzeitige Datenlage gestattet keine gesicherte allgemeine Empfehlung zum moderaten Alkoholkonsum.

Eine besondere Gefährdung besteht bei Substanzkonsum von Alkohol und Tabak durch den Synergismus beider Drogen [20], [19], [14]. Zudem sind schlechter Zahnstatus und mangelnde Mundhygiene für die Entstehung bösartiger Tumore im Mund und Rachen von Bedeutung [19]. Tabakkonsum stellt einen Risikofaktor für die Krebsentstehung insbesondere der oberen Atem- und Verdauungswege dar [14]. Tabak wird als „Einstiegsdroge" für den Konsum von Alkohol und anderen Drogen angesehen. Die Ursachen für Mehrfachabhängigkeit sind in sozialen Bedingungen des Umfelds zu suchen wie auch in der Wirkung und Summation psychotroper Effekte. Alkohol ist die am weitesten verbreitete Droge in Deutschland, Cannabis die am häufigsten konsumierte Substanz unter den illegalen Drogen.

Epidemiologische Untersuchungen in der Kinder- und Jugendpsychiatrie weisen auf eine **Komorbidität von Substanzmissbrauch und -abhängigkeit mit jugendpsychiatrischen Störungsbildern** hin. Drogenmissbrauch seinerseits kann psychopathologische Bilder hervorrufen und beeinflusst den Verlauf einer psychischen Störung. Familiäre und psychosoziale Risikofaktoren begünstigen das Auftreten und die Aufrechterhaltung einer Drogenproblematik. Ein großes Problem stellt das Rauchen dar, mit zu beachtendem Anstieg in den Gruppen der 10- bis 15-jährigen Kinder und der 15- bis 20-jährigen Jugendlichen. Neue Trinkgewohnheiten (Binge-Drinking) haben sich etabliert und die Droge Alkohol als integralen Bestandteil eines „Lifestyle" mit dem blendenden Image der Jugendlichkeit assoziiert.

Gesundheitsökonomisch ist die große Zahl von bis zu jährlich 140000 tabakassoziierten Todesfällen alarmierend. Die Zahl von Menschen mit behandlungsbedürftigen Alkoholproblemen in Deutschland wird mit 4,3 Mio. angegeben. Hinzu kommen 5 Mio. Menschen mit einem riskanten Konsum. Somit behandelt die fachliche Auseinandersetzung des HNO-Arztes mit Alkoholismus keinesfalls die Angelegenheiten einer gesellschaftlichen Minorität. Der bisherige therapeutische Ansatz konzentrierte sich im Wesentlichen auf die Bewältigung und Minimierung bereits entstandener Schäden infolge von Einfach- oder Mehrfach-Substanzkonsum. Neuere Bemühungen zielen auf den Einsatz sog. Anti-Craving-Substanzen. Diese sollen das Verlangen nach Alkohol reduzieren und die Abstinenzaussichten verbessern. In der HNO-Heilkunde besteht ein Handlungsbedarf bezüglich des Erkennens behandlungsbedürftiger Alkoholprobleme. Zudem ist eine interdisziplinäre Zusammenarbeit mit suchtmedizinisch spezialisierten Kollegen und psychiatrischen Institutsambulanzen notwendig. Die soziale Verantwortung des HNO-Arztes liegt vor allem in der Abhängigkeitsprävention. Die umfassende und wiederholte Aufklärung junger Patienten und deren Eltern ist notwendig. Der Verdacht auf erhöhten oder chronischen Alkoholkonsum wie jeder anderer Substanzmissbrauch sollte vom HNO-Arzt offen angesprochen werden (siehe Übung 2.10).

Merke

Die präventiven Aufgaben des HNO-Arztes beziehen sich auf die Aufklärung vor allem junger Patienten und deren Eltern über Toxizität, Pathogenität und die psychotrope Wirkung von Alkohol und Tabak.

Übung 2.10

Herr B. beklagt Tinnitus und Schlafstörungen.
Herr B. ist 45 Jahre alt. Er arbeitet als angestellter Verkäufer in einem Autohaus. Er berichtet, seit etwa einem Jahr Ohrgeräusche auf beiden Seiten zu hören. Er schlafe nachts sehr schlecht und fühle sich zunehmend schlechter. Weil die Symptomatik immer schlimmer geworden sei, habe ihn seine Frau zum Arztbesuch gedrängt, um eine stationäre Behandlung wegen der Ohrgeräusche und der Schlafstörungen in die Wege zu leiten.
Während der Patient berichtet, bemerken Sie sein gerötetes und schwitziges Gesicht. Neben diesen vegetativen Zeichen fällt Ihnen ein Zittern der Hände des Patienten auf. Sie sprechen ihn darauf an, worauf er entgegnet: „Ich bin völlig fertig." Auf Ihre Frage nach Konsum von Alkohol und Tabak gibt der Patient an, täglich eine Flasche Wein zu trinken und eine Schachtel Zigaretten zu rauchen. Eine weitere Frage nach psychischen Symptomen wie Ängsten oder Depressionen verneint er.
Bitte bearbeiten Sie die folgenden Punkte:

- Welches Symptom halten Sie in dieser Situation für das wichtigste?
- Wie beurteilen Sie die Indikation für einen stationären Aufenthalt des Patienten zur Behandlung der beklagten Schlafstörungen und der Ohrgeräusche?
- Formulieren Sie einen ersten Entwurf zur Therapieplanung.

Literatur

[1] Benkelmann K, Schmidtke A, Wohner J. Depressive im Altenheim – therapeutisch im Stich gelassen. ÄP Neurolgie Psychiatrie 2004; 6: 42–43
[2] Bergner TMH. Burnout bei Ärzten. Arztsein zwischen Lebensaufgabe und Lebens-Aufgabe. Stuttgart: Schattauer; 2006: 134–147
[3] Blanz B. Wenn die Schule Bauchweh macht. ÄP Neurologie Psychiatrie 2008; 4: 26–30
[4] Bürgin D, Rost B. Psychosomatik beim Säugling, Kleinkind, Kind und Jugendlichen. In: von Uexküll T, Hrsg. Psychosomatische Medizin. Modelle ärztlichen Denkens und Handelns. 6. Aufl. München, Jena: Urban & Fischer; 2003: 1209–1246
[5] Chochinov HM. Dignity and the essence of medicine: the A, B, C and D of dignity conserving care. BMJ 2007; 335: 184–7
[6] Crabbe JC. Genetic contributions to addiction. Annu Rev Psychol 2002; 53: 435–462
[7] Dilling H, Mombour W, Schmidt MH. WHO. Internationale Klassifikation psychischer Störungen. ICD-10 Kapitel V (F). Klinisch- diagnostische Leitlinien. Bern: Hans Huber, Hogrefe; 2008
[8] Ermann M, Frick E, Kinzel C, Seidl O. Einführung in die Psychosomatik und Psychotherapie. Ein Arbeitsbuch für Unterricht und Eigenstudium. Stuttgart: Kohlhammer; 2006: 75
[9] Feuerlein W. Individuelle, soziale und epidemiologische Aspekte des Alkoholismus. In: Singer MV, Teyssen S, Hrsg. Alkohol und Alkoholfolgekrankheiten. Grundlagen – Diagnostik – Therapie. 2. Aufl. Heidelberg: Springer Medizin; 2005: 42–53
[10] Franke P. Genetik von Suchterkrankungen. Psychoneuro 2003; 29: 161–163
[11] Freyberger HJ, Spitzer C. Dissoziative Störungen. Nervenarzt 2005; 76: 893–9
[12] Hörmann K, Riedel F. Alkohol und Mundhöhle/Pharynx einschließlich schlafbezogener Atmungsstörungen. In: Singer MV, Teyssen S, Hrsg. Alkohol und Alkoholfolgekrankheiten. Grundlagen – Diagnostik – Therapie. 2. Aufl. Heidelberg: Springer Medizin; 2005: 151–161
[13] Jayasena A, Niriella DA. Rupture of the tympanic membrane following assault: a retro-spective study of victims of violence who presented to their private sector. Ceylon Med J 2001; 46: 161–2
[14] Johnson N. Tobacco Use and Oral cancer: A Global Perspective. Journal of Dental Education 2001; 65: 328–339
[15] Kiese-Himmel C. Psychologie in Phoniatrie und Pädaudiologie. In: Wendler J, Seidner W, Eysholdt U, Hrsg. Lehrbuch der Phoniatrie und Pädaudiologie. 4. Aufl. Stuttgart: Thieme; 2005: 51
[16] Kölch M, Schielke A, Becker T et al. Belastung Minderjähriger aus Sicht der psychisch kranken Eltern. Nervenheilkunde 2008; 6: 522–532
[17] Kovalenko PA, Hoven CW, Wu P et al. Association between Allergy and anxiety disorders in youth. Aust N Z J Psychiatry 2001; 35: 815–21

[18] Kreek MJ, Nielsen D, LaForge K. Genes Associated With Addiction. NeuroMolecular Medicine 2004; 5: 85–108
[19] Kruk-Zagajewska A, Szmeja Z, Piatkowski K et al. Oral cavity and oropharyngeal carcinomas in the materials of the University of Medical Science, ENT Department, in Poznan, in Years 1980–1999. Otolaryngol Pol 2001; 55: 377–382
[20] Maier H, Tisch M. Alkoholkonsum im Bereich des oberen Verdauungstraktes. HNO 1999; 47: 764–765
[21] Mehnert A, Schröder AS, Koch U. Einstellung von Medizinstudenten zu den Themen Würde und würdevolle Versorgung von Patienten. Z Palliativmed 2008; 9: 126–131
[22] Mikoteit T, Riecher-Rössler A. Mutter-Kind-Behandlungsangebote in der Psychiatrie. Nervenheilkunde 2008; 6: 513–519
[23] Petermann F. Lehrbuch der Klinischen Kinderpsychologie. Modelle psychischer Störungen im Kindes- und Jugendalter. 2. Aufl. Göttingen, Bern, Toronto, Seattle: Hogrefe; 1996: 15–16
[24] Schepank H. Vererbung und Umwelt. In: Üexküll von T, Adler RH, Hrsg. Psychosomatische Medizin. München: Urban und Schwarzenberg; 1997: 113
[25] Schmid M, Schielke A, Becker T et al. Versorgungssituation von Kindern während einer stationären psychiatrischen Behandlung ihrer Eltern. Nervenheilkunde 2008; 6: 533–539
[26] Schwarz R, Götze H. Psychoonkologie. Psychotherapeut 2008; 3: 221–234
[27] Seidler GH, Wagner FE. Comparing the efficacy of EMDR and trauma-focused cognitive-behavioral therapy in the treatment of PTSD: a meta-analytic study. Psychol Med 2006; 36: 1515–22
[28] Soyka M. Psychiatrische Definition der Sucht. Gewöhnung, Mißbrauch und Abhängigkeit. Internist 1999; 40: 590–596
[29] Soyka M. Alkohol und Psychiatrie. In: Singer MV, Teyssen S, Hrsg. Alkohol und Alkoholfolgekrankheiten. Grundlagen – Diagnostik – Therapie. 2. Aufl. Heidelberg: Springer Medizin; 2005: 496–507
[30] Spitzer C, Freyberger HJ. Dissoziative Störungen (Konversionsstörungen). Psychotherapeut 2007; 3: 223–234
[31] Tress W. Psychosomatische Grundversorgung: Kompendium der interpersonellen Medizin. 2. Aufl. Stuttgart, New York: Schattauer; 1997: 61, 91
[32] Türk D, Bühringer G. Psychische und soziale Ursachen der Sucht. Internist 1999; 40: 583–588
[33] Wettig J. Schizophrenie und Sucht. Eine häufige psychiatrische Doppeldiagnose. MMW Fortschr Med 2001; 143: 67–70
[34] Wöller W, Kruse J. Der chronisch Kranke. In: Tress W, Hrsg. Psychosomatische Grundversorgung: Kompendium der interpersonellen Medizin. 2. Aufl. Stuttgart, New York: Schattauer; 1997: 179–190
[35] Wöller W, Kruse J. Der traumatisierte und missbrauchte Patient. In: Tress W, Hrsg. Psychosomatische Grundversorgung: Kompendium der interpersonellen Medizin. 2. Aufl. Stuttgart, New York: Schattauer; 1997: 171–178
[36] Zavras AI, Wu T, Laskaris G et al. Interaction between a single nucleotide polymorphism in the alcohol dehydrogenase 3 gene, alcohol consumption and oral cancer risk. Int J Cancer 2002; 97: 526–530

3 Psychosomatische Zusammenhänge bei Erkrankungen des Hörorgans

3.1 Klassifikation psychogener Störungen des Ohres und des Hörens

Lernziele

Sie können das Spektrum der psychogenen Störungen des Ohres beschreiben, insbesondere kennen Sie den Unterschied in der Symptombildung reaktiver und rein psychischer Störungen des Ohres.

Unter psychosomatischen Gesichtspunkten sind die Erkrankungen des Ohres heterogen. Sie reichen von den psychisch bedingten dissoziativen Störungen des Hörens bis zu den reaktiven Störungen infolge somatischer Ohrerkrankung. Abb. 3.1 zeigt eine Auswahl psychogener Störungen des Ohres und des Hörens.

Hauterkrankungen im Bereich der Ohrmuschel und des Gehörgangs sind Beispiele für multifaktoriell psychosomatische Störungen. Hier sind z. B. die Psoriasis, die Rosazea und die Neurodermitis zu nennen. Bekannt ist Stress als Trigger in Menière-Attacken [40]. Breit ist das Spektrum der Erkrankungen mit psychiatrischer Komorbidität und neurotischer, rein psychischer Ätiologie, wie z. B. akustische Halluzinationen und wahnhafte Phänomene wie beim Schwerhörigenwahn. Mutismus als Störung des Sprechantriebs ist wie die dissoziative psychogene Hörstörung als Konversionssymptom psychisch begründet. Traumatisch relevante Störungen sind zu beachten bei akuter Ertaubung oder Knalltrauma mit psychischer Schreckreaktion. Nach einem Knalltrauma mit Schreckreaktion sind phobische Konditionierungen möglich. Stigmatisierungen durch Entstellung des Ohres nach Unfällen oder Tumoroperation sind für die betroffenen Patienten psychisch belastend. Zahlenmäßig stark vertreten sind die reaktiven Störungen als Folge von Erkrankungen des Ohres. Hierzu gehören die psychosozialen Belastungen bei Missbildungen, ebenso die notwendigen Maßnahmen in der Vorbereitung und in der Nachsorge einer Cochlear-Implantation [11]. Weiter können progrediente Schwerhörigkeit infolge genetischer oder degenerativer Bedingungen, unbewältigter Tinnitus oder Hyperakusis zu psychosozialen Belastungen führen. Der Synästhesie als normvariante Sinneserfahrung kann sowohl künstlerische Inspiration als auch sensorische Überladung folgen. Folgesymptome wie Störungen der Konzentration oder emotionale Überwältigung kennzeichnen dann die reaktive Störung.

Die Besprechung der folgenden Symptomatiken folgt den anatomisch-funktionellen Schwerpunkten in der Otologie, beginnend bei den Missbildungen des äußeren Ohres bis hin zu den synästhetischen und halluzinativen Phänomenen.

3.2 Missbildungen des Ohres

Lernziele

Sie können ein Beispiel für ein Syndrom mit Ohrmissbildung nennen. Sie kennen die psychosoziale Belastung für Kinder und deren Angehörige bei Missbildungen des Ohres.

Körperliche Disposition und psychische Trigger (multifaktoriell psychosomatisch):	**Psychiatrische Komorbidität/ neurotisch**	**Traumatische Reaktion**	**Reaktive Störung**
Dermatosen äußeres Ohr und Gehörgang (Psoriasis, Rosazea, Neurodermitis), Morbus Menière	Mutismus, psychogene Hörstörung, akustische Halluzinationen, Schwerhörigenwahn, körperdysmorphe Störung (Ohrmuschel)	Gewalterfahrung (Trommelfellperforation, Felsenbeinfraktur), bei akuter Ertaubung, Knalltrauma mit psychischer Schreckreaktion, Stigmatisierung durch Entstellung bei Unfall/Tumor	bei Missbildungen nach Ohroperationen, Cochlear-Implantat, progrediente oder genetische Schwerhörigkeit, psychosoziale Folge bei Tinnitus, Hyperakusis, Synästhesie

Abb. 3.1 Klassifikation psychogener Störungen des Ohres und des Hörens.

Das Spektrum der Missbildungen des Ohres reicht von der äußeren Deformität der Ohrmuschel über Mittelohrdysplasien bis hin zu den Labyrinthmissbildungen. Äußerlich imponieren die Mikrotie und Aurikularanhänge. Stellvertretend für Ohrmissbildungen werden das **Franceschetti-Syndrom** und das **Goldenhar-Syndrom** vorgestellt. Tab. 3.1 führt die wichtigen Symptome bei diesen beiden Syndromen auf.

Die Häufigkeit des Goldenhar-Syndroms wird mit 1 : 3000 Neugeborenen beschrieben [48]. Beim Goldenhar-Syndrom sind zudem Malformationen des Innenohrs zu beachten [5], [12].

Mikrotie kann isoliert oder mit Gehörgangsatresie und Gehörknöchelchendysplasie auftreten. Die Inzidenz der Mikrotie in Deutschland beträgt 100–150 pro Jahr [22]. **Atresie** kann eine hochgradige Schallleitungsschwerhörigkeit verursachen, bei beidseitiger Atresie ist das Kind in seiner sprachlichen und geistigen Entwicklung gefährdet. Die Operation der ein- und der beidseitigen Gehörgangsatresie wird oft auf das Jugendalter verschoben, weil dann die operationstechnischen Voraussetzungen und die Compliance für die notwendige Nachbehandlung günstiger sind. Wenn die konservative Behandlung von Tubenbelüftungsstörungen im Zusammenhang mit Mittelohrmissbildungen nicht ausreicht, können als operative Maßnahmen die Adenotomie und Paukendrainage indiziert sein. Wird der operative Eingriff aus vorgenannten Gründen in das Jugendalter verschoben, sollte bei Mikrotie eine epithetische Versorgung erwogen werden, um einer Stigmatisierung entgegenzuwirken. Die Verbesserung des Hörvermögens durch Hörgeräteversorgung ist zur Sicherung der geistigen und sprachlichen Entwicklung von herausragender therapeutischer Bedeutung [12].

Psychosomatische Aspekte von Missbildungen des Ohres

Kinder mit Missbildungen des Ohres sind durch die äußerlich sichtbare Fehlbildung betroffen. Hänselei und Kränkung wegen der Deformität werden vor allem dem älteren Kind bewusst. Die psychische Beeinträchtigung ist eine Folge der körperlichen Missbildung und der damit verbundenen sozialen Problematik. Entwickelt das Kind aufgrund von Kränkung und sozialer Ausgrenzung psychische Probleme, z. B. depressive Reaktionen oder Schulverweigerung, handelt es sich um Zeichen einer **reaktiven Störung**. Das Kind wird mit den psychosozialen Belastungen infolge der Ohrmissbildung nicht fertig.

Die Missbildungen des äußeren Ohres und des Mittelohrs sind entweder genetisch oder exogen durch teratogene Substanzen bedingt. Außer durch die körperliche Deformität sind die Eltern und später das Kind als Erwachsener durch die Fragen einer genetischen Disposition belastet. Genetisch bedingte Missbildungen betreffen häufig den knöchernen Gesichtsschädel und die Sinnesorgane und reichen von der äußeren Deformität der Ohrmuschel bis hin zu den ausgeprägten syndromalen Hörstörungen mit Beteiligung anderer Organsysteme, z. B. Auge oder Herz. Missbildungen der Ohrmuschel werden chirurgisch oder epithetisch angegangen. Bei Missbildungen des Innenohrs kommen CI zum Einsatz.

Psychologisch ist die Stützung des Selbstwerts des Kindes und – wenn nötig – der Bezugspersonen sinnvoll. Im Vordergrund stehen die **Bewältigung psychosozialer Belastungen** und die Abwendung von Komplikationen. Das ältere Kind lernt, sich mit dem eigenen Körperbild auseinanderzusetzen und in sozialen Situationen zu behaupten. Psychologische Unterstützung ist mitunter erforderlich zur Bewältigung der oft mehrfach notwendig werdenden Operationen und der teils schmerzhaften Nachbehandlung. Auch bei liebevoller Versorgung ist eine Operation für das Kind eine außergewöhnliche Erfahrung. Das Kind muss Schmerzerlebnisse und die fremde Umgebung bewältigen. Sind mehrere Eingriffe notwendig, können sich Ängste und negative Erfahrungen immer wieder aktualisieren. Die **Erlebnisverarbeitung** kann beim betroffenen Kind durch verstärkte Anhänglichkeit, Trennungsangst, Schlafstörungen auffallen. In der Regel remittieren diese Zeichen reaktiver Störung nach einiger Zeit, wenn die Operationen und die damit verbundenen Belastungen überstanden sind.

Tabelle 3.1 Wichtige Symptome bei Franceschetti-Syndrom und Goldenhar-Syndrom [12], [48].

Syndrom	Symptome
Dysostosis mandibulofacialis (Franceschetti-Syndrom)	• antimongoloide Lidachsen • Iriskolobome • Hypoplasie des Ober- und Unterkiefers • beidseitige Mikrotie und Gehörgangsatresie
Dysplasia oculo-auricularis sive oculo-auriculo-vertebralis (Goldenhar-Syndrom)	• epibulbäres Dermoid • Spaltbildungen: Gesicht, Gaumen, Zunge • Präaurikularanhänge

Merke

Bei Patienten mit Missbildungen des Ohres sind die psychosozialen Belastungen zu berücksichtigen. Dies gilt in gleicher Weise für eine Vielzahl anderer Missbildungen im HNO-Bereich. Das stigmatisierende Körperbild kann zu sozialen Einschränkungen führen und die Hörstörungen können Beeinträchtigungen der geistigen und sprachlichen Entwicklung nach sich ziehen. Alle Maßnahmen bei Missbildungen des Ohres haben die normale geistige und sprachliche Entwicklung des Kindes zum Ziel.

3.3 Schwerhörigkeit und Taubheit

Lernziele

Sie kennen die entwicklungsgeschichtliche Bedeutung der Hörfunktion. Sie können die psychophysiologischen Auswirkungen von Lärm und von auditiver Deprivation benennen. Sie können die Begriffe „Taubheit", „Gehörlosigkeit", „Schwerhörigkeit" und deren Auswirkung auf die verbale Kommunikation erklären. Sie können die psychosozialen Risiken bei hereditären syndromalen Schwerhörigkeiten an Beispielen erläutern.

Hören ist phylogenetisch eine der ältesten Funktionen des Menschen, Hör- und Gleichgewichtssysteme sind entwicklungsgeschichtlich die ältesten Orientierungssysteme. Untrennbar mit dem Hören verbunden ist die menschliche Sprachentwicklung. Störungen der auditorischen Funktion betreffen die Orientierung im Raum, das Überleben im Lebensraum und die kommunikative Verbindung in der Lebensgemeinschaft. Die Lebensbedingungen in der industrialisierten Welt haben sich durch die ständige Verfügbarkeit von Lichtquellen weitreichend verändert, dennoch sind auditorische Störungen aufgrund ihrer phylogenetischen Prägung und neurobiologischen Kopplungen tief mit Affekten verbunden.

Der plötzliche Hörverlust, die progrediente Schwerhörigkeit, ein erstmalig bewusst wahrgenommener Tinnitus, der akute Schwindelanfall – sie alle sind von sichtbaren Emotionen begleitet. Das Gehirn benötigt Schall und es braucht die gegensätzliche Wahrnehmung von Ruhe und Schall. Es ist bekannt, dass ein Aufenthalt in Räumen mit vollständiger Schallabsorption nach wenigen Stunden psychotische Symptome und Desorientiertheit bedingt. Andererseits sind die schädigenden Wirkungen durch chronische Lärmexposition und Knalltraumata in vielen Untersuchungen belegt. Hinzu kommt die Belastung der Bevölkerung durch zivilisatorische und industrialisierte Bedingungen. Schlafstörungen und vegetative Reaktionen sind bekannte Folgen von Lärmeinwirkung. Chronische Lärmbelastung ist ein Stressor. Die Geräuschbelastung durch Straßen- und Luftverkehr, durch Medienkampagnen ist allgegenwärtig. Zwar können Menschen eine begrenzte Gewöhnung an bestimmte Schallpegel erreichen, dennoch sind Umweltgeräusche subjektive Belästigungsfaktoren. Lärm hat Auswirkungen auf kognitive Funktionen und die Psychomotorik, die Konzentrations- und Reaktionsfähigkeit werden beeinflusst (Tab. 3.2).

Ob Schall subjektiv als belästigend empfunden wird, hängt auch von der Einstellung des Individuums zum Hörereignis ab. Neben der allgemeinen Verfassung des Individuums spielt der Informationsgehalt von Geräuschen eine Rolle für deren Bewertung und für das Auftreten von Affekten. Unter phylogenetischen Gesichtspunkten ist diese auditive und emotionale Kopplung nachvollziehbar. Vor Tausenden von Jahren wurde das Überleben eines Menschen entscheidend von seiner Hörfähigkeit bestimmt. Insbesondere in der Nacht war der Hörsinn die Sinnesfunktion für die Erkennung und Bewertung herannahender Gefahren. Ohne Hören hätte sich die hochdifferenzierte menschliche Sprache nicht entwickeln können. Wie sich Hörstörungen auf Sprache auswirken, zeigt die Artikulation von Patienten mit lärmbedingten Schallempfindungsstörungen. Die Hörkontrolle insbesondere der Zischlaute entfällt, als Folge werden diese Laute laut und dumpf gesprochen.

Merke

Das auditorische System ist entwicklungsgeschichtlich eines der ältesten Organsysteme. Die Aufnahme und Verarbeitung von Schall ist für die geistige und körperliche Entwicklung notwendig. Hören ist für das Erlernen von Sprache eine unverzichtbare Voraussetzung. Insofern sind Hören und Sprechen 2 miteinander verbundene soziale Funktionen des Menschen.

Was bedeuten Taubheit, Gehörlosigkeit und Schwerhörigkeit für den Menschen?

Taubheit bezeichnet das völlige Fehlen subjektiver Empfindungen und objektivierbarer Reaktionen der Kochlea auf akustische Reize. Die therapeutische Hilfe für beidseitig taube Menschen ist die Versorgung mittels CI. **Gehörlosigkeit** wird der Zustand genannt, bei welchem die Audiometrie Hörreste zeigt. Diese Hörreste reichen aber nicht aus für den Erwerb der Sprache oder die verbale Kommunikation. Die Hilfe für Gehörlose besteht in der Versorgung mit Hörgeräten und in der audiopädagogischen Schulung. **Schwerhörigkeit** ist die

Tabelle 3.2 Psychophysische Auswirkungen von Lärmeinwirkung.

lärmbedingte Schallempfindungsstörungen
Änderung der Artikulation durch Wegfall der auditiven Selbstkontrolle
Beeinträchtigung kognitiver und psychomotorischer Funktionen, der Konzentrations- und Reaktionsfähigkeit
Schlafstörungen
vegetative Reaktionen
affektive Reaktionen durch neurobiologische Kopplung der Hör- und Emotionszentren des Gehirns

graduell abgeschwächte oder verzerrte Aufnahme akustischer Signale und als Folge die unvollständige Versorgung mit akustischer Information der Umgebung. Therapeutisch kommen bei Schwerhörigkeit Hörgeräte zum Einsatz [41].

Hören ist für die umfassende soziale Integration des Individuums notwendig. Hören und Persönlichkeitsentwicklung stehen in einem engen Zusammenhang. Nach epidemiologischen Schätzungen ist von bis zu 80 tauben Personen auf 100000 Einwohner auszugehen. Die Zahl der Schwerhörigen ist aufgrund der höheren Lebenserwartung und durch Lärmexposition ansteigend.

Das funktionelle Bindeglied zwischen Hören und Denken ist die Sprache. Denken und Sprache stellen eine funktionelle Einheit dar, ebenso das Hören und die Sprache. Hören, Sprache und Kognition bilden eine funktionelle Triade. Innerhalb dieser Triade reift das Kind in der lautsprachlichen Entwicklung, in seiner Persönlichkeitsentwicklung und bindet sich in den sozialen Nahraum ein. An diese Triade bindet sich durch phylogenetische Kopplung und infolge konditionierter Lernprozesse eine Summe von Affekten, welche zur Bewertung des auditiven Informationsgehalts beitragen. So ist zu verstehen, dass kleine Kinder auf ihnen unbekannte oder laute Geräusche schreckhaft und weinerlich reagieren. Auch die subjektive kognitiv-emotionale Beeinträchtigung durch Tinnitus wird nachvollziehbar. Patienten mit Tinnitus sind durch die empfundene Wahrnehmung eines Geräuschs, das sich nicht realen Schallquellen zuordnen lässt, verständlicherweise beunruhigt (Abb. 3.**2**).

Es bestehen Unterschiede in der Entwicklung hörgestörter und hörgesunder Kinder. Wichtig zu wissen ist, dass in den ersten 6 Lebensmonaten diese Unterschiede im Verhalten nicht deutlich werden. Auch taub geborene Kinder können wie Hörgesunde zufällige Laute erzeugen, was nicht mit beginnendem Spracherwerb zu verwechseln ist. Umgekehrt können auch hörgesunde Kinder in geräuschvoller Umgebung schlafen. Die alleinige Verhaltensbeobachtung ist also nicht geeignet, hörgeschädigte oder taub geborene Neugeborene von Normalhörenden zu unterscheiden. Nach dem 6. Lebensmonat werden die gravierenden Unterschiede dann sichtbar. Das normal hörende Kind macht eine rasante lautsprachliche Entwicklung durch, hingegen ist beim tauben Kind das Verstummen charakteristisch. Wenn Kinder zwischen dem 4. und 7. Lebensjahr ertauben, verstummen sie vor der Sprachverfestigung. Spätestens im dritten Quartal des 1. Lebensjahres ist zur stimulusabhängigen Entwicklung der Hörbahnen und Hörzentren die otologische, audiologische und sprachtherapeutische Behandlung hörgestörter Kinder notwendig.

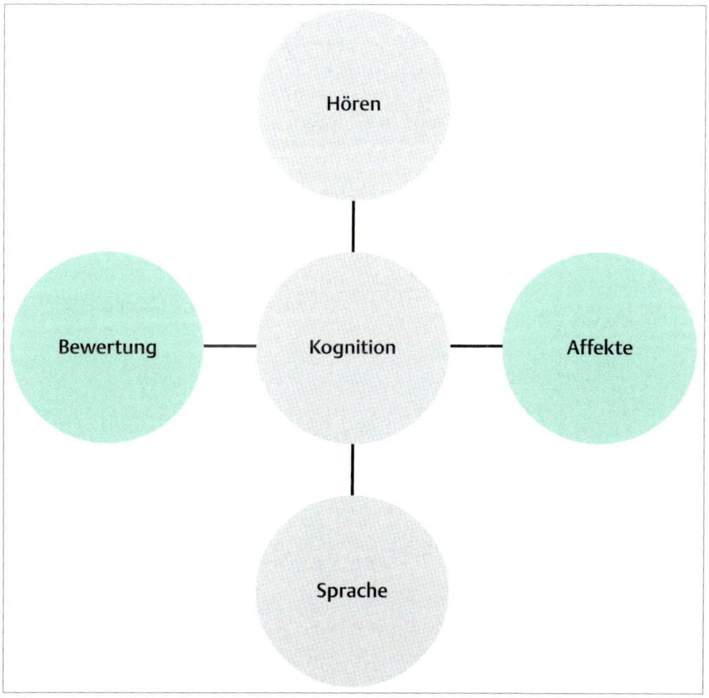

Abb. 3.**2** Funktionelle Triade Hören – Kognition – Sprache.

Merke

Hören, Sprache und Kognition bilden eine funktionelle Einheit, an welche sich Affekte und Bewertungen des auditiven Informationsgehalts ankoppeln.

Cave

Zufällige Lautbildungen in den ersten 6 Lebensmonaten oder häufige Blickwendungen schließen eine Hörstörung oder Taubheit nicht aus.

Eine Einteilung der Schwerhörigkeiten erfolgt nach deren Lokalisation, Ätiologie oder Schweregrad. Bei einer Schallleitungsstörung ist der Transport des Schalls im Außen- oder Mittelohr gestört. Im Fall der sensorischen Schwerhörigkeit (Innenohrschwerhörigkeit) bleibt infolge der Störung der kochleären Sinneszellen die Stimulation des Hörnervs unzureichend. Die retrokochleäre (neurale) Schwerhörigkeit entsteht durch eine Störung der Reizweiterleitung im Hörnerv, der zufolge die auditorische Information an den Kortex ungenügend ist. Wenn trotz funktionierendem Hörorgan und Hörbahn die auditive Reizverarbeitung gestört ist, handelt es sich um eine zentrale Schwerhörigkeit (Tab. 3.**3**).

Psychologische Aspekte bei hereditärer Hörstörung

Hörstörungen können im Rahmen der bereits erwähnten Missbildungen, entzündlicher Prozesse oder traumatischer Einwirkungen entstehen. Hereditäre, im Erbgut determinierte Schwerhörigkeiten können monosymptomatisch oder syndromal auftreten. Schwerhörigkeit ist bei einigen Syndromen das Leitsymptom, welches noch vor Manifestation der Begleiterkrankung auftreten kann. Beispiele hierfür sind die **Long-QT-Syndrome**, vor allem das **Jervell-Lange-Nielsen-Syndrom**, dessen Erbgang autosomal-rezessiv angenommen wird. Dieses Syndrom hat wegen seiner **surdokardialen Symptomatik** mit den sich ergebenden vitalen und psychosozialen Gefährdungen eine große Bedeutung. Es besteht eine kongenitale Innenohrschwerhörigkeit oder Taubheit. Dieses Erstsymptom ist das Leitsymptom,

Tabelle 3.**3** Einteilung der Hörstörungen nach ihrer Lokalisation.

Schallleitungsschwerhörigkeit
Innenohrschwerhörigkeit (sensorisch)
retrokochleäre Schwerhörigkeit (neural)
zentrale Schwerhörigkeit

mit dem der HNO-Arzt konfrontiert wird. Als weitere Symptome treten in der Kindheit, Jugend und meist frühem Erwachsenenalter Synkopen, Herzrasen, Bradykardie und die Prädisposition für einen plötzlichen Herztod auf. Ein weiteres mögliches Symptom ist außer der bereits beschriebenen Schwerhörigkeit Schwindel. Außerdem können Anfälle und Myoklonien auftreten und die differenzialdiagnostische Abgrenzung zur Epilepsie erschweren [28]. Unbehandelt versterben 20 % innerhalb eines Jahres nach der ersten Synkope und die Fünfjahressterblichkeitsrate beträgt unbehandelt 50 % [17], [45]. Die Behandlung der kardialen Probleme reicht von der medikamentösen Therapie bis zur Versorgung mit einem Kardioverter/ Defibrillator.

Es ist leicht nachzuvollziehen, dass die Aussicht auf vital bedrohliche Komplikationen eine massive psychische Belastung für das betroffene Kind und seine Eltern darstellt. Der HNO-Arzt sieht diese Kinder zur Hördiagnostik und Schwindelabklärung. Die frühzeitige Diagnose und Behandlung des Long-QT-Syndroms ist im Hinblick auf die lebensbedrohlichen Komplikationen und die Einleitung antiarrhythmischer Maßnahmen notwendig. Die Hörstörung beim surdokardialen Syndrom muss so früh wie möglich erfasst und behandelt werden, um eine sensorische Deprivation zu verhindern und die adäquate geistige und sprachliche Reifung zu ermöglichen. Die Aufklärung über das Vorliegen des QT-Syndroms ist eine Chance für Prävention und Therapie. Zugleich birgt sie die Gefahr der Belastung durch das Wissen für den erkrankten Patienten, seine Eltern und verwandte symptomlose Genträger, z. B. nicht schwerhörige Geschwister. Hier sind Taktgefühl und behutsame Erkundung der Risiken und Risikopersonen nötig.

Die Frage nach kardialen Vorfällen in der Familie gehört in die Anamnese bei angeborener Schwerhörigkeit oder Taubheit. Da es sich bei den Patienten in der Regel um Kinder handelt, sind die Angaben der Personensorgeberechtigten beider Elternfamilien zu berücksichtigen. Neben der otologischen Diagnostik und Therapie ist die Einleitung kardialer Abklärung lebensnotwendig, um die diagnostisch richtungsweisende QT-Verlängerung zu erfassen. Ergibt die kardiologische Untersuchung ein Long-QT-Syndrom, ist dem Patienten und seinen Sorgeberechtigten die Möglichkeit der humangenetischen Beratung aufzuzeigen. Die genetische Untersuchung und Beratung gehört zum Verantwortungsbereich des Humangenetikers.

Bei einer Vielzahl genetischer Syndrome gehört die Innenohrschwerhörigkeit zum Erscheinungsbild. Das **Alport-Syndrom** ist ein genetisches Krankheitsbild mit einer Innenohrschwerhörigkeit und einer chronisch-progredienten Nephritis [12]. Das **Usher-Syndrom** ist durch eine angeborene

Innenohrschwerhörigkeit und eine in der ersten oder zweiten Lebensdekade auftretende Retinitis pigmentosa gekennzeichnet. Das **Pendred-Syndrom** tritt mit einer Innenohrschwerhörigkeit und Schilddrüsenfunktionsstörung in Erscheinung. Weiterführende Informationen zu diesen und anderen genetischen Krankheiten sind den Lehrbüchern der Humangenetik zu entnehmen.

Schwierigkeiten in der gesellschaftlichen Integration, in den zwischenmenschlichen Beziehungen und in der Gefährdung der normalen geistigen, sprachlichen Entwicklung und Persönlichkeitsreifung sind bei Schwerhörigkeit grundsätzlich in Betracht zu ziehen.

Merke

Die hereditäre Schwerhörigkeit ist mit psychosozialen Risiken verbunden. Außer der Gefährdung der geistigen und sprachlichen Reifung durch sensorische Deprivation sind hier psychosoziale Probleme durch Begleitkrankheiten anderer Organsysteme (z. B. Auge, Herz, Niere, Schilddrüse) zu nennen. Das Wissen über die genetische Disposition ist zugleich Chance und Belastung für diese Patienten und deren Blutsverwandten (siehe Übung 3.1).

Übung 3.1

Übung 3.1: Frau L., eine Patientin mit familiärer Schwerhörigkeit

Frau L. ist eine 21-jährige Friseurin, welche zur Untersuchung des Hörens kommt. Sie berichtet, dass sie seit Geburt auf dem rechten Ohr taub sei. Sie habe schon mehrere kleine Hörstürze des linken Ohres durchgemacht, zuletzt vor 4 Monaten. Nach dem letzten Hörsturz habe sich das Hörvermögen nach der Behandlung in der HNO-Klinik nur teilweise erholt. Jetzt habe sie noch Ohrgeräusche links, welche sie vor allem nachts stören. Zurzeit sei sie im Mutterschutz und ihre 7 Monate alte Tochter beanspruche sie sehr.

In der Anamnese erzählt die Patientin, dass auch ihre 6 Jahre ältere Schwester schlecht höre. Außerdem sei diese seit ihrer frühesten Kindheit nahezu blind.

Bitte überlegen Sie:

- Welche psychosozialen Belastungen der Patientin können Sie erkennen?
- Wie schätzen Sie den Stellenwert der auswärts gestellten Diagnose „Hörsturz" ein?
- Wie beginnen Sie das Gespräch mit der Patientin über mögliche Belastungen?

Schwerhörigkeit im Alter (Presbyakusis)

Bei älteren Menschen ist gehäuft eine Schallempfindungsschwerhörigkeit mit Verlust der hohen Frequenzen zu beobachten. Diese führt zu einem reduzierten Sprachverständnis, vor allem bei Einwirkung von Nebengeräuschen [4]. Das Erlebnis der **Kränkung** über den Verlust des Hörens und die Erfahrung der **sozialen Isolation** bedingen die psychischen Belastungen bei Schwerhörigkeit im Alter. Häufig versuchen alte Menschen, ihre Hörprobleme zu verheimlichen. Antworten sie auf an sie gerichtete Fragen nicht oder fehlerhaft, zieht dieses Verhalten weitere zwischenmenschliche Probleme nach sich. Menschen im Alter sind sich ihres Hörverlusts schmerzhaft bewusst und die damit verbundene Erkenntnis ist mit seelischen Verstimmungen verbunden. So sind Depressivität und Vermeidung von Besuchen öffentlicher oder privater Veranstaltungen häufig die Folge. Dieser Verlust von Ressourcen und vertrauten Beschäftigungen bedeutet für den Patienten wiederum eine Kränkung.

Eine weitere somatopsychische Reaktion ist das Misstrauen anderen Personen gegenüber. Der akustisch verzerrte Informationsgehalt kann nicht umfassend bewertet werden, woraus ein misstrauisches und resignatives Verhalten resultiert. Vereinsamung und Verbitterung sind die schwersten Konsequenzen einer nicht erkannten und nicht adäquat behandelten Schwerhörigkeit im Alter. Der Kontakt mit schwerhörigen alten Menschen erfordert vom Arzt Empathie, Taktgefühl und Motivationsbereitschaft. Nicht selten lehnen alte Menschen zunächst die empfohlene Hörgeräteversorgung ab. Geduldiges Überzeugen und die Motivation für einen apparativen Versorgungsversuch benötigen Zeit und in einigen Fällen wiederholte Gespräche zwischen Arzt und Patient. Für den Behandler entsteht der Eindruck, dass der Patient sich mit seiner körperlichen Veränderung abgefunden hat, dennoch besteht für den schwerhörigen alten Menschen die adäquate Hilfe in der frühzeitigen Versorgung mit Hörgeräten. Hier ist vor allem die Motivationsarbeit des Arztes gefragt.

Beeinträchtigungswahn bei Schwerhörigkeit im Alter

Die Verständigung durch Sprache ist das wichtigste Mittel des zwischenmenschlichen Kontakts. Wenn diese Verständigung gestört ist oder ganz ausfällt, können wahnhafte Phänomene auftreten. Der schwerhörige Mensch fühlt sich übergangen, vom Gespräch ausgeschlossen. Verzerrte Informationen werden missgedeutet und als Abwertungen oder Spott verstanden. Harmlose Gesten erlangen eine bizarre Bedeutung. Aus der realen Beeinträchtigung der Schwerhörigkeit kann sich ein **Beeinträchtigungswahn** bis zum Verfolgungswahn entwickeln [44]. Diese seltenen Fälle können mit einem bizarren Verhalten einhergehen und werden meist schon vor der Wahnentwicklung als misstrauisch beschrieben. Ein ungünstiges familiäres Umfeld kann durch Verständnislosigkeit die Wahnentwicklung fördern. Hinzu kommt die oft einsame Lebenssituation alter Menschen.

Das Bild des **Schwerhörigenwahns** ist durch paranoide Ideen und Gedankengebäude gekennzeichnet. Aus fehlenden oder unvollständigen Mitteilungen konstruiert der Patient Beziehungs- und Bewertungssysteme mit irrationalen Mustern. Für die Behandlung des Schwerhörigenwahns sind neben den otologischen Hilfen der Hörverbesserung vor allem gerontopsychiatrische Kompetenzen gefragt. Abhängig von der Floridität des klinischen Bildes können auch Medikamente zur Dämpfung des paranoiden Erlebens notwendig werden, woraus sich die interdisziplinäre Zusammenarbeit mit dem Psychiater ergibt. Ähnliche Entwicklungen können beobachtet werden bei Taubstummen und bei Menschen, die sich in einem völlig fremden Sprachgebiet aufhalten. Die genannten Phänomene zeigen sich als Störung der menschlichen Begegnung.

Merke

Die wichtigste vertrauensbildende Maßnahme im Kontakt mit dem alten schwerhörigen Menschen ist das geduldige und verständnisvolle Gespräch. Die Folgen unbehandelter oder unzureichend behandelter Schwerhörigkeit sind Vereinsamung und Isolation sowie die Entwicklung somatopsychischer Symptome. Wahnhafte Phänomene bei Schwerhörigen lassen an psychiatrische Komorbiditäten im Sinne eines Beeinträchtigungswahns denken.

Akustische Agnosie (Seelentaubheit)

Seelentaubheit ist schwer zu erkennen. Nicht selten werden diese Menschen mit Hörgeräten versorgt, ohne einen Nutzen dadurch zu erfahren. **Akustische Agnosie** ist die Unfähigkeit, Schall zu interpretieren. Die Patienten können gehörten Inhalten und vorgesprochenen Worten keinen Sinn zuordnen. Es handelt sich um eine zentrale Wahrnehmungsstörung mit der Folge ungenügender auditiver Differenzierung. In jahrelanger Rehabilitation üben die Kinder akustische und rhythmische Differenzierung, zudem Musiktherapie, phonematische und polysensorische Übungen [4], [12].

Autismus

Der Autismus wird zu den tief greifenden Entwicklungsstörungen gerechnet. Epidemiologisch ist von 2–4 auf 10000 Kinder auszugehen. Jungen sind 3-mal häufiger als Mädchen betroffen. Autismus geht mit Beeinträchtigungen grundlegender kognitiver und emotionaler Fähigkeiten einher. Klinisch manifestieren sich Kompetenzstörungen, denen weitere Verhaltens- und Entwicklungsstörungen folgen [31]. Das Verhalten autistischer Kinder ist durch Symptome einer vermeintlichen Hörstörung gekennzeichnet. So kann es vorkommen, dass das autistische Kind keine Reaktion auf einen vorbeifahrenden Krankenwagen mit laufendem Martinshorn zeigt und wenig später den Kopf hebt, nachdem eine Stecknadel zu Boden gefallen ist.

Das Problem autistischer Kinder ist nicht in einem sensorischen oder neuralen Defizit des Hörens begründet, sondern in der qualitativen Auffälligkeit der gegenseitigen sozialen Interaktion in verschiedenen Bereichen. Zudem sind qualitative Auffälligkeiten der Kommunikation in Form einer gestörten Sprachentwicklung zu beobachten. Weitere Merkmale sind begrenzte stereotype und repetitive Verhaltensmuster, sog. **Stereotypien**, z.B. in der extensiven Beschäftigung mit Objekten oder nicht funktionalen Elementen des Spielmaterials wie Geräusche oder Vibrationen. Typischerweise manifestiert sich diese Entwicklungsstörung bis zum 3. Lebensjahr. Ein Manifestationsbeginn nach dem 3. Lebensjahr ist selten (ICD 10 Kapitel V [F] 84.0). Lesen Sie hierzu Übung 3.2.

Alkoholembryopathie

Die Alkoholembryopathie ist ein toxisches Enzephalopathiesyndrom, bei dem sensorineurale und zentrale Hörstörungen sowie Störungen der Sprech- und Sprachentwicklung auftreten können [25]. Klinisch imponieren außer der Hör- und Sprachstörung eine typische Kopfform und Facies [48]. Die psychosozialen Probleme der Kinder erwachsen aus den Entwicklungsverzögerungen und dem problematischen sozialen Nahbereich. Die körperlichen Störungen und die psychosozialen Probleme von hoher Komplexität erfordern die Kooperation mit der Kinder- und Jugendpsychiatrie und -psychotherapie, Jugendhilfe, Pädiatrie, Logopädie und Ergotherapie.

Übung 3.2

Der kleine Junge S. spricht nicht.

In Ihrer otologischen Sprechstunde wird Ihnen der 4-jährige S. vorgestellt. Der kleine Junge entstammt einer Familie aus dem vorderasiatischen Raum. Sein Vater, der kaum die deutsche Sprache spricht, kommt auf Überweisung des Kinderarztes mit dem Kind zur

Hördiagnostik, weil der Junge noch keinerlei Sprachentwicklung zeigt.
Sie sehen einen körperlich zarten Jungen. Die HNO-Untersuchung ergibt bis auf mittlere Adenoide im Nasenrachen und mittelgroße reizlose Tonsillen keine pathologischen Auffälligkeiten. Der Junge lässt sich ohne Widerstand und ohne erkennbare Regung untersuchen. Stattdessen knirscht er laut mit den Zähnen und starrt unentwegt auf Ihren Stirnreflektor. Während er vor Ihnen auf dem Schoß des Vaters sitzt, bemerken Sie leichte rhythmische Bewegungen des Oberkörpers. Auf Ihre Versuche, ihn zur Spielaudiometrie zu bewegen, reagiert er nicht.
Bitte beantworten Sie die folgenden Fragen:

- Welche Symptome sind mögliche Hinweise für das Vorliegen einer Entwicklungsstörung?
- Wie bezeichnet man im Situationskontext das gezeigte Verhalten des Zähneknirschens und der Schaukelbewegungen?
- Wie sieht Ihr diagnostisches Konzept für dieses Kind aus?

3.4 Psychosoziale Probleme bei der Cochlear-Implantation

Lernziele

Sie kennen die prä- und postoperativen Behandlungsmaßnahmen bei der Cochlear-Implantation. Sie können die Bedeutung des sozialen Umfelds und Risikofaktoren der Hörrehabilitation bei kochleärer Implantation erläutern.

Ein CI kann bei funktionsunfähigem Hörorgan die fehlende sensorische Funktion des Innenohrs ausgleichen. Diese technische Entwicklung ist eminent wichtig und hat die Behandlung angeborener kindlicher Schwerhörigkeit revolutioniert. Durch frühzeitige Versorgung mit einem CI wird unter Nutzung der frühkindlichen Plastizität des Hirnes in vielen Fällen eine gute Sprachentwicklung erreicht [12]. Für die Indikationsstellung wird die prälinguale von der postlingualen Ertaubung unterschieden. Ein CI bei einem prälingual tauben Kind kommt in Betracht, wenn zu erwarten ist, dass unter herkömmlicher Hörgeräteversorgung keine normale Sprachkompetenz erreicht wird. Dies ist der Fall bei einer Hörschwelle von mehr als 80 dB im Hauptsprachbereich von 500–4000 Hz [12].

Als optimales Alter für die Implantation eines CI bei einem prälingual tauben Kind gilt der Zeitraum zwischen dem 9. und 15. Lebensmonat. Der Nutzen des CI für den Spracherwerb fällt mit steigendem Implantationsalter des prälingual tauben Kindes ab. Bei einer Implantation nach dem 6. Lebensjahr kann nicht mehr mit einer messbaren Sprachkompetenz gerechnet werden. Die besten Sprachergebnisse wurden bei den Kindern gefunden, die nach der Geburt gehört und schnell nach dem Hörverlust ein CI bekommen haben [14]. Beim postlingual ertaubten Erwachsenen spielen das intellektuelle Niveau, die erreichte Sprachentwicklung und die Motivation für die Cochlear-Implantation eine wichtige Rolle.

Die aufwendige und langwierige Nachbehandlung erfordert ein motiviertes und belastbares soziales Umfeld. Der zu erwartende Erfolg einer kochleären Implantation wird entscheidend von den kognitiven Funktionen des Kindes und von der Rollenvorgabe in den elterlichen Verhaltensmustern bestimmt. Schon in den Vorgesprächen muss die Belastbarkeit des Familiensystems angesprochen werden. Eheprobleme, depressive Erkrankung der Eltern oder Missbrauch wirken sich ungünstig auf den Rehabilitationsverlauf aus. Haben Kinder bereits gelernt, mittels Gebärdensprache zu kommunizieren, können sich Schwierigkeiten in der Akzeptanz des CI ergeben (siehe Übung 3.3).

Übung 3.3

Die 18-jährige Frau L. kommt wegen Ohrgeräuschen.
Die 18-jährige Frau L. kommt erstmalig zu Ihnen wegen Ohrgeräuschen in die Sprechstunde. Diese Ohrgeräusche habe sie beidseits schon mehrere Jahre. Sofort erkennen Sie, dass die junge Frau hörbehindert ist. Ihre Artikulation ist undeutlich, Konsonanten spricht sie stumpf und laut. Ganz eindeutig liest die Patientin von Ihren Lippen ab. Sie erfahren, dass Frau L. vor 9 Jahren ein kochleäres Implantat auf der rechten Seite eingesetzt worden war. Es ist ganz offensichtlich, dass die Patientin das CI nicht nutzt, denn sie trägt die Sendespule in einer Schatulle in der Tasche. Die Patientin erklärt Ihnen, dass sie es einfach nicht schaffe, gleichzeitig zu hören und auf Gebärden zu achten. Mit Gebärdensprache, welche sie als Kind gelernt habe, könne sie sich gut verständigen. Ihre Eltern trennten sich, als sie etwa 10 Jahre alt war. Sie habe zu beiden Elternteilen noch Kontakt, diese können ihr aber bei ihren Problemen nicht helfen.
Die Patientin arbeitet als Praktikantin in einem Büro. Sie lebt mit ihrem 8 Jahre älteren, hörgerätetragenden Freund in einer Wohnung. Mit ihm gebe es manchmal Streit wegen verschiedener Dinge. Ihr Freundeskreis bestehe überwiegend aus jungen gehörlosen und schwerhörigen Menschen, welche sie noch aus ihrer Schulzeit an einer Hörbehindertenschule kenne. In ihrer Tätigkeit im Büro erledige sie vorwiegend Sortier- und Ablagearbeiten.

Bitte reflektieren Sie:
- In welches soziale Bedingungsgefüge ist die Patientin eingebunden?
- Welche Risikofaktoren haben den Erfolg des CI beeinflusst?
- Die Ohrgeräusche bestehen nach Angaben der Patientin schon mehrere Jahre. Warum kommt sie gerade jetzt zu Ihnen?

Merke

Der zu erwartende Rehabilitationserfolg nach einer Cochlear-Implantation hängt außer vom optimalen Implantationszeitpunkt auch von den Bedingungen des sozialen Umfelds ab.

Die Vorbereitung und Nachsorge bei einer Cochlear-Implantation ist anspruchsvoll. Die notwendigen Maßnahmen müssen mit den Eltern besprochen werden. Bei Kindern ist die postoperative Hörrehabilitation unbedingt erforderlich. Die Kosten hierfür werden bis zum 18. Lebensjahr von der gesetzlichen Krankenkasse übernommen. Geduldiges Üben soll das Kind motivieren, das CI zu akzeptieren und möglichst kontinuierlich zu tragen. Nur durch ein intensives Hör- und Sprachtraining, welches durch erfahrene Logopäden und Heilpädagogen durchgeführt wird, kann nach der Implantation ein optimales Ergebnis für das Kind erzielt werden. Kinder erhalten innerhalb der ersten 2 Jahre nach Implantation 60 Rehabilitationstage zugestanden. Die Anleitung des Kindes ist von eminenter Bedeutung und darin nehmen die Eltern im familiären Bezugssystem eine Garantenstellung ein. Das familiäre System steht im Zusammenhang mit der Cochlear-Implantation unter einer jahrelangen andauernden Anspannung. Das Zurückstellen elterlicher Bedürfnisse und, soweit vorhanden, die Versorgung der Geschwisterkinder nehmen die Eltern voll in Anspruch. Hinzu kommen oft hohe Erwartungen an den Erfolg der kochleären Implantation. Hier sind die Eltern durch vertrauensbildende Gespräche vor den Risiken der Selbstüberforderung und einer opfervollen Selbstaufgabe zu schützen.

Merke

Das Familiensystem verdient besondere Aufmerksamkeit in der kochleären Implantation bei Kindern. Die regelmäßige Anleitung und motivationale Unterstützung durch die Eltern sind Bedingungen für eine erfolgreiche Rehabilitation nach einer Cochlear-Implantation. Eine ausgeglichene und kompliante Familiendynamik ist Bestandteil der Rehabilitation.

Cave

Überhöhte Erwartungen an den Erfolg der Cochlear-Implantation und Überforderungen der Eltern sind negative Einwirkfaktoren. Die Belastungen der Eltern oder eventuelle Konflikte im häuslichen Hintergrund dürfen nicht übersehen oder bagatellisiert werden.

3.5 Hörsturz

Lernziele

Sie kennen die entwicklungsgeschichtliche Bedeutung der Hörfunktion und des plötzlichen Hörverlusts. Sie können die psychosomatischen Aspekte und wichtige Differenzialdiagnosen des Hörsturzes erläutern.

Hören ist eine der sensorischen Funktionen des Menschen. Ein plötzlicher Hörverlust stellt für den Betroffenen eine psychische Belastung dar. Die zivilisatorischen Aufgaben in unserer industrialisierten Gesellschaft setzen eine vorhandene Hörfähigkeit voraus. Man denke nur an die Lautsprecheransagen auf Flughäfen, Bahnhöfen oder Tagungen. Die expansive Medienlandschaft ist überwiegend auditiv ausgerichtet, wie die modernen Errungenschaften Mobiltelefon und akustische Navigation verdeutlichen. In der sich ausweitenden Kommunikation ist ein interpersoneller Austausch von Daten und persönlichen Mitteilungen ohne Hörwahrnehmung nicht vorstellbar. Hingegen gibt es nur wenige Fernsehsendungen, welche von Gebärden oder Texten begleitet werden. Hier werden der zivilisatorische Stellenwert und die soziale Funktion des Hörens deutlich. Ein Aufenthalt in einem schalltoten Raum ruft nach wenigen Stunden im Menschen Verwirrung und psychotische Reaktionen hervor. Auch ein progredienter Hörverlust mit resultierender hochgradiger Schwerhörigkeit vermag im Betroffenen misstrauische Empfindungen bis hin zu paranoiden Reaktionen auszulösen.

Merke

Hören ermöglicht dem Individuum die kommunikative Integration in die Gesellschaft und die Einbindung in den sozialen Nahraum. Schwere Funktionsstörungen oder ein Funktionsausfall des Hörens bedingen Isolierung und soziale Deprivation.

Der **Hörsturz** ist eine akute Funktionsstörung des Hörens. Die Ätiologie ist noch nicht abschließend geklärt, diskutiert werden verschiedene Hypothesen autoimmunologischer Prozesse, Mikrozirkulationsstörungen, Perilymphfistel, Virusinfekte. Die Inzidenz für Mitteleuropa und die USA wird mit

1:5000 Einwohner angegeben [47]; bei Kindern ist der Hörsturz sehr selten. Leitsymptom des Hörsturzes ist eine plötzliche, meist einseitig auftretende Hörminderung. Oft bemerken die Patienten den Hörverlust am Morgen nach dem Aufwachen. Begleitende Symptome der akuten Hörminderung können ein Druckgefühl im betroffenen Ohr und Ohrgeräusche sein. Bei einem Teil der betroffenen Patienten kommt es innerhalb von Tagen zu einer Besserung der Symptomatik. Bei einem Hörsturz sind differenzialdiagnostisch verschiedene Ursachen in Betracht zu ziehen [4]. Tab. 3.**4** nennt einige Beispiele für Differenzialdiagnosen des Hörsturzes.

Eine plötzliche Hörverschlechterung ohne traumatische äußere Einwirkung muss vor allem bei Kindern und Jugendlichen an eine akute Verschlechterung einer progredienten Innenohrschwerhörigkeit denken lassen [12]. Die weiterführende Diagnostik zum Ausschluss einer monosymptomatischen oder syndromalen Schwerhörigkeit ist notwendig. Psychodiagnostisch kommt beim plötzlichen Hörverlust auch die psychogene Hörstörung in Betracht.

Psychosomatische Aspekte des Hörsturzes

Ein plötzlicher Hörverlust ist für das betroffene Individuum ein aufregendes Erlebnis. Dies wird vor dem entwicklungsgeschichtlichen Hintergrund und der neurobiologischen Kopplung der auditorischen Funktion an Emotionszentren im Gehirn verständlich. Die Frage der persönlichkeitsgebundenen Merkmale in der Entstehung des Hörsturzes ist wiederholt Gegenstand wissenschaftlicher Diskussion. Insgesamt ergeben sich in Untersuchungen von Patienten mit Hörsturz keine Hinweise auf eine primäre und ausschließliche Psychogenese. **Stresshypothesen** werden immer wieder im Zusammenhang mit Hörsturz diskutiert [26], [24], [38]. Körperlicher und seelischer Stress wird als Promotor vermutet.

Tabelle 3.**4** Beispiele für Differenzialdiagnosen des Hörsturzes.

Zerumen
Trauma (Lärmtrauma, Barotrauma, Fensterruptur, Schädeltrauma)
Ototoxizität (Medikamente)
otologische Erkrankungen (Morbus Menière, hereditäre Schwerhörigkeit)
systemische Erkrankungen (Encephalitis disseminata, Autoimmunerkrankungen)
vaskuläre Erkrankungen
Infektionen (z. B. Herpes zoster, Mumps, HIV)
Tumoren (Akustikusneurinom, Cholesteatom, Felsenbeintumoren)
psychogene Hörstörung
auditive Wahrnehmungsstörungen

Der plötzliche Hörverlust kann im Patienten ein Bedrohungserlebnis auslösen, welchem reaktive Symptome folgen. Traumatische Erlebnisweisen sind möglich, wenn der Hörsturz das noch letzthörende Ohr betrifft, z. B. bei angeborener Taubheit oder erworbener Schwerhörigkeit. Patienten mit Rezidivhörsturz bewegt vor allem die Frage, wie sich ein erneuter Hörsturz vermeiden lässt. Hier ist die antizipatorische Angst vor einem erneuten Hörsturz zu beachten, welche sich mit der Trauer über den erlebten Funktionsverlust mischt. Die ängstlich-depressive Stimmung ist bei manchen Patienten von phobischen Ängsten begleitet, welche sich auf Situationen beziehen, die der Patient als Verursacher seiner Hörsturzproblematik ansieht.

Merke

Die Erwartungsangst spielt in der seelischen Verarbeitung des Hörsturzes eine wichtige Rolle.

Psychodiagnostisch sollte der Arzt den Patienten auf dessen subjektive Krankheitstheorie und Befürchtungen ansprechen. Ein Hinweis aus der Verhaltensbeobachtung kann hilfreich sein: Häufig benennen Patienten mit Hörsturz von sich aus seelische Zusammenhänge und fragen nach einem Zusammenhang mit Stress. Im Gegensatz dazu thematisiert der Patient mit einer **psychogenen Hörstörung** als Ausdruck einer Konversion gewöhnlich nicht primär den psychosozialen Hintergrund, sondern geht von einem organisch bedingten Leiden aus [45]. Diese Haltung wird vor dem Hintergrund der unbewussten Symptombildung verständlich. Gleiches gilt für einen Patienten mit somatoformer Störung, der fest an seinem organischen Krankheitskonzept hängt und hartnäckig nach weiteren Abklärungen verlangt. In der Regel spricht der Patient mit **somatoformer Störung** nicht primär psychosoziale Probleme von sich aus an.

Merke

Psychodiagnostisch ist beim Hörsturz die psychogene dissoziative Hörstörung abzugrenzen.

3.6 Psychogene Hörstörung

Lernziele

Sie können die Symptombildung der psychogenen Hörstörung und den Begriff „Dissoziation" erklären.

Die psychogene Hörstörung manifestiert sich meist doppelseitig mit symmetrischer mittel- bis hochgradiger Schwerhörigkeit. Es handelt sich um eine seelisch bedingte Störung mit körperlichem Ausdruck. Die Unterscheidung von der körperlich begründbaren Schwerhörigkeit gelingt mit der objektiven Audiometrie. Es wird geschätzt, dass 2–3 % aller plötzlich auftretenden Hörverluste psychisch bedingt sind [3].

In der Symptomatik der psychogenen Hörstörung fallen einige Verhaltensmerkmale auf. Das Symptom tritt vor allem in der Untersuchungssituation oder in belastenden Situationen auf, hingegen gelingt die Verständigung in normalen Unterhaltungen oft gut. Diese Diskrepanz zwischen normalem Unterhaltungsgehör und auffallenden Befunden in der Hörweitenprüfung und im Tonaudiogramm ist ein wichtiger Hinweis für das mögliche Vorliegen einer psychogenen Hörstörung. Zudem können sich im Reintonaudiogramm und im Sprachaudiogramm deutliche Differenzen des Hörens ergeben. Die Stapediusreflexe sind auslösbar und die objektive Audiometrie zeigt die tatsächliche Hörschwelle.

Die psychogene Hörstörung ist ein unbewusst ablaufender Prozess. Dabei hält sich der Patient tatsächlich für schwerhörig oder taub. Oft weisen Patienten Fragen nach einem möglichen seelischen Zusammenhang weit von sich. Hinter diesen Verneinungen verbirgt sich die Angst, für verrückt erklärt und nicht ernst genommen zu werden. Die erweitere Anamnese zeigt dann doch in aller Regel einen belastenden Hintergrund [23]. Hier ist psychologisch zu beachten, dass dieser Belastungsgrund vom Patienten selbst zunächst nicht in einem ursächlichen Zusammenhang gesehen wird. Dennoch spielt psychischer Stress eine wichtige Rolle in der Auslösung der psychogenen Hörstörung [45].

Wie entsteht die psychogene Hörstörung?

In der Internationalen Klassifikation psychischer Störungen zählt die psychogene Hörstörung zu den dissoziativen Empfindungsstörungen (ICD10 [V] F 44.6), die auch Konversionsstörungen genannt werden. Weil diese Symptomatiken in ihrer Ausprägung sehr stark neurologischen Krankheitsbildern ähneln können, werden sie außerdem als **pseudoneurologische dissoziative Störungen** bezeichnet.

Tab. 3.5 führt wichtige Konversionssymptome auf.

Jeder Mensch verfügt über ein psychisches Integrationssystem. Es beinhaltet die Funktionen des Gedächtnisses, der Identität, der Motorik und der Sensorik (Abb. 3.3a und 3.3b). Ein schweres Realtrauma kann zu einer Dissoziation (Abspaltung) einer dieser Funktionen führen [42]. In der HNO-Heilkunde sind die dissoziativen Störungen der Motorik und der sensorischen Empfindung von klinischer Relevanz. Abb. 3.3b führt wichtige Beispiele dissoziativer Störungen aus der HNO-Heilkunde auf.

Tabelle 3.5 Wichtige Konversionssymptome.

psychogene Aphonien, Dysphonien
Koordinationsstörungen
dissoziative Krampfanfälle
Dysästhesie, Hypästhesie, Anästhesie
Hyperakusis, Hörstörung bis Taubheit
Sehstörung bis Blindheit
Riechstörung

In der Regel verbirgt sich hinter der psychogenen Hörstörung ein belastendes Erlebnis oder traumatisierendes Ereignis. Dem Patienten ist bewusst, dass er nicht hört, er kann aber keinen Zusammenhang zur auslösenden Situation benennen. Die Verdrängung dieses emotionalen Erlebnisses geschieht in Form der Dissoziation der Hörfunktion. Der Hörverlust kann partiell oder vollständig imponieren. Auch im dissoziativen Stupor fehlt die Reaktion auf Geräusche und Berührung (ICD 10 [V] F 44.2).

Dissoziative Störungen haben eine hohe Komorbidität mit anderen psychischen Störungen und neigen zur Chronifizierung. Die Patienten haben ein fest gefügtes somatisches Krankheitskonzept, ihre subjektive Krankheitstheorie. Dieses somatische Konzept wird hartnäckig beibehalten und ist insbesondere am Beginn einer Behandlung nur mühsam den therapeutischen Interventionen zugänglich.

Bitte bearbeiten Sie Übung 3.4.

Übung 3.4

Die 15-jährige K. hört nicht.

Die 15-jährige K. kommt mit ihrer Mutter zur Untersuchung, weil seit einigen Wochen auffällt, dass sie nicht richtig hört. Auch in der Schule seien dadurch bereits Schwierigkeiten aufgetreten. Zu Hause würde das Mädchen mal gut, mal schlecht hören. Sie sehen ein hochgewachsenes, körperlich altersentsprechend entwickeltes junges Mädchen. Auf Ihre Fragen antwortet sie nicht, stattdessen erzählt die Mutter. Das Mädchen folgt Ihren Anweisungen in der Untersuchung ohne Probleme. So dreht sie auf Ihre Bitte hin den Kopf zur Seite. Die HNO-Spiegeluntersuchung ergibt reizlose Trommelfelle sowie flache Adenoide und mittelgroße Gaumentonsillen. Die Nasenverhältnisse sind unauffällig. Der Stimmgabelversuch ergibt Weber median und Rinne beidseits positiv. In der Hörweitenprüfung macht das junge Mädchen wechselnde Angaben. Die Reintonaudiometrie zeigt einen symmetrischen Hörkurvenabfall bis auf 60 dB in den Frequenzen von 500–8000 Hz. Das Tympanogramm und die Stapediusreflexmessung sind unauffällig.

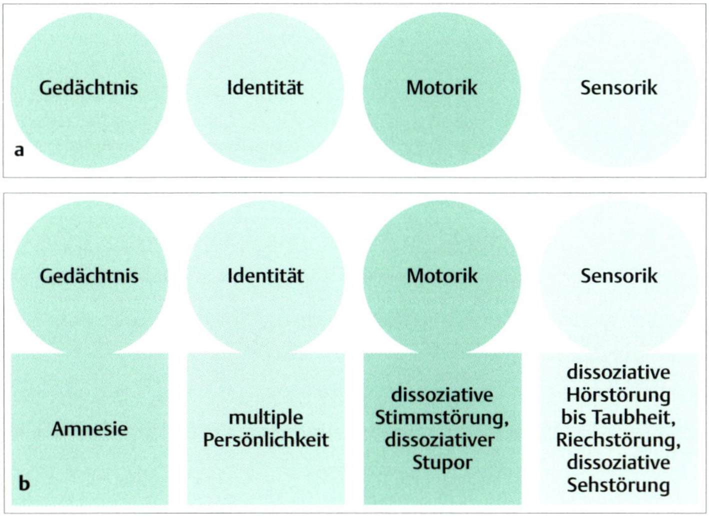

Abb. 3.**3** Psychisches Integrationssystem. **a.** Modell des psychischen Integrationssystems. **b.** Wichtige Beispiele dissoziativer Störungen aus der HNO-Heilkunde.

Ihnen kommt bereits jetzt ein Verdacht, dass in diesem Fall eine psychogene Hörstörung vorliegen könnte. Sie wissen nicht so recht, wie Sie das Thema ansprechen sollen, und vereinbaren zunächst einen Termin für die Durchführung der objektiven Audiometrie.
Bitte überlegen Sie:

- Welche Hinweise könnten für eine psychogene Hörstörung sprechen?
- Welche Informationen benötigen Sie für die Differenzialdiagnose?

Die objektive Audiometrie ergibt eine normale Hörschwelle beidseits. Wieder erscheint die junge Patientin mit der Mutter zur Besprechung. Auf Ihre Frage nach den Lebensumständen berichtet die Mutter, dass sie und ihr Mann sich vor 5 Wochen getrennt haben. Der Vater lebt jetzt in der Nachbarstadt.
Ihre Verdachtsdiagnose der psychogenen Hörstörung erhärtet sich.

- Erläutern Sie in diesem Kontext die innerseelischen Prozesse der Symptombildung.
- Warum tritt das Symptom jetzt auf?

Epidemiologisch ist in der Allgemeinbevölkerung von einer Prävalenz von etwa 3 % der dissoziativen Störung auszugehen. Dissoziative Störungen haben eine hohe Komorbidität mit anderen psychischen Störungen. Hier spielen Persönlichkeitsstörungen, Angststörungen, depressive Erkrankungen und somatoforme Störungen eine wichtige Rolle. Schwere Desintegrationen wie psychogene Krampfanfälle, Fugue und die multiple Persönlichkeitsstörung neigen eher zu einem chronischen Verlauf, während Amnesie, Bewegungs-, Sensibilitäts- und Empfindungsstörungen häufig episodenhaften Charakter haben. Im Falle einer psychogenen Hörstörung ist demzufolge in der Anamnese ausdrücklich nach früheren Episoden des Hörverlusts zu fragen. Die Erstmanifestation von Dissoziationen hat einen Altersgipfel in der Adoleszenz und im jungen Erwachsenenalter. Männer und Frauen sind gleich von den Erkrankungen betroffen.

Die Erfolgsprognose der Therapie einer dissoziativen Störung hängt von der Komorbidität und von der Dauer des Krankheitsverlaufs bis zur Diagnosestellung ab. Chronifizierte Verläufe werden nicht selten jahrelang verkannt. Während in der Anfangsphase der dissoziativen Störung noch ein Zusammenhang zwischen auslösendem Ereignis und Symptombildung zu eruieren ist, konsolidieren mit zunehmender Erkrankungsdauer die Verhaltensmuster. Es können dann unspezifische Auslöser ohne erkennbaren Belastungsinhalt die dissoziativen Phänomene bedingen. Die dissoziative Amnesie wird auch bei Patienten mit einer posttraumatischen Belastungsstörung beobachtet [42].

Diagnostik und Therapie der psychogenen Hörstörung

Bei allen Erstmanifestationen dissoziativer Störungen muss eine gründliche körperliche Diagnostik erfolgen. Diese umfasst die sorgfältige Untersuchung des symptomatischen Organsystems und die weitere, v. a. die neurologische Umfelddiagnostik. Für die psychogene Hörstörung bedeutet dies die Durchführung der otologischen Untersuchungen einschließlich der objektiven Audiometrie. Wenn eine körperliche Verursachung der Symptomatik ausgeschlossen ist, muss der Nachweis einer Psychogenese angestrebt werden. Es handelt sich somit bei der psychogenen Hörstörung nicht um eine Ausschlussdiagnose.

Merke

Die psychogene Hörstörung und Taubheit zählen zu den dissoziativen Empfindungsstörungen. Insbesondere bei der Erstmanifestation der Erkrankung finden sich in der Anamnese dieser Patienten Hinweise für traumatische Einwirkungen und Belastungen im sozialen Hintergrund. Der erkennbare Zusammenhang mit einem traumatischen Auslöser kann im chronischen Verlauf verblassen und die dissoziative Symptomatik kann sich mit den Merkmalen der häufig zu beobachtenden Komorbiditäten vermischen.

Die Therapie der psychogenen Hörstörung folgt dem Grundsatz „primum nihil nocere". Das bedeutet, dass eine offensive, bloßstellende Konfrontation des Patienten mit der Diagnose der psychogenen Störung vermieden werden sollte. Das Symptom muss im Kontext eines innerseelischen Prozesses verstanden werden, welcher durch offensive therapeutische Interventionen nicht aufzulösen ist. Der Patient ist der Mitteilung der psychogenen Verursachung des Symptoms nicht immer aufgeschlossen. Schamgefühle, etwa für verrückt gehalten zu werden, können den Patienten zusätzlich zur somatischen Empfindung belasten. Auch Schuldgefühle, nicht richtig zu funktionieren, sind möglich. Scham und Schuldempfinden verdeutlichen die Verletzlichkeit und Kränkbarkeit des Patienten in der Position als Kranker. Günstiger ist es, dem Patienten in der erweiterten Anamnese viel Raum für die Schilderung seiner Lebensumstände zu gewähren.

Häufig zeigen Patienten mit Konversionssymptomen eine fest gefügte subjektive Krankheitstheorie, etwa: „Das schlechte Hören kommt von den vielen Telefonaten, welche ich jeden Tag in der Arbeit führen muss." Dennoch ist es notwendig, dem Patienten den psychogenen Mechanismus der Symptombildung zu verdeutlichen. Mit Fragen zur persönlichen Krankheitstheorie kann der Patient behutsam und doch konsequent an die Neubewertung seines Symptoms herangeführt werden. Beispiele für solche Fragen sind: „Können Sie sich vorstellen, dass es für Ihre Hörstörung noch andere Auslöser gibt als die Telefonate?" Und: „Haben Sie für sich festgestellt, dass die Probleme mit dem Hören in manchen Situationen besonders oft auftreten?" Oder: „Wenn wir beide uns jetzt hier ruhig unterhalten, können Sie mich gut verstehen. Wie ist es beim Hören von Radio- oder Fernsehsendungen, gibt es da Probleme mit dem Hören?"

Die Verdeutlichung des Situationsbezugs im Auftreten der Hörstörung ist ein erster wichtiger Schritt für einen **Bewertungswechsel** des Symptoms durch den Patienten. Der Prozess der Bewusstwerdung vollzieht sich langsam, sodass der Patient schließlich den Zusammenhang zwischen seiner körperlich erlebten Hörstörung und den seelischen Ursachen akzeptieren kann. Oberflächliche Beruhigungsversuche hingegen wie „Sie haben nichts Ernstes" oder „Ihr Hören ist ganz in Ordnung" machen dem Patienten den Zusammenhang nicht bewusst und ermöglichen keine Chance für Veränderbarkeit der Symptomatik. Zudem verschließen solche Äußerungen den Zugang zum Patienten, welcher sich zunächst dem Arzt anvertraut hatte. Durch die kontinuierliche Arzt-Patient-Beziehung erfährt der Patient, wenn nötig in mehreren Gesprächen, dass er sich wegen der Hörstörung nicht schämen und auch keine Selbstvorwürfe machen muss. Er macht die positive Erfahrung, auch mit dem Symptom als Mensch angenommen und ernst genommen zu werden.

Ob die psychogene Hörstörung eine einmalige Krankheitserfahrung bleibt oder chronifiziert, hängt in entscheidendem Maß von den auslösenden und aufrechterhaltenden Bedingungen des sozialen Umfelds ab. Beispielsweise kann ein Kind auf den Tod des Großvaters mit psychogener Hörstörung reagieren. Gelingt es dem Kind, mithilfe des Vorbilds der Eltern das Trennungserlebnis und die Erfahrung mit dem Tod zu verarbeiten, ist mit der Remission zu rechnen und die Prognose günstig. Stellt sich jedoch der familiäre Kontext problematisch dar und wirken auf das Kind weitere retraumatisierende Ereignisse, ist die wiederholte Symptomatik mit chronifiziertem Verlauf absehbar. Im Hinblick auf die hohe Anzahl von psychischen Begleiterkrankungen sollte dann die **psychiatrisch-psychotherapeutische Diagnostik** angestrebt werden. In jedem Fall ist die frühe Diagnose der dissoziativen Störung, wenn irgend möglich bereits in der Erstmanifestation, anzustreben.

3.7 Tinnitus

Lernziele

Sie kennen die Ziele psychologischer Interventionen bei Patienten mit Tinnitus. Sie können Beispiele für irrationale Bewertungen zum Tinnitus nennen. Sie können mindestens eine Methode zur Tinnitusbehandlung aus der kognitiven Verhaltenstherapie erläutern.

Tinnitus ist ein weitverbreitetes Symptom der menschlichen Hörwahrnehmung, zu welchem eine Reihe von Untersuchungen und Therapieempfehlungen existieren [13], [29], [21]. Tinnitus wird nach unterschiedlichen Gesichtspunkten klassifiziert [13]:

- nach dem Ort der vermuteten zentralen oder peripheren Tinnitusentstehung

- nach dem Verlauf (akut, subakut oder chronisch)
- nach der empfundenen Belastung

Die Angaben zur Prävalenz bei Erwachsenen sowie bei Kindern und Jugendlichen sind beachtlich [19], [36], [37]. Schätzungen der Tinnitusprävalenz in industrialisierten Ländern gehen davon aus, dass 35–40 % der Erwachsenen irgendwann einmal ein Tinnituserlebnis hatten und 0,5 % Tinnitus als starke Beeinträchtigung erfahren [13]. Als Ursachen für Tinnitus werden u. a. Mittelohrpathologien, Innenohrstörungen, Kopftrauma (Felsenbeinfraktur), Meningitis, Tumoren des Kleinhirnbrückenwinkels und Stresshypothesen diskutiert [43], [36], [7], [2], [35], [46].

Hörverbessernde Maßnahmen können die subjektiv wahrgenommene Beeinträchtigung durch den Tinnitus reduzieren [34], [49].

Das Auftreten eines Tinnitus ist schon bei Kindern sehr häufig mit Hörstörungen verbunden. Daher muss das Symptom Tinnitus sorgfältig abgeklärt und nach auslösenden Bedingungen gesucht werden. Hierzu gehören vor allem die frühe und konsequente Erfassung und Behandlung von Hörstörungen und die Beachtung der Gefährdung durch Lärm, laute Musik und bei Kindern durch lautes Spielzeug.

Psychologische Interventionen bei Tinnitus

Die meisten Menschen, welche Geräusche an sich selbst wahrnehmen, leiden nicht. Bei einem kleinen Teil der Patienten, welche wegen Tinnitus ärztliche Hilfe in Anspruch nehmen, sind Anzeichen für eine **reaktive Störung** zu beobachten. Diese kann mit einem subjektiven Gefühl der Bedrohung, Erwartungsangst vor Verschlimmerung, Panik, Katastrophendenken und depressiven Verstimmungen sowie mit Schlafstörungen und Inappetenz einhergehen. Im Vordergrund stehen irrationale Bewertungen wie „Tinnitus ist doch immer ganz furchtbar und schlimm“ und die auf die Zukunft gerichtete Angst vor Verschlimmerung: „Im Moment geht es, doch was ist, wenn es schlimmer wird?“ Die Bewertung des Tinnitus als „etwas ganz Schlimmes“ ist eng mit der subjektiven Krankheitstheorie des Patienten verknüpft: „Mein Tinnitus, der kommt vom Stress in der Arbeit, vom Mobbing, vom …“ Außerdem wird Tinnitus von vielen Patienten als Vorbote vaskulärer Erkrankungen wie Schlaganfall oder Herzinfarkt interpretiert. Diese Bewertungen entspringen in der Regel einem unzureichenden und unsachgemäßen Informationsstand des Patienten. Unvollständige oder inadäquate Informationen verstärken das **irrationale Bewertungsmuster** des Patienten und halten seine ängstliche Spannung aufrecht.

Psychologische Interventionen bei Patienten mit Tinnitus dienen vorrangig der Bewältigung des mit dem Symptom verbundenen Krankheitserlebnisses [39]. Hierzu zählen die Beruhigung im akuten Bedrohungserlebnis, die Vermittlung sachlicher Informationen zu psychophysiologischen Prozessen der Wahrnehmung des Tinnitus sowie der Abbau der **kognitiv-emotionalen Bewertungen** und **Ängste** des Patienten zum Symptom Tinnitus. Bleiben diese inadäquaten Muster unbearbeitet, sind dem Patienten die Möglichkeiten zur Neubewertung seiner Lebenssituation mit Tinnitus verwehrt. Soziale Komplikationen wie wiederholte oder anhaltende Arbeitsunfähigkeit müssen berücksichtigt und Versorgungsängste und -wünsche des Patienten angesprochen werden.

Merke

Die subjektive Krankheitstheorie, irrationale Ängste und Bewertungen zum Symptom Tinnitus müssen identifiziert und dem Patienten verdeutlicht werden.

Sehr schwer durch Tinnitus beeinträchtigte Patienten weisen oft eine psychische Komorbidität auf [1]. Der Arzt sollte auf Hinweise für vorbestehende psychische Störungen, z. B. Panikstörung oder somatoforme Störung, achten.

Bei Leidensdruck durch chronischen Tinnitus stehen Erwachsenen und größeren Kindern **psychotherapeutische Interventionen** zur Tinnitusbewältigung zur Verfügung [20], [27]. Gezielt eingesetzte Elemente aus der **kognitiven Verhaltenstherapie** dienen der Verarbeitung des subjektiven Krankheitserlebnisses bei Tinnitus. Hierzu gehören die ausführliche Information über psychophysiologische Zusammenhänge der Hörwahrnehmung, die Verdeutlichung dysfunktionaler Gedanken und Bewertungen zum Tinnitus, die Protokollierung der tinnitusbegleitenden Emotionen und Vermeidungen durch den Patienten. Nach dieser **ersten Phase der Selbstbeobachtung** lernt der Patient, in **der kognitiven Umstrukturierung** seine negativen Kognitionen und Attribuierungen zum Tinnitus zu verändern. So lernt der Patient z. B. die Kognition „Tinnitus ist immer ganz schlimm“ für sich umzuformulieren in „Tinnitus ist ganz unterschiedlich“. Begleitend dazu wird der Patient angeleitet, sich in einem schrittweisen Vorgehen mit seinem Vermeidungsverhalten auseinanderzusetzen.

Ziel dieser therapeutischen Interventionen ist der **Abbau des Vermeidungsverhaltens**. Wurden bspw. gesellige Situationen gänzlich vermieden, beginnt der Patient die Exposition zunächst in kurzen Telefonaten oder Gesprächssequenzen, welche dann stufenweise ausgebaut werden. Zur Reduktion der inneren Anspannung erlernt der

Patient eine **Entspannungstechnik**. Ein bewährtes und leicht erlernbares Verfahren ist z.B. die progressive Muskelrelaxation. Einige methodische Elemente der Verhaltenstherapie wurden in die **Tinnitus-Retraining-Therapie** aufgenommen, deren Ziel die Gewöhnung und Bewältigung des belastenden Tinnitus ist. Zur Therapie eines chronischen, den Patienten beeinträchtigenden Tinnitus werden seit einigen Jahren auch Noiser eingesetzt. Neuere Untersuchungen zum Effekt des Noiser-Einsatzes in der Tinnitus-Therapie haben einen Benefit für Patienten mit Tinnitus und Hyperakusis gezeigt [18].

Merke

Psychologische Interventionen zielen auf die Akzeptanz des chronischen Tinnitus und die Gewöhnung der Hörwahrnehmung ab. Bewährt haben sich methodische Elemente aus der kognitiven Verhaltenstherapie.

3.8 Synästhesie

Lernziele

Sie können den Begriff Synästhesie erklären. Sie kennen die psychosozialen Folgen ausgeprägter synästhetischer Phänomene.

Bei diesem Phänomen kommt es durch neurobiologische Kopplung sensorischer Areale zur Erregung verschiedener Sinnessysteme gleichzeitig. Zum Beispiel können Töne oder Geräusche beim Patienten Farbempfindungen auslösen oder gustatorische Reize taktile Empfindungen hervorrufen. Patienten schildern beim Hören von Sprache, Musik oder sonstigen Geräuschen eine oder mehrere synchrone Farbempfindungen. Diese Empfindungen weisen ein beständiges Koppelungsmuster auf. Zum Beispiel erscheint in der Vorstellung eines Menschen mit auditiv-visueller Synästhesie die Ziffer 8 immer in orange, wenn diese Zahl genannt wird. Die sensorische Verknüpfung behält also ihre von Individuum zu Individuum verschiedene Ausprägung bei. Theoretisch können alle Sinnesmodalitäten miteinander gekoppelt sein, allerdings funktionieren synästhetische Assoziationen gewöhnlich nur in einer Richtung, sodass z.B. eine bestimmte synästhetische Person beim Sehen ein Tastgefühl empfindet, aber nicht umgekehrt. Am häufigsten tritt das Farbenhören auf, andere Sinneskopplungen sind seltener. Das Hören ist viel häufiger beteiligt als das Riechen. Beim Farbenhören werden Töne und Geräusche – auch Sprache und Musik – von farbigen Formen, Bewegungen, seltsamen Mustern und Licht begleitet. „Töne schmecken und Farben hören" beschreibt eine der sensorischen Erfahrungswelten der Synästhetiker.

Diese nicht krankhafte Variante der Sinneskopplung ist in der menschlichen Gesellschaft lange bekannt. Bereits Goethe beschäftigte sich in der Farbenlehre mit Verknüpfungen zwischen Farben und anderen Sinneswahrnehmungen [8]. Synästhetiker wurden mitunter in der Vergangenheit unangemessen als psychiatrisch krank angesehen. Mit den Erkenntnissen der modernen Sinnesphysiologie und der Neurobiologie gewinnen Forscher immer mehr Einsicht in die faszinierende, mitunter bizarre Sinneswelt der Synästhesie [10]. Die HNO-Heilkunde ist wie kein anderes Fach prädestiniert für die Begegnung mit Synästhetikern, da nahezu sämtliche Sinnesorgane des Menschen Bestandteile des anatomisch-funktionellen HNO-Gebiets sind.

Gegenwärtig wird in Bezug auf den Entstehungsmechanismus von Synästhesie angenommen, dass jeder Mensch von Natur aus über diese Fähigkeit verfügt, sie verkümmert aber beim Großteil der Menschen wieder. Genaue Prävalenzangaben fehlen. Die Verteilung wird auf 1:2000 geschätzt, betroffen sind Männer und Frauen. Viele Synästhetiker berichten, dass sie die gekoppelten Wahrnehmungen schon seit der frühesten Kindheit kennen. Am Anfang ihrer bewussten Wahrnehmung halten die meisten Synästhetiker die gekoppelte Wahrnehmung für normal. Wenn sie dann erfahren, dass längst nicht jeder Mensch Synästhesie an sich kennt, können Schamgefühle auftreten. Viele Synästhetiker verschweigen ihre Wahrnehmungen aus Angst, „für verrückt gehalten" zu werden. Die individuelle Symptomatik kann neben guten Gedächtnisleistungen eine Option für Inspiration und künstlerische Arbeit aufweisen. Die Werke von Kandinsky geben hierfür eindrucksvolle Beispiele. Synästhetische Wahrnehmung kann aber auch eine Belastung durch sensorische Überladung darstellen, woraus sich ein gewisser Leidensdruck für die Betroffenen ergibt. In der HNO-Heilkunde ist die Synästhesie in der Differenzialdiagnostik auditiver Wahrnehmungsphänomene von Bedeutung.

Weil viele Patienten ihre besondere Wahrnehmung nicht von sich aus ansprechen, muss danach in der Abklärung auditiver Wahrnehmungsphänomene ausdrücklich gefragt werden. Andernfalls bleibt die Synästhesie unerkannt oder wird als Tinnitus fehlinterpretiert. Abb. 3.4 zeigt die künstlerische Darstellung für synästhetische Wahrnehmung beim Hören von Jazz-Musik.

Synästhesie ist als normvariante Sinneserfahrung **nicht behandlungspflichtig**. Bei einzelnen Menschen ist die sensorische Überlastung so ausgeprägt, dass die Betroffenen sich schon in alltäglichen Beschäftigungen überfordert fühlen. Für diese Fälle bestehen Behandlungsoptionen mit neuropsychologischen Methoden zur Aufmerksamkeitslenkung, zur beruhigenden Selbstinstruktion und Selbstmotivation. Zur kognitiv emotionalen Entlastung sind Beschäftigungen zum Ausdruck der gekoppelten Sinneserfahrungen möglich. Soweit der Synästhet diese Möglichkeit noch nicht für sich entdeckt hat, sollte er zur Nutzung seiner außergewöhnlichen Fähigkeit als persönliche Ressource motiviert werden (siehe hierzu Übung 3.5).

Übung 3.5

Herr F. beschreibt Geräusche im Kopf.

Herr F. ist 18 Jahre alt. Er kommt in Ihre Sprechstunde, weil er seine Ohren untersuchen lassen möchte. Er habe Schwierigkeiten beim Hören von Musik. Er könne sich nicht richtig darauf konzentrieren. Jetzt habe er gelesen, dass es sich hierbei um Tinnitus handeln könnte. Er mache sich etwas Sorgen, ob das vielleicht ein Ausschlussgrund für seine Bewerbung an der Musikhochschule sein könnte. Er würde gern Musik studieren. Sein Berufswunsch sei Komponist, er habe auch schon einige kleine Musikstücke geschrieben. Seit Jahren spiele er im Schulorchester Klavier. Bisher habe er sehr gut hören können. Die Fragen nach Ohrenentzündungen und ototoxischen Medikamenten verneint der Patient.

Die Spiegeluntersuchung der Ohren und der übrige HNO-Befund sind unauffällig. Die Audiometrie ergibt ein sehr gutes Hörvermögen von 5–10 dB pantonal von 125–8000 Hz. Auch das Tympanogramm ist unauffällig.

Bitte überlegen Sie:

- Ganz ehrlich, hätten Sie bei der geschilderten Anamnese des jungen Mannes an Synästhesie gedacht?

Merke

Synästhesie ist die Kopplung mehrerer Sinnessysteme. Bei Reizung eines Sinnessystems, z. B. Sehen, kommt es zur Miterregung eines anderen Sinnessystems, z. B. Hören. Es handelt sich um eine normvariante Form der Wahrnehmung ohne Krankheitswert. Durch Synästhesie bedingte Probleme manifestieren sich in einzelnen Fällen als somatopsychische Störung infolge der Überforderung bei sensorischer Überladung. In vielen Fällen verhilft Synästhesie zur künstlerischen Inspiration.

3.9 Akustische Halluzinationen und andere auditive Phänomene

Lernziele

Sie kennen den Unterschied zwischen Halluzination und Illusion. Sie kennen den Begriff der negativen Halluzination.

Halluzinationen sind Sinnestäuschungen ohne reales Wahrnehmungsobjekt [32]. Der Patient mit **Halluzinationen** ist fest und unkorrigierbar von der Realität der Wahrnehmung überzeugt [44]. Am häufigsten sind akustische Halluzinationen. Die Patienten hören Geräusche wie Summen, Pfeifen oder Klopfen. Häufiger sind Stimmen, die flüstern oder schimpfen. Eine akustische Halluzination ist die Wahrnehmung nicht vorhandener Laute, wobei die Herkunft der Geräusche vom Patienten in der Außenwelt lokalisiert wird. Halluzinationen sind sehr bedeutsam bei der Schizophrenie, hier auch vor allem kommentierende und imperative Inhalte. Gehört werden einzelne Wörter oder kurze Sätze.

Bei der **Pseudohalluzination** ist stets die Einsicht in den irrealen Charakter des halluzinativen Phänomens erhalten. Die Phänomene werden mit einer gewissen Distanz erlebt, das Realitätsurteil bleibt weitgehend erhalten. Pseudohalluzinationen können vom Patienten angezweifelt werden und treten als hypnagoge Sinnestäuschungen mit Bewusstseinsveränderungen auf. Die **negative Halluzination** bezeichnet das Nichtwahrnehmen von Gegenständen oder Personen. Dieses Phänomen ist durch entsprechende Suggestion in der Hypnose auslösbar.

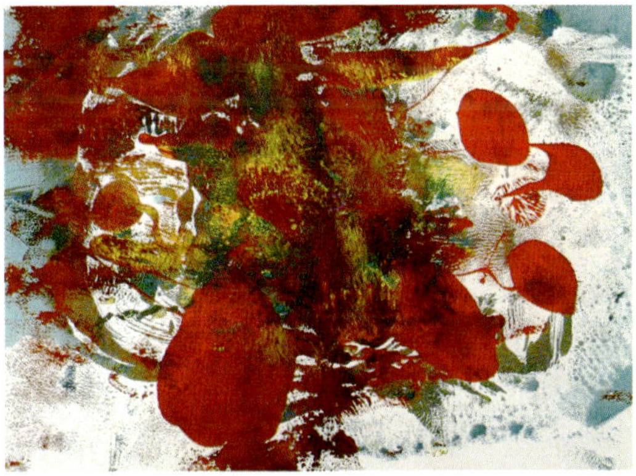

Abb. 3.**4** „Coloured Hearing" – künstlerische Darstellung für synästhetische Wahrnehmung beim Hören von Jazz-Musik (von Angelika Masseck, Leverkusen).

In **Illusionen** werden reale Objekte verfälscht wahrgenommen. Illusionen können bei Ermüdung oder unter dem Einfluss starker Affekte auftreten. Sie unterscheiden sich von Halluzinationen durch den realen Wahrnehmungsgegenstand. In der Illusion werden reale Gegenstände zwar verkannt, aber nicht unkorrigierbar wahnhaft umgedeutet [44]. **Pareidolien** sind Sinnestäuschungen, bei denen der Wahrnehmung zusätzlich zur Realität etwas hinzugefügt wird und sie so zu einer neuen Erscheinung umgeformt wird. In die Realität wird etwas hineingehört oder -gesehen. Zum Beispiel werden Worte in einem Geräusch gehört. Im Gegensatz zur Illusion kommen Pareidolien unabhängig vom Affekt vor und verschwinden nicht bei erhöhter Aufmerksamkeit [44], [32].

Innere Stimmen sind Empfindungen sensibler gesunder Personen, die so die Regung ihres Gewissens oder das Lautwerden von lebhaften Vorstellungen erleben.

Bitte bearbeiten Sie Übung 3.6.

Merke

Halluzinationen sind Sinnestäuschungen ohne reales Wahrnehmungsobjekt. Akustische Halluzinationen kommen vor allem bei Psychosen und hier bei der Schizophrenie vor. Illusion und Halluzination unterscheiden sich durch den tatsächlich vorhandenen Wahrnehmungsgegenstand.

Übung 3.6

Sie kennen nun einige Phänomene der auditiven Wahrnehmung. Bitte überlegen Sie:

- Warum ist Tinnitus keine Halluzination?
- Was unterscheidet Tinnitus von einer Illusion?

Literatur

[1] Alpini D, Cesarani A. Tinnitus as an alarm bell: stress reaction tinnitus model. ORL J Otorhinolaryngol Relat Spec 2006; 68: 31–6
[2] Aust G. Tinnitus in Childhood. International Tinnitus Journal 2002; 8: 20–26
[3] Ban HJ, Jin SM. A clinical analysis of psychogenic sudden deafness. Otolaryngol Head Neck Surg 2006; 134: 970–4
[4] Berghaus A. HNO-Erkrankungen. In: Deter HC, Hrsg. Angewandte Psychosomatik: Eine Anleitung zum Erkennen, Verstehen und Behandeln psychosomatisch Kranker. Stuttgart, New York: Thieme; 1997: 385–406
[5] Bisdas S, Lenarz M, Lenarz T et al. Inner ear abnormalities in patients with Goldenhar syndrome. Otol Neurotol 2005; 26: 398–404
[6] Bowles NE, Zowbin JA. The molecular basis of long QT syndrome and prospect for therapy. Mol Med Today 1998; 4: 382–8
[7] Brosch S. Myoklonus des Mittelohrs. HNO 2003; 51: 421–423
[8] Cytowic RE. Farben hören, Töne schmecken. München: Deutscher Taschenbuch Verlag; Dezember 1996: 68
[9] Dilling H, Mombour W, Schmidt MH. WHO. Internationale Klassifikation psychischer Störungen. ICD-10 Kapitel V (F). Klinisch-diagnostische Leitlinien. Bern: Hans Huber, Hogrefe; 2008
[10] Eagleman DM, Kagan AD, Nelson SS et al. A standarized test battery for the study of synesthesia. J Neurosci Methods 2006; pS0165–0270
[11] Eysholdt U. Kochleäre Implantation. In: Wendler J, Seidner W, Eysholdt U, Hrsg. Lehrbuch der Phoniatrie und Pädaudiologie. 4. Aufl. Stuttgart: Thieme; 2005: 425
[12] Eysholdt U. Pädaudiologische Klinik. In: Wendler J, Seidner W, Eysholdt U, Hrsg. Lehrbuch der Phoniatrie und Pädaudiologie. 4. Aufl. Stuttgart: Thieme; 2005: 393–406
[13] Frank W, Konta B, Seiler G. Therapie des unspezifischen Tinnitus ohne organische Ursache. Deutsches Institut für Medizinische Dokumentation und Information (DIMDI), 2006: 16. HTA-Bericht im Auftrag des Bundesministeriums für Gesundheit
[14] Geers AE. Speech, language and reading skills after early cochlear implantation. Ach Otolaryngol Haed Neck Surg 2004; 130: 634–8
[15] Greimel KV, Meco C, Mair A et al. Wie wird der Tinnitus durch eine Kochlearimplantation beeinflusst? HNO 2003; 51: 226–231
[16] Guiraud J, Besle J, Arnold L et al. Evidence of a tonotopic organisation of the auditory cortex in cochlear implant users. J Neurosci 2007; 27: 7838–46
[17] Haack B, Kupka S. Long-QT-Syndrome und molekulargenetische Diagnostik. Medgen 2002; 14: 18–22
[18] Hiller W, Haerkotter C. Does sound stimulation have additive effects on cognitive-behavioural treatment of chronic tinnitus? Behav Res Ther 2005; 43: 595–612
[19] Holgers K-M. Tinnitus in 7-year-old-children. Eur J Pediatr 2003; 162: 276-278
[20] Holgers K-M, Juul J. The suffering of tinnitus in childhood and adolescence. Int J Audiol 2006; 45: 267-272
[21] Jastreboff JP. Phantom auditory perception (tinnitus): mechanisms of generation and perception. Neuroscience Research 1990; 8: 221–254
[22] Katzbach R, Klaiber S, Nitsch S et al. Ohrmuschelrekonstruktion bei hochgradiger Mikrotie. Behandlungsplan, plastische Operationen und deren Sonderformen. HNO 2006; 54: 493–511
[23] Kothe C, Fleischer S, Breitfuß A et al. Diagnostik von psychogenen Hörstörungen im Kindesalter. HNO 2003; 51: 915–20
[24] Kröger F, Lamprecht J, Wälte D et al. Stressverarbeitung und Selbstaufmerksamkeit beim idiopathischen Hörsturz. Psychother Psychosom Med Psychol 1996; 46: 298–303

[25] Kruse E, Appel H. Unspezifische Sprachentwicklungsstörungen. In: Wendler J, Seidner W, Eysholdt U, Hrsg. Lehrbuch der Phoniatrie und Pädaudiologie. 4. Aufl. Stuttgart: Thieme; 2005: 259–61, 330–406

[26] Lamparter U. Psychosomatische Aspekte bei Hörsturz. Versicherungsmedizin 1998; 50: 104–9

[27] Londero A, Peignard P, Malinvaud D et al. Acouphenes et therapie comporte-mental et cognitive. Resultats a un ans. Presse Med 2006; 35: 1213–21

[28] Medina-Villanueva A, Rey-Galan C, Concha-Torre A et al. Long Qt syndrome presented as epilepsy. Rev-Neurol 2002; 35: 346–8

[29] Møller AR. Hearing: anatomy, physiology, and disorders of the auditory system. 2nd ed. Amsterdam: Elsevier; 2006: 255–59

[30] Pajor A, Durko T, Gryczynski M. Czynniki prognostyczne w naglej gluchocie. Otolaryngol Pol 2003; 57: 271–5

[31] Petermann F. Lehrbuch der Klinischen Kinderpsychologie. Modelle psychischer Störungen im Kindes- und Jugendalter. 2. Aufl. Göttingen, Bern, Toronto, Seattle: Hogrefe; 1996: 111

[32] Peters UH. Lexikon Psychatrie, Psychotherapie, Medizinische Psychologie. 6. Aufl. München, Jena: Urban & Fischer; 2007

[33] Quaranta N, Wagstaff S, Baguley DM. Tinnitus and cochlear implantation. Int J Audiol 2004; 43: 245–251

[34] Quaranta N, Fernandez-Vega S, D'elia C. The effect of unilateral multichannel cochlear implant on bilaterally perceived tinnitus. Acta Otolaryngol (Norway) 2008; 128: 159–63

[35] Roman St, Aladio P, Paris J et al. Prognostic factors of sudden hearing loss in children. Int J Pediatr Otorhinolaryngol 2001; 61: 17-21

[36] Savastano M. A protocol of study for tinnitus in childhood. International Journal of Pediatric Otolaryngology 2002; 64: 23–27

[37] Savastano M. Characteristics of tinnitus in childhood. Eur J Pediatr 2006; p S0340–6199 (Record supplied by publisher)

[38] Schildt A, Tonnies S, Bottcher S. Stationäre Infusionsbehandlung des akuten Tinnitus mit und ohne adjuvante psychotherapeutische Interventionen. Vergleich psychologischer Wirksamkeit. HNO 2006; 54: 781-91

[39] Seydel C, Reisshauer A, Haupt H et al. Stress bei der Tinnitusentstehung und- verarbeitung. HNO 2006; 54: 709–14

[40] Sodermann AC, Moller J, Bagger-Sjoback D et al. Stress as a trigger in Meniere's disease. A case-crossover study. Laryngoscope 2004; 114: 1843-8

[41] Sopko J, Bauer H. HNO-Heilkunde. In: von Uexküll T, Hrsg. Psychosomatische Medizin. 5. Aufl. München, Wien, Baltimore: Urban und Schwarzenberg; 1997: 1111–1124

[42] Spitzer C, Freyberger HJ. Dissoziative Störungen (Konversionsstörungen). Psychotherapeut 2007; 3: 223–234

[43] Stobik C, Weber RK, Munte TF et al. Psychosomatische Belastungsfaktoren bei kompensierten und dekompensierten Tinnitus. Psychother Psychosom Med Psychol 2003; 53: 344–52

[44] Tölle R. Psychiatrie. 10. Aufl. Berlin, Heidelberg, New York: Springer; 1994: 185

[45] Wang YP, Wang MC, Lin HC et al. Conversion Deafness presenting a sudden hearing Loss. J Chin Med Assoc China 2006; 69: 289–93

[46] Weisz N, Voss S, Berg P et al. Abnormal auditory mismatch response in tinnitus sufferers with high-frequency hearing loss is associated with subjective distress level. Abstract BMC Neurosci 2004; 5: 8

[47] Westhofen M. Hals-Nasen-Ohrenheilkunde systematisch. Bremen: UNI-MED; 2001: 124

[48] Wiedemann HR, Kunze JA. Atlas der Klinischen Syndrome. 5. Aufl. Stuttgart: Schattauer; 2001: 32, 430, 438

[49] Yonehara E, Mezzalira R, Porto PR et al. Can cochlear implants decrease tinnitus? International Tinnitus Journal 2006; 12: 172–174

4 Psychosomatische Zusammenhänge bei Erkrankungen des vestibulären Systems

4.1 Systematisierung verschiedener Schwindelarten

Lernziele

Sie können die Begriffe „systematischer Schwindel" und „unsystematischer Schwindel" erläutern.

Schwindel ist ein in der Bevölkerung häufig verbreitetes, komplexes Symptom. Nicht jeder Schwindel ist pathologisch. So kommt es bei Karussellfahrten oder schnellen Tanzbewegungen zu einem erwünschten Schwindelgefühl, welches überwiegend mit freudiger Erregung bis hin zu einem berauschenden Gefühl verbunden ist. Nach Alkohol- oder Drogengebrauch kommt es ebenfalls zu einem Schwindelgefühl als physiologische Antwort auf die zugeführte Substanz. Schwindel kommt demzufolge auch bei gesunden Personen vor und ist zunächst nicht als Krankheit, sondern immer als ein Symptom zu sehen.

Vom **erwünschten Schwindel** werden der unerwünschte und der pathologische Schwindel unterschieden. Der **unerwünschte Schwindel** wird als lästig empfundene Reaktion auf äußere Stimuli wahrgenommen. Ein Beispiel hierfür ist die Seekrankheit. Der Höhenschwindel zählt ebenfalls zu den unerwünschten Schwindelarten. Mitunter beklagen Patienten ein Schwindelempfinden im Schlaf. Dieser Traumschwindel zeigt, dass unerwünschte Schwindelgefühle auch ohne äußere Bewegungsreize empfunden werden können.

Das Symptom Schwindel kann ein Hinweis für das Vorliegen ernster Erkrankungen sein. Der **pathologische Schwindel** kommt bei Erkrankungen verschiedener Organsysteme vor und tritt ohne äußere Reizeinwirkung auf. Für die psychosomatische Diagnostik in der HNO-Heilkunde empfiehlt sich die in Abb. 4.1 dargestellte Systematik.

Eine weitere Klassifizierung von Schwindelformen erlaubt die Einteilung in systematischen Schwindel und unsystematischen Schwindel. Der **systematische Schwindel** schließt alle Schwindelformen mit **Scheinbewegungen** ein. Diese Scheinbewegungen werden beim **unsystematischen Schwindel** nicht empfunden. Abb. 4.2 zeigt die Einteilung von systematischem und unsystematischem Schwindel.

Diese Einteilung der Schwindelformen ermöglicht eine gewisse Zuordnung zu den verursachenden Erkrankungen. Die Ursache des systematischen Schwindels ist meist in einer Erkrankung des vestibulären Systems zu finden. Hingegen weist ein unsystematischer Schwindel mehr auf Erkrankungen des kardiovaskulären, des visuellen Systems oder des Gehirns hin. Anhand der subjektiven Beschreibung des Patienten kann der Ort der Läsion bereits vermutet werden. Beim peripher-vestibulären Schwindel klagen die Patienten über Scheinbewegungen mit typischem Dreh-, Lift- und Schwankschwindel. Vegetative Begleitsymptome wie Übelkeit, Blässe, Schweißausbruch sind häufig. Zusätzliche Hörsymptome können auftreten, müssen aber nicht vorhanden sein. Bei etwa 30% aller Schwindelpatienten liegt eine **otogene Schwindelursache** vor. Beim **zentralen Schwindel** ist die Schilderung der Beschwerden ungenauer: Taumeligkeit, Benommenheit, Schwarzwerden vor den Augen. Dieser vor allem bei internistischen und neurologischen Krankheitsbildern auftretende Schwindel ist mit etwa

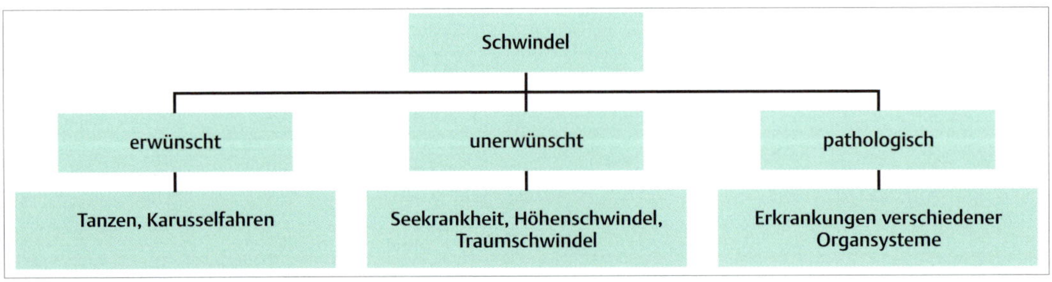

Abb. 4.1 Systematik der Schwindelarten.

60% am häufigsten vertreten. Der **psychogene Schwindel** kommt bei gut 10% aller Schwindelpatienten vor [13].

Merke

Psychogener Schwindel tritt bei etwa 10% der Patienten mit Schwindel auf.

Das Gleichgewichtssystem dient der räumlichen Orientierung und reflektorisch der Regulation von Augenbewegungen. Zudem ist es an der Aufrechterhaltung der Körperhaltung beteiligt [5]. Sinnesinformationen der Labyrinthorgane, der Augen und der Somatosensoren in Gelenken, Muskeln und Haut laufen im Hirnstamm zusammen und werden in die vestibulären kortikalen Gehirnareale projiziert [13].

Die Diagnostik von Gleichgewichtsstörungen ist durch die Flüchtigkeit der Beschwerden und durch die Bandbreite der Symptomschilderungen erschwert. Mitunter findet der Untersucher Stunden oder Tage nach dem Schwindelereignis keinen Nystagmus mehr. Das Fehlen des Nystagmus darf nicht zu der vorschnellen Annahme eines psychogenen Schwindels verleiten.

Jeder Patient mit Schwindel ist eingehend allgemeinmedizinisch und otoneurologisch zu untersuchen. Nur so sind otologische Krankheiten, tumoröse und entzündliche Hirnerkrankungen, Probleme der Halswirbelsäule, internistische Erkrankungen frühzeitig zu finden und entsprechend zu behandeln. Auch ein psychisch kranker Mensch kann an einem organisch bedingten Schwindel leiden. Vorbestehende psychiatrische Erkrankungen dürfen keinesfalls den diagnostischen Blick verschleiern und zur Unterlassung der notwendigen Untersuchungen führen. Die Darstellung der otoneurologischen Diagnostik ist nicht Aufgabe dieses Lehrbuchs. Zur Vertiefung dieses Themenbereichs wird auf die entsprechenden Standardwerke verwiesen.

Merke

Schwindel als Symptom ist immer gründlich abzuklären. Größte Sorgfalt ist in der Untersuchung psychiatrisch kranker Patienten geboten. Das Vorliegen psychotischer oder neurotischer Erkrankungen allein rechtfertigt nicht die Diagnose eines psychogenen Schwindels.

Cave

Der fehlende Nystagmus darf nicht zur Diagnose eines psychogenen Schwindels verleiten.

4.2 Klassifikation psychogener Störungen des vestibulären Systems

Lernziele

Sie können verschiedene psychogene Störungen benennen, in deren Zusammenhang Schwindel auftritt.

Schwindel ist oft mit Angst verbunden. Das ist verständlich, denn es handelt sich beim Schwindelempfinden um einen **Verlust der räumlichen Orientierung**. Dieser ruft Gefühle von Unsicherheit und Hilflosigkeit hervor. Müdigkeit und Erschöpfung können Schwindelgefühle verstärken. Das Symptom Schwindel hat einen hohen Stellenwert in der hausärztlichen und fachärztlichen Arbeit. Aufgrund der unterschiedlichen Krankheitsursachen in den verschiedenen Disziplinen sind die Gebiete HNO, Augen, Allgemeinmedizin, Neurologie, Psychiatrie und Psychosomatik in das Krankheitsgeschehen eingebunden. Bei Kindern mit Schwindel sind vor allem migräneassoziierte Schwindelformen zu berücksichtigen, sowie vestibuläre Funktionsstörungen und neurobiologische Erkrankungen [9].

Die Annahme, dass psychogener Schwindel nicht zu Erwachen aus dem Schlaf führt, trifft nicht zu. Bekannt ist das Aufwachen aus dem Schlaf beim benignen paroxysmalen Lagerungsschwindel und in einzelnen Fällen bei Morbus Menière. Auch

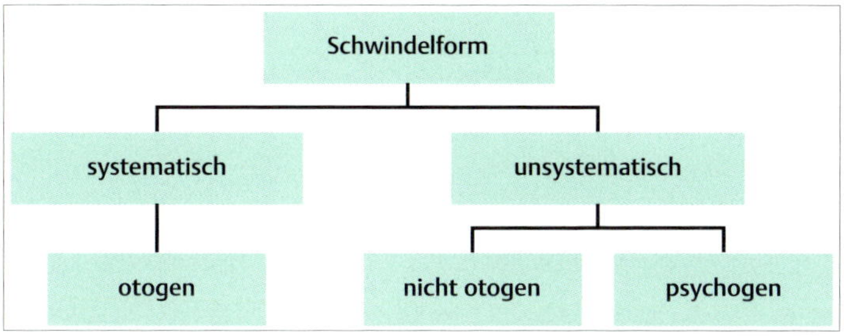

Abb. 4.**2** Einteilung von systematischem und unsystematischem Schwindel.

Angstschwindel kann zum Erwachen aus dem Schlaf führen. Charakteristischerweise schildern die Patienten sehr bald nach dem Wachwerden ein aufkommendes Angstgefühl. Der Untersucher sollte den Patienten nach Angst und vegetativer Erregung im Zusammenhang mit Aufwachen aus dem Schlaf und Schwindel befragen. Abb. 4.3 zeigt die Klassifikation psychogener Störungen des vestibulären Systems.

Potenziell **psychosomatische Aspekte** weist der Morbus Menière auf. Es besteht eine somatische Disposition bzw. Störung, auf welche psychische Trigger einwirken. Diese Trigger können bspw. seelische Belastungen sein. Von dieser Erkrankung unterscheiden sich die rein psychisch bedingten Schwindelformen, welche unter bestimmten Voraussetzungen auftreten. Bekannt ist der Schwindel als Symptom einer **Angsterkrankung**, z. B. Panikstörung. Schwindel tritt auf als körperliches Angstäquivalent bei starken Affekten wie Angst, Wut oder Freude. Schwindel kann außerdem ein **Konversionssymptom** im Rahmen dissoziativer Prozesse sein. Zur Erinnerung: Dissoziative Störungen stehen vielfach in einem engen Zusammenhang mit traumatischen Erlebnissen. Ein häufig genanntes Symptom ist Schwindel bei den Patienten mit **somatoformen Störungen**. Er kann sich auch im Rahmen einer **reaktiven Störung** als vegetatives Symptom nach körperlichen Erkrankungen, auch Ohrerkrankungen, zeigen. Der **phobische Schwindel** tritt auf im Zusammenhang mit bestimmten Situationen oder Objekten [12].

4.3 Psychosomatische Aspekte des Morbus Menière

Lernziele

Sie können die klassische Symptomtrias des Morbus Menière erläutern. Sie kennen den Zusammenhang zwischen Stress und Morbus Menière und können die psychosozialen Komplikationen dieser Schwindelerkrankung beschreiben.

Die Menièresche Krankheit ist charakterisiert durch die **Symptomtrias** anfallsweiser Schwindel, einseitige Schwerhörigkeit und Tinnitus derselben Seite. Patienten beklagen zudem oft noch ein Druckgefühl auf der betroffenen Seite. Es handelt sich um eine Erkrankung des Labyrinths und der Kochlea mit in Schüben verlaufender Funktionsminderung. Beschrieben wird ein Hydrops des häutigen Labyrinths durch ein Missverhältnis zwischen Endolymphproduktion und Resorption. Bei Einriss des Endolymphschlauchs ist die Elektrolytkonzentration in Endo- und Perilymphe gestört [10], [16]. Differenzialdiagnostisch wird die vestibuläre Migräne diskutiert, die mit Drehschwindelattacken, Kopfschmerz, transienter Hörstörung und Tinnitus einhergehen kann [11].

Die Diagnose ist zu Beginn der Erkrankung schwierig, weil die Erstmanifestation häufig monosymptomatisch verläuft. Die typische Trias **Hörminderung, Drehschwindel und Tinnitus** ist gerade im Krankheitsbeginn nicht immer vorhanden und zeigt erst innerhalb von Jahren das komplette Vollbild. Der Schwindel tritt meist als anfallsartiger Drehschwindel auf, welcher Minuten bis Stunden anhalten kann. Die Anfälle kommen unter **körperlicher und seelischer Belastung** gehäuft vor. Eine Erhöhung von Stresshormonen konnte bei Patienten mit Menière nachgewiesen werden [8].

Die Ausprägungsstärke der Symptome ist von Patient zu Patient unterschiedlich. Manche leiden besonders unter dem temporär verstärkten Tinnitus, andere sind vor allem durch das Schwindelerlebnis belastet. Das **Krankheitserlebnis** des einzelnen Patienten mit Morbus Menière ist individuell verschieden ausgeprägt, auch wenn die Krankheit durch definierte Leitsymptome gekennzeichnet ist. Ein einzelner Anfall kann einen Tag und länger anhalten. Die damit verbundenen persönlichen und sozialen Einschränkungen sind leicht nachzuvollziehen. Die Prävalenz der Menièrschen Krankheit wird mit bis zu 160 Fällen auf 100 000 Einwohner geschätzt [5]. Eine Geschlechtsbevorzugung ist

Körperliche Disposition und psychische Trigger (multifaktoriell psychosomatisch):	**Psychiatrische Komorbidität/ neurotisch**	**Traumatische Reaktion**	**Reaktive Störung**
Morbus Menière	somatoformer und phobischer Schwindel, Angstschwindel, Affektäquivalent, vestibuläre Halluzination	dissoziativer Schwindel als Konversionssymptom	vegetatives Reaktionsmuster nach organischer (Schwindel-) Erkrankung, psychosoziale Folgen von Schwindel (Beruf, Lebensqualität)

Abb. 4.3 Klassifikation psychogener Störungen des vestibulären Systems.

nicht bekannt. Die Erkrankung tritt häufig zwischen dem 30. und 40. Lebensjahr auf. Kinder sind kaum davon betroffen und Menschen in höheren Lebensjahren ebenfalls seltener als in den mittleren Erwachsenenjahren. Entgegen mancher Annahmen, die Menièresche Erkrankung trete nur einseitig auf, ist die Manifestation beidseitig möglich. In der Regel beginnt die Krankheit einseitig, Schätzungen zufolge kann sie in bis zu 30% nach Jahren die Gegenseite erfassen [16], [5].

Merke

Der Morbus Menière ist eine Erkrankung des Innenohrs mit der Symptomtrias anfallsweiser Schwindel, einseitige Hörminderung und Tinnitus. Gerade zu Beginn ist eine monosymptomatische Manifestation möglich, welche die Diagnose erschwert. Die Belastung durch das Krankheitserlebnis ist individuell verschieden.

Cave

Ein monosymptomatischer Beginn ist möglich. Die beidseitige Manifestation schließt einen Morbus Menière nicht aus.

Die häufigsten Differenzialdiagnosen im monosymptomatischen Beginn des Morbus Menière sind der Hörsturz und die einseitige vestibuläre Funktionsstörung. In einigen Fällen zeigt die Krankheit nach etwa 10 Jahren eine Tendenz zur Beruhigung. Dieser Verlauf wird dann als „ausgebrannt" bezeichnet. Der Endzustand der Menièrschen Krankheit ist durch ein funktionell defizitäres Innenohr charakterisiert.

Ein Merkmal der Menièrschen Krankheit ist der systematische Schwindel. Wenn der Endolymphhydrops einen der Bogengänge betrifft, empfindet der Patient einen Drehschwindel. In einigen Fällen betrifft der Endolymphüberschuss den Otolithenapparat. Dann empfindet der Patient geradlinige Scheinbewegungen so, als ob er in sich zusammensacken würde. Diese **Drop Attacks** werden auch **„Tumarkinsche Otolithenkrise"** genannt [5]. Dieses Phänomen kann leicht mit neurologischen oder internistischen Krankheitsbildern verwechselt werden.

Psychische Trigger bei Morbus Menière

Der Morbus Menière ist ein eindrucksvolles Beispiel für die somatischen und psychischen Zusammenhänge bei Patienten mit Schwindel. Für die klinische Praxis der Behandlung von Patienten mit Morbus Menière ist der somatopsychische Aspekt der Erkrankung von noch größerer Bedeutung als die Diskussion über mögliche Persönlichkeitsmerkmale. Ist das Vollbild des Menière entwickelt, sind für den Patienten das **Krisenmanagement im Anfall** und die **Bewältigung der psychosozialen Krankheitsfolgen** entscheidend.

Der voll ausgeprägte Menière-Anfall stellt eine psychosoziale Notfallsituation dar. Der Patient erlebt bei wachem Bewusstsein einen Verlust seiner räumlichen Orientierung und einen Zustand temporärer Hilflosigkeit. Dieser Zustand hat 2 Belastungsaspekte. Zum einen empfinden viele Patienten im Menière-Anfall zusätzlich zu ihrer körperlichen Beeinträchtigung ein belastendes Schamgefühl, weil sie fürchten, von ihrer Umgebung als betrunken verkannt zu werden. Die Folge ist, dass Passanten achtlos vorbeigehen, ohne den Hilfebedürftigen anzusprechen. Der zweite Aspekt kennzeichnet die Hilflosigkeit der Person. So berichten Patienten, dass sie gegen ihren Willen von der Straße hochgehoben und weggetragen wurden. Diese Erlebnisse von Scham und Ausgeliefertsein an die Situation verdeutlichen, wie die Angst vor dem Anfall das somatische Geschehen noch weiter kompliziert. Die Lebensqualität der Patienten mit Morbus Menière ist im Vergleich zu Patienten mit benignem paroxysmalem Lagerungsschwindel schlecht [6]. Im Vergleich zu Patienten mit Tinnitus leiden Menière-Patienten mehr unter Schlafstörungen und sozialer Isolation [7]. Menière-Patienten leiden stärker unter Alltagsstress, zeigen mehr psychopathologische Symptome wie Ängstlichkeit und Depressivität und haben eine geringere Lebensqualität als gesunde Personen. Die psychologischen Profile von Patienten mit Morbus Menière scheinen mit jenen von Patienten mit anderen chronischen Krankheiten vergleichbar zu sein [15].

Noch ist wenig bekannt über Risiko- und Bewältigungsstile bei Patienten mit Morbus Menière. Inwieweit vorbestehende psychiatrische Komorbiditäten und Persönlichkeitsmerkmale eine Rolle beim Morbus Menière spielen, muss noch weiter untersucht werden [2].

Merke

Beim Morbus Menière besteht eine somatische Disposition bzw. Ursache. Psychische Faktoren kommen als Trigger in Betracht. Die Lebensqualität ist durch Schlafstörungen und soziale Isolation beeinträchtigt.

Bitte bearbeiten Sie Übung 4.1.

Übung 4.1

Hat Herr B. eine „Absence"?

Herr B. ist ein 43-jähriger Patient, welcher seit nun 11 Jahren an einem Morbus Menière leidet. Er arbeitet in Vollzeit in seinem erlernten Beruf als Bürokaufmann. In den vergangenen Jahren hat Herr B. viele, zum Teil schwere Menière-Anfälle erlitten. Er leidet besonders unter der Gangunsicherheit und schämt sich, weil die Nachbarn ihn für betrunken halten. Außerdem empfindet er den Tinnitus als sehr laut und belastend im Anfall.

Deswegen war er schon bei mehreren HNO-Ärzten in der ambulanten und 2-mal in stationärer Krankenhausbehandlung. Seit 3 Monaten ist die Symptomatik deutlich verstärkt und der Patient ist seither infolge eines hohen Leidensdrucks arbeitsunfähig. Er nimmt täglich Antivertiginosa und zur Stimmungsverbesserung ein Antidepressivum. Der behandelnde HNO-Arzt leitet die stationäre Rehabilitation ein, in der Hoffnung, die Arbeitsfähigkeit des Patienten wiederherzustellen.
Herr B. tritt mit großen Erwartungen die stationäre Rehabilitation an. Er beteiligt sich aktiv am Aufbauprogramm und schöpft Hoffnung, wieder arbeiten zu können. In der dritten Woche seines Aufenthalts tritt bei dem Patienten ein schwerer Menière-Anfall auf, den er in dieser Weise schon einige Male erlebt hatte. Er will gerade am Vormittag sein Zimmer zum nächsten Training verlassen, als er sich plötzlich nach unten sacken fühlt. Der Patient kann nicht sagen, wie lange er dort so gesessen hat. Nachdem er sich wieder orientiert hat, erreicht er den Notfallknopf, um Hilfe herbeizurufen. Der Dienstarzt der Klinik ordnet antivertiginöse Medikation und Bettruhe für den Tag an. In den folgenden Tagen erholt sich Herr B. wieder. Später sagt der behandelnde HNO-Arzt, dass es sich hierbei um eine „Absence" gehandelt habe. Als der Patient dies erfährt, reagiert er erschrocken, weil er nun fürchtet, für verwirrt gehalten zu werden.
Bitte beantworten Sie folgende Fragen:

- Welche psychosozialen Komplikationen erkennen Sie in diesem geschilderten Fall?
- An welches otologische Krankheitsbild denken Sie hier konkret?

4.4 Psychisch bedingter Schwindel

Lernziele

Sie kennen die Mechanismen der Symptombildung des psychisch bedingten Schwindels und dessen nosologische Zuordnung. Sie können erklären, warum psychogener Schwindel keine Ausschlussdiagnose ist.

Der psychogene Schwindel ist ein Schwindelerlebnis, ohne dass eine organische Störung vorliegt [5]. Unter dem Begriff „psychogener Schwindel" summieren sich verschiedene Entstehungsmechanismen. Diese lassen sich orientierend in 4 Gruppen einteilen (Abb. 4.4):

- dissoziativer Schwindel als Konversionssyndrom
- phobischer Schwindel
- Schwindel als Affektäquivalent
- Schwindel als Symptom einer somatoformen Störung

Eine Sonderstellung nehmen die selten auftretenden **vestibulären Halluzinationen** als Ausdruck einer psychiatrischen Erkrankung, z. B. der Schizophrenie, ein. Sie bedürfen der fachpsychiatrischen Diagnostik und Therapie. Halluzinationen sind eng mit dem Wahn verbunden. Sie werden vom Patienten im Außenraum lokalisiert. Wahnphänomene (Unkorrigierbarkeit, aufgehobenes Realitätsurteil) müssen immer psychiatrisch abgeklärt werden. Alle Äußerungen des Patienten, die auf ein „von außen gemachtes, fremdgesteuertes" Körpererleben hinweisen, sollten die diagnostische Aufmerksamkeit des Arztes erregen.

Schwindel ist ein komplexes Symptom, aus dessen genauer Beschreibung sich Rückschlüsse auf eine Krankheit ergeben können. In der allgemeinen Krankenversorgung geben etwa 20 % der Patienten Schwindelbeschwerden an. Noch höher ist die Anzahl der Schwindelangaben bei Patienten mit Angststörungen (60–80 %). Schwindel ist also ein führendes Symptom bei Angsterkrankungen. Panikstörung, depressive Episoden, ängstliche und depressive Störungen gemischt werden vermehrt bei Schwindel beschrieben [4]. Etwa 10 % der Patienten in der HNO-Heilkunde haben einen **psychogenen Schwindel** [1], [14]. Auch wenn sich kein organisches Korrelat als Auslöser fassen lässt, so ist der erlebte psychogene Schwindel für den Patienten ein tatsächlich vorhandenes Wahrnehmungserlebnis. Daher müssen die Beschwerden des Patienten sehr sorgfältig in der Anamnese erfragt und die Differenzialdiagnose muss äußerst gründlich überlegt werden.

Merke

Schwindel ist ein häufiges Symptom bei Angsterkrankungen.

Aggravation und Simulation

In einzelnen Fällen wird das Symptom Schwindel aggraviert, z. B. im Rahmen von Renten- oder Versicherungsbegehren. Gleiches gilt für die Simulation, bei der ein Patient bewusst Schwindel

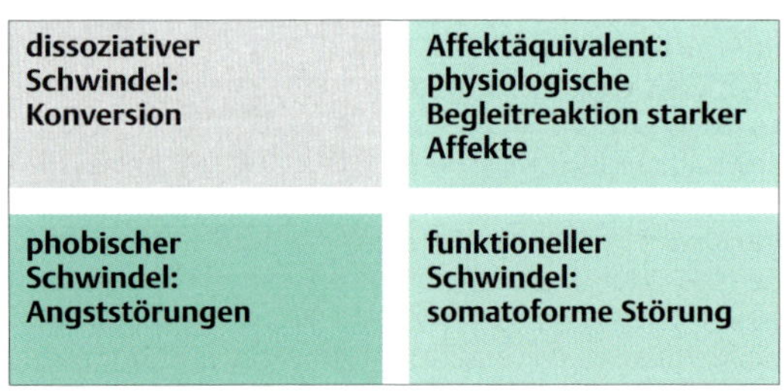

Abb. 4.4 Nosologische Einteilung psychisch bedingter Schwindelformen.

angibt, ohne einen solchen zu verspüren. Der Unterschied zum psychogenen Schwindel besteht in der Bewusstheit der Symptombildung. **Aggravation** und **Simulation** sind bewusste Vorgänge und stellen hohe Anforderungen an die Arzt-Patient-Beziehung. Der Arzt sollte das aggravierende oder simulierende Verhalten nicht einfach als Boshaftigkeit abwerten. Grundsätzlich ist nach der Motivation für dieses Verhalten zu suchen. Die genaue Anamnese zeigt oft einen verzweifelten Versuch, sich aus einer als ausweglos empfundenen Situation zu befreien. Fühlt ein Mensch sich durch Mobbing oder kränkende Zurücksetzung ungerecht behandelt und hat er keine andere Konfliktlösung zur Verfügung, so können Aggravation und Simulation als Auswege aus dem als unlösbar erlebten Dilemma erscheinen. Der Untersucher sollte die konflikthafte Beziehungsdynamik reflektieren und dem Patienten dessen Motivation und den inadäquaten Lösungsversuch verdeutlichen. So sollte der Arzt mit dem Patienten besprechen, in welcher Hinsicht die vom Patienten angestrebte Rente gerade jetzt und in dieser Weise eine Erleichterung darstellen würde. Die Verdeutlichung des regressiven Rückzugs in den Hospitalismus oder die Berentung ist zur adäquaten Konfliktlösung notwendig. Abwertung und Schuldzuweisung hingegen führen zur erneuten Kränkung des Patienten und begünstigen weiteres pathologisches Verhalten.

Im Gegensatz zur Aggravation und Simulation sind Dissoziation, phobische Mechanismen und auch die somatoforme Störung in ihrer Entstehung dem Bewusstsein des Patienten nicht oder nicht vollständig zugänglich. Diese Patienten empfinden echten Leidensdruck ohne die Absicht der Vorteilsnahme.

Psychogener dissoziativer Schwindel als Konversionssymptom

Der Schwindel als Ausdruck einer **Konversion** ist oft monosymptomatisch und geht nicht mit Bewusstseinsverlust oder epileptischen Absencen einher. Zudem ist kennzeichnend, dass Patienten mit einem psychogenen Schwindel über Fallneigungen klagen können, aber nicht aus dem empfundenen Schwindel heraus stürzen. Sie empfinden zwar Ängste vor unkontrollierten Stürzen, fallen aber in aller Regel nicht. Als Hintergründe für die Bildung des Konversionssymptoms sind bspw. sexuelle Konflikte oder Triebängste bekannt [14]. Wie bei der psychogenen Hörstörung beschrieben, kommt **Traumatisierungen** in der dissoziativen Symptombildung eine große Bedeutung zu. Hier ist es die Kunst der Anamnese, mit Einfühlungsvermögen und Behutsamkeit nach Auslösern im zeitlichen Zusammenhang mit der Schwindelmanifestation zu fahnden. Es ist zu beachten, dass Patienten wegen der unbewusst ablaufenden Vorgänge diesen Zusammenhang nicht benennen oder sogar verleugnen. Der aufmerksame und psychosomatisch geschulte Untersucher wird sich von diesem für die Erkrankung typischen Verhalten nicht irritieren lassen.

Phobischer Schwindel bei Angsterkrankungen

Phobie bezeichnet eine auf eine bestimmte Situation oder ein bestimmtes Objekt ausgerichtete Angst. Kennzeichnend ist immer die situations- oder objektbezogene Auslösung. Hier sind Lernprozesse zu beachten, welche durch Konditionierungsprozesse zu einer Ausweitung der Symptomatik und zur Generalisierung führen können.

Charakteristisch für den phobischen Schwindel ist das Auftreten in bestimmten Auslösesituationen, z. B. beim Betreten großer Plätze oder Räume. Auch auf hoch gelegenen Örtlichkeiten (z. B. obere Etagen eines Kaufhauses) oder auf Rolltreppen sowie in großen Menschenansammlungen kann sich dieser Schwindel manifestieren und wird als **agoraphober Typ** bezeichnet. Demgegenüber bezeichnet der **klaustrophobe Typ** Schwindelempfindungen, welche in beengten, ausweglos erscheinenden Situationen erlebt werden. Manche Patienten empfinden Ängste beim Alleinsein in Räumen und reagieren mit Schwindel. Die Gefühle von Angst, Ausgeliefertsein oder hilfloser Verlorenheit können vom Patienten in diesen Situationen nicht geäußert werden. Stattdessen kommt es zu einem krisenhaft ansteigenden Schwindelempfinden mit Ängsten vor Stürzen und Hilflosigkeit bis hin zu Todesängsten.

Der Angstschwindel tritt mehr polyphobisch diffus in Erscheinung. Oft dehnen sich die wiederholten Angstmuster weiter aus und generalisieren auf viele Auslösesituationen. So kann ein Angstschwindel zunächst auf ein bestimmtes Kaufhaus begrenzt sein. In der Folge kommt es zur Konditionierung, sodass die gleiche Symptomatik in einem anderen Kaufhaus, dann im Theater, dann in der Schulaula, auf dem Marktplatz auftritt. Bleibt diese Generalisierungstendenz unerkannt und wird nicht durch therapeutische Maßnahmen gestoppt, kommt es zu grotesken Verhaltensweisen von Rückzug aus nahezu allen öffentlichen und geselligen Situationen. Schwerwiegende psychosoziale Folgen sind längere Arbeitslosigkeit, Frühberentung, Depression und soziale Isolation. Psychodynamisch werden bei diesen Patienten Störungen im Vertrauen auf die Wahrnehmung und in der Durchsetzung eigener Wünsche beschrieben [14]. Eine eminente Bedeutung in der Entwicklung von phobischen Symptomen haben Lernvorgänge. In diesen wird eine physiologische Reaktion (Schwindel) mit einem Auslöser (Kaufhaus) gekoppelt. Der Patient lernt, in der bestimmten Auslösesituation mit dem körperlichen Symptom zu reagieren. Erhält er in der angstvoll erlebten Situation besondere Zuwendung und Aufmerksamkeit, kann sich die Symptomatik im Sinne der operanten Konditionierung noch verstärken und ausweiten.

Schwindel als Affektäquivalent

Das Symptom Schwindel kann die physiologische Begleitreaktion eines unbewussten Gefühls (Affekts) wie Angst, Wut, Trauer, Schuld, Verachtung, Verzweiflung oder Freude sein. Diese Affekte werden dann vom Patienten ausschließlich körperlich, z.B. als Schwindel, erlebt. Während in der Konversion der Konflikt oder das Trauma durch Dissoziation einer Körperfunktion ausgedrückt wird, ist das **Affektäquivalent** eine körperliche Begleitreaktion abgewehrter starker Gefühle.

Somatoformer Schwindel

In der Internationalen Klassifikation psychischer Störungen sind die funktionellen Störungen als somatoforme Störungen klassifiziert [14]. Somatoforme Störungen (funktionelle Syndrome) sind Erkrankungen, bei denen sich seelische Konflikte in körperlichen Symptomen manifestieren. Die funktionellen Syndrome haben zwar eine körperliche Manifestation, aber keine pathologisch-anatomischen Veränderungen. Das macht ihre Diagnose so schwierig und ist eine zusätzliche Belastung für die Arzt-Patient-Beziehung. Da die Patienten vorwiegend ihre körperlichen Beschwerden beschreiben, ist es für den Untersucher zunächst schwierig, den psychosozialen Hintergrund zu erschließen. Die Patienten nehmen ihre psychischen Probleme nicht wahr oder sie wehren die damit verbundenen Gefühle auf der körperlichen Ebene ab. Daraus ergeben sich Besonderheiten für die Arzt-Patient-Beziehung. Es erfordert Empathie und Umsicht, auf das vom Patienten gemachte „organische Angebot" nicht oberflächlich einzugehen, sondern den psychosozialen Konflikthintergrund zu erfassen.

Der psychosoziale Zusammenhang zwischen der Problematik des Patienten und dem von ihm gezeigten Symptom lässt allerdings keine Rückschlüsse auf die Spezifität des Konflikts zu. Das bedeutet, in der psychosomatischen Diagnostik können wir nicht einfach von der Krankheit auf die zugrunde liegenden Konflikte schließen. Es kann sein, dass ein Patient den Streit zu Hause nicht mehr aushalten will, was aber nicht zwangsläufig zum psychogenen Schwindel oder zur psychogenen Hörstörung führen muss. Vielmehr sind die Symptommanifestationen außerordentlich vielfältig und nicht auf den ersten Blick zu diagnostizieren. Hinweise für den psychosozialen Hintergrund ermöglichen die Fragen zum zeitlichen und inhaltlichen Zusammenhang des Symptoms. Warum tritt das Symptom gerade jetzt auf und warum in dieser Weise?

Die somatoformen Störungen gehen mit körperlichen Symptomen einher, die nicht oder nicht in ihrem Ausmaß durch eine somatische Erkrankung erklärt werden können. Ein Merkmal ist, dass die betroffenen Patienten immer wieder Hilfe suchen, Abklärungen erbitten oder einfordern. Zeigt das Untersuchungsergebnis dann keinen pathologischen Befund, sind diese Patienten nur kurzfristig beruhigt und suchen sehr bald wieder ärztlichen Rat. Sie halten hartnäckig an ihren Beschwerdebildern und subjektiven Krankheitstheorien fest und sind nur schwer den ärztlichen Ratschlägen zugänglich. Es ist leicht nachzuvollziehen, dass eine derartig extensive Beschäftigung mit Krankheitssymptomen Beeinträchtigungen im familiären und sozialen Leben nach sich zieht.

Besondere Bedeutung für die HNO-Heilkunde haben die Somatisierungsstörungen und die somatoformen autonomen Funktionsstörungen. Das Merkmal der **Somatisierungsstörungen** sind multiple, verschiedene und wechselnde körperliche Symptome des Patienten, welche mindestens in einem Zeitraum von 2 Jahren anhaltend auftreten und für die keine adäquate somatische Erklärung gefunden wird. Im Gegensatz zur Somatisierungsstörung betreffen **somatoforme autonome Funktionsstörungen** einzelne Organe oder Organsysteme. Typische Beispiele aus der HNO-Heilkunde zeigt Tab. 4.1.

Die Arzt-Patient-Beziehung unterliegt bei somatoformen Störungen starken Spannungen. Der Patient fürchtet einerseits eine ernste Erkrankung, andererseits wünscht er eine somatische Erklärung für seine Beschwerden. Trotz mehrfacher, ausführlicher Aufklärung sind die Betroffenen nicht zu beruhigen. Findet der Arzt wieder keinen Grund für die Symptomatik, können Abwertung und Enttäuschung des Patienten folgen. Dieser Entwertung und Kränkung versuchen manche Ärzte durch erneute Diagnostik zu entgehen. Diese Dynamik ist im Wunsch des Patienten nach einer starken, haltgebenden Persönlichkeit verwurzelt. Das Bedürfnis nach Zuwendung, Sicherheit und Fürsorge lässt den Patienten immer wieder Hilfe in Arztbesuchen suchen. Mit Aussagen wie „Sie sind meine letzte Hoffnung" baut sich eine von Idealisierung, Frustrationsangst und Erwartungshaltung gespannte

Tabelle 4.**1** HNO-Symptome der somatoformen autonomen Funktionsstörung.

Erröten
Mundtrockenheit
Dyspnoe oder Hyperventilation
Aerophagie
Singultus

Arzt-Patient-Beziehung auf, welche zum Schluss durch Enttäuschung wieder verworfen wird. Dieses Risiko besteht immer dann, wenn es dem Arzt nicht gelingt, dem Patienten mit somatoformer Störung seine irrationalen Erwartungen zu verdeutlichen und ihn zu motivieren, am tatsächlichen psychosozialen Hintergrund zu arbeiten.

Auf keinen Fall sind dem Patienten fälschlich positive Befunde mitzuteilen, um ihn zu beruhigen. Der Untersucher muss äußerst sorgfältig prüfen, welche positiven Befunde tatsächlich als organische Ursache für die Beschwerden infrage kommen. Die allzu schnelle Zuordnung von Befunden, welche für sich allein betrachtet auch als Normvarianten gelten können, würde die Symptomatik des Patienten verstärken. Hier sind eingehende fachliche Kenntnisse und Untersuchungserfahrung notwendig, um aus der Gesamtheit der organischen und psychosozialen Befunde die Diagnose und die daraus resultierende Behandlungsempfehlung zu wählen. Eine frühzeitige psychosomatische Behandlung hilft dem Patienten, sich aus den irrationalen Vorstellungen und Verhaltensmustern zu lösen. Nicht zuletzt aus gesundheitsökonomischen Erwägungen ist die adäquate psychologische Behandlung des Patienten mit somatoformer Störung anzustreben.

Merke

Psychisch bedingter Schwindel entsteht durch verschiedene Mechanismen:

- als körperlicher Ausdruck eines unbewussten seelischen Konflikts (Konversion)
- als erlerntes konditioniertes Verhalten in bestimmten Auslösesituationen (Angstschwindel)
- als physiologische Begleitreaktion starker Affekte
- im Rahmen funktioneller, somatoformer Störungen

Cave

Eine umfassende somatische Abklärung des Symptoms Schwindel ist grundsätzlich notwendig. Für die Diagnose des psychogenen Schwindels genügt nicht das Fehlen somatischer Ursachen. Vielmehr ist gezielt nach diagnostischen Kriterien wie psychosoziale Belastungen und der zeitliche Zusammenhang zur Symptombildung zu suchen (siehe Übung 4.2).

Übung 4.2

Herr F. kommt wegen Schwindel.

Herr F. ist 53 Jahre alt. Als Geschäftsführer eines mittelständischen Betriebs hat er sehr häufig Verhandlungen mit anderen Geschäftspartnern zu führen und muss auch auf größeren Veranstaltungen frei vortragen. All das sei für ihn bis vor 3 Jahren kein Problem gewesen. Seit seinem 50. Lebensjahr sei allerdings „der Wurm drin". Er habe seit etwa 3 Jahren starke Unsicherheit beim zügigen Gehen, welche ihn in den vergangenen Monaten stärker störe. Dabei werde ihm schwindelig und er fühle sich, als ob er „auf einem Schwamm laufen" würde. Wiederholt sei ihm am Arbeitsplatz schwindelig geworden, sodass er fürchten musste, der Länge nach hinzufallen. Bisher allerdings sei er nie im Schwindel gestürzt. Die bisherigen Untersuchungen bei mehreren Ärzten in der Praxis und Klinik seien alle ohne Ergebnis geblieben. Zuletzt war der Schwindel vor 2 Monaten in einer HNO-Klinik abgeklärt worden. Inzwischen habe er schon Angst, in die Cafeteria zu gehen, weil er sich dort zunehmend unwohl fühle. Vortragsreisen und Verhandlungen mit vielen Geschäftspartnern delegiere er an seinen Mitarbeiterstab. Am liebsten halte er sich in seinem Büro auf, da trete der Schwindel nicht oder wenn, dann selten und ganz diskret auf. Der Patient kommt zu Ihnen, weil er gehört hat, dass Sie sich als HNO-Arzt intensiv mit Schwindel befassen.

Bitte überlegen Sie:

- Mal ehrlich, würden Sie zu diesem Zeitpunkt der Anamnese bereits an eine psychogene Störung denken?
- Wenn ja, aufgrund welcher Hinweise?
- Was könnte in dieser Anamnese für eine somatische Ursache sprechen?

Lesen Sie jetzt weiter zu diesem Fall Übung 4.3.

Übung 4.3

Fortsetzung des vorherigen Beispielfalls

Die mitgebrachten Untersuchungsbefunde aus den vergangenen 9 Monaten zeigen einen unauffälligen neurologischen Befund und eine unauffällige Magnetresonanztomografie des Schädels, das Röntgen der Halswirbelsäule zeigt eine diskrete Steilstellung. Der Entlassungsbrief der HNO-Klinik beschreibt eine ausführliche Schwindeldiagnostik ohne Nachweis einer vestibulären Funktionsstörung und einen altersentsprechenden Hörbefund. Während Sie überlegen, ob die diagnostischen Anforderungen erfüllt sind, fällt Ihnen auf, dass noch die Familienanamnese zu Ohrerkrankungen fehlt. Darauf befragen Sie ihn zu seinen Lebensverhältnissen und zur Familie und erfahren, dass der Patient ist seit mehr als 5 Jahren geschieden ist. Er hat eine 9 Jahre jüngere Freundin, welche in der Nachbarstadt lebt. Als Hobby gibt er Tennisspielen an, allerdings keine Turniere mehr.

Er berichtet, dass er das Fahrradfahren abgestellt habe aus Angst vor Schwindel. Ihre Frage nach familiären Ohrerkrankungen verneint der Patient. Erst nach verschiedenen Fragen zu Eltern und Geschwistern erfahren Sie, dass der 2 Jahre jüngere Bruder vor 4 Jahren bei einem gemeinsamen Segelurlaub ertrunken ist. Bitte überlegen Sie weiter:

- Wenn sich Ihr Verdacht einer psychogenen Störung erhärtet, was werden Sie dem Patienten nun raten?
- Wie schätzen Sie die weitere Entwicklung des Patienten ein?

Reaktive Störungen bei organisch bedingtem Schwindel

Psychische Reaktionen können als Folge einer organisch bedingten Schwindelerkrankung auftreten. Die phobische Komponente bei körperlich begründbarem Schwindel ist charakterisiert durch die **Angst vor dem Schwindel** und vor den Auslösesituationen des Schwindels. Entwickelt sich bspw. ganz allmählich bei einem Patienten das Vollbild einer Menièreschen Krankheit, dann lernt dieser Patient im ungünstigen Fall von Anfall zu Anfall immer mehr, diesen Schwindelattacken angstvoll zu begegnen. Infolgedessen entwickelt er ein Vermeidungsverhalten für Situationen, in denen er sich dem Schwindel ausgeliefert fühlt und ohne fremde Hilfe gegenübersieht. So vermeidet er weite Entfernungen von seinem schützenden Heimatort oder er plant Aufenthalte nur in der Nähe von Kliniken, welche mit der Behandlung des Morbus Menière vertraut sind. Diese einengenden Verhaltensweisen führen nicht selten zu familiären und sozialen Problemen, welche wiederum im Patienten das Gefühl der Hoffnungslosigkeit verstärken. Es entsteht ein ungünstiger reaktiver Circulus, der insbesondere bei jahrelangem Bestehen nur schwer aufzulösen ist und dessen Erkennen durch das Verwischen der organisch begründeten Menièrschen Symptomatik und der reaktiven Schwindelsymptome kompliziert ist (Abb. 4.5).

Schwindel kann als vegetatives Symptom einer **reaktiven Störung** infolge einer körperlichen Krankheit anhalten, selbst dann, wenn die somatische Störung ausgeheilt ist. Ein organisch bedingter Schwindel, z. B. der Morbus Menière, kann durch eine reaktive Störung kompliziert werden. Im anfallsfreien Intervall können diffuse Schwindelsymptome imponieren, vorrangig unsystematisch. Symptome dieses Reaktionsmusters können **Angst vor Schwindel** und Hilflosigkeit, soziale Einschränkungen, Niedergeschlagenheit und vegetative Symptome sein. Differenzialdiagnostische Schwierigkeiten entstehen, wenn die klinischen Symptome des otogenen Schwindels von den unsystematischen, nicht otogenen Symptomen verwischt werden.

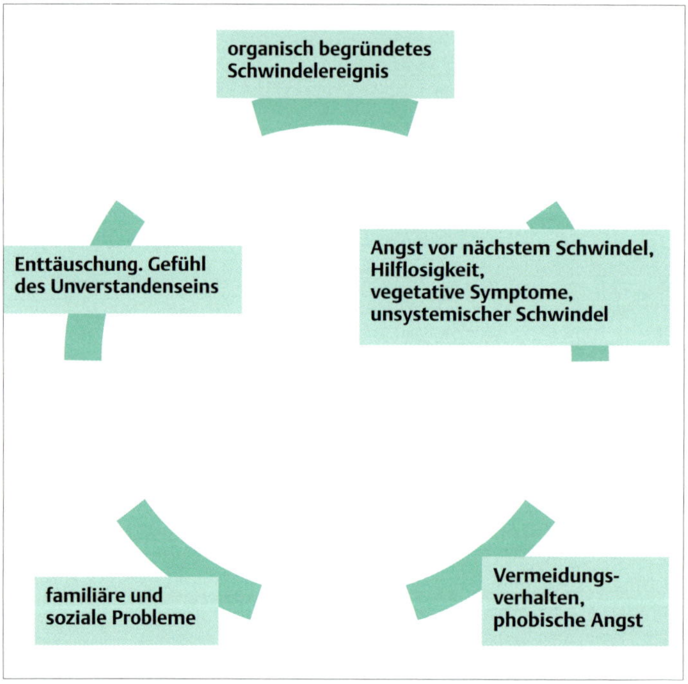

Abb. 4.5 Reaktive Störung bei organisch bedingtem Schwindel.

Literatur

[1] Berghaus A. HNO-Erkrankungen. In: Deter HC, Hrsg. Angewandte Psychosomatik: Eine Anleitung zum Erkennen, Verstehen und Behandeln psychosomatisch Kranker. Stuttgart, New York: Thieme; 1997: 386

[2] Best C, Eckhardt-Henn A, Diener G et al. Interaction of somatoform and vestibular disorder. J Neurol Neurolsurg Psychiatry 2006; 77: 658–64

[3] Deter HC. Angewandte Psychosomatik: Eine Anleitung zum Erkennen, Verstehen und Behandeln psychosomatisch Kranker. Stuttgart, New York: Thieme; 1997

[4] Garzia FV, Coelho MH, Figueira ML. Psychological manifestation of vertigo: a pilot prospective observation study in a Portugese population. Int Tinnitus J 2003; 9: 42–7

[5] Hamann KF. Schwindel. 150 Fragen und Antworten. München: Zuckschwerdt; 2005: 5, 38, 42

[6] Handa PR, Kuhn AM, Cunha F et al. Quality of life in patients with benign paroxysmal positional vertigo and/or Meniere's disease. Braz J Otolaryngol 2005; 71: 776–82

[7] Holgers KM, Finizia C. Health profiles for patients with Meniere's disease. 2001; 4: 71–80 (Record supplied by publisher)

[8] Horner KC, Cazals Y. Stress hormones in Meniere's disease and acoustic neuroma. Brain Res Bull 2005; 66: 1–8

[9] Jahn K, Zwergal A, Strupp M et al. Schwindel im Kindesalter. Nervenheilkunde 2009; 28: 47–52

[10] Merchant SN, Adams JC, Nadol JB. Pathophysiology of Meniere's syndrome: are symptoms caused by endolymphatic hydrops? Otol Neurotol 2005; 26: 74–81

[11] Neugebauer H, Wagner J, Hüfner K et al. Vestibuläre Migräne. Diagnose, Pathophysiologie, Therapie. Nervenheilkunde 2009; 28: 41–46

[12] Ronel J, Lahmann C. Vertigo und Psyche. Nervenheilkunde 2008; 27: 846- 851

[13] Sopko J, Bauer H. HNO-Heilkunde. In: von Üxküll. Psychosomatische Medizin. 5. Aufl. München; Wien; Baltimore: Urban und Schwarzenberg, 1997; 1119, 1120

[14] Tress W. Psychosomatische Grundversorgung: Kompendium der interpersonellen Medizin. 2. Auflage Stuttgart; New York: Schattauer, 1997; 46, 110

[15] van Cruijsen N, Jaspers JP, van de Wiel HB, Wit HP, Albers FW. Psychological assessment of patients with Meniere's disease. Int J Audiol 2006; 45: 496–502

[16] Westhofen M. Hals-Nasen-Ohrenheilkunde systematisch. Bremen: UNI-MED, 2001; 129

5 Psychosomatische Zusammenhänge bei Erkrankungen der Nase und der Riechfunktion

5.1 Nase als Affektorgan und sekundär soziales Organ

Lernziele

Sie kennen die physiognomonische Bedeutung der Nase und die psychosozialen Folgen bei Deformitäten. Sie kennen die Bedeutung der vegetativen Innervation für die Nasenschleimhaut.

Die Nase ist ein wichtiger Bestandteil des Gesichts, welcher entscheidend an der **Physiognomie** beteiligt ist. Die Geschichte der Menschheit kennt viele Beispiele für berühmte Nasenformen. Man denke nur an die legendäre Nase der Nofretete oder an die des Julius Caesar. Auch die jüngere Vergangenheit und Gegenwart kennt mit Marilyn Monroe und Barbara Streisand nicht nur für ihre Nasenformen berühmte Personen. Die Nase ist maßgeblich am physiognomonischen Ausdruck und an psychischen Prozessen des Menschen beteiligt. Mit dem Gesicht sind der persönliche Ausdruck und die Attraktivität eines Menschen verbunden. Im Zentrum des Gesichts befindet sich die Nase, welche bei Deformitäten Anlass für Klagen und psychische Fehlreaktionen geben kann. Zwar erfüllt die Nase keine vitale Funktion, dennoch kann die frühzeitige Sinneswahrnehmung bei Gasunfällen oder toxischen Substanzen lebensrettend sein. Die olfaktorische Wahrnehmung ist mit einer Fülle von Lust- und Unlustgefühlen verbunden. Der Volksmund bezeichnet diese Verknüpfung mit „jemanden nicht riechen können". Einige psychiatrische Erkrankungen gehen mit olfaktorischen Halluzinationen einher. Ein Beispiel für das mögliche Auftreten olfaktorischer Halluzinationen ist die Schizophrenie.

Die Schleimhaut der Nase unterliegt sympathischen und parasympathischen Regulationen mit Auswirkung auf die nasale Luftdurchgängigkeit. Der Sympathikotonus wirkt vasokonstriktorisch und erweiternd auf den Nasenraum, der Mechanismus des Parasympathikotonus ist gegensinnig mit Vasodilatation und nasaler Verengung. Exogene Reize und innere nervale Reize wirken auf die kavernösen Schwellkörper der Nasenmuscheln ein.

Eine wichtige Bedeutung hat die nasale Regulation bei allergischen Erkrankungen. Hier kann insbesondere die perenniale Allergie zu anhaltenden Nasenatmungsbeschwerden und Komplikationen in Form von Belüftungsstörungen der Nasennebenhöhlen und der Ohrtrompeten sowie zum unkritischen und schädigenden Gebrauch vasokonstringierender Substanzen führen.

Es ist eine häufig geäußerte Bitte von Patienten mit obstruktiven Nasenbeschwerden an den HNO-Arzt, ihnen zu einer maximal durchgängigen Nasenatmung zu verhelfen. Diese Vorstellung der zeitgleich maximalen freien Nasengängigkeit beidseits ist aus nasenphysiologischen Gründen irrational. Die vegetativen Regulationsmechanismen bedingen eine wechselnde Schwellung der Nasenmuscheln. Insbesondere für den Patienten mit Nasenatmungsbehinderung, welcher einen länger dauernden vasokonstriktorischen Substanzgebrauch aufweist, ist die Aufklärung über die physiologischen, vegetativen Prozesse der Nase hilfreich. Inadäquate Vorstellungen von einer allzeit seitengleich durchgängigen Nasenatmung können so korrigiert und die Compliance des Patienten für das Absetzen der vasokonstringierenden Nasentropfen kann gefördert werden.

Merke

Die äußere Nasenform ist an der Physiognomie des menschlichen Gesichts beteiligt und damit am individuellen Ausdruck und der Attraktivität. Deformitäten können psychosoziale Folgeprobleme bedingen. Die Nase ist zudem durch ihre vegetative Schleimhautregulation für die Einwirkungen von Affekten empfindlich.

5.2 Klassifikation psychogener Störungen der Nase und der Riechfunktion

Lernziele

Sie können Beispiele geben für multifaktoriell psychosomatische Krankheiten, für rein seelisch bedingte Erkrankungen und für traumatische bzw. reaktive Störungen aus der Nasenheilkunde.

Die Nase und die Riechfunktion bieten ein breites Spektrum psychogener Störungen. Auch in diesem Kapitel wird die bewährte Einteilung in die 4 großen Krankheitsgruppen vorgenommen. Erkrankungen mit körperlicher Disposition und psychischem Trigger sind z. B. die Rosazea der

Nasen- und Gesichtshaut oder die Hyperreaktivität der Nasenschleimhaut, wie sie bei der allergischen Rhinitis und der vasomotorischen Rhinopathie zu beobachten ist. In die Gruppe der seelisch bedingten Krankheiten der Nase und des Riechens werden die somatoformen, hypochondrischen Störungen klassifiziert, allen voran die körperdysmorphe Störung. Weiter sind hier zu nennen die artifiziellen Störungen mit selbstverletzendem Verhalten im Bereich der Nase oder des Gesichts. Auch das Münchhausen-Syndrom und das Münchhausen-by-Proxy-Syndrom sind in dieser Gruppe aufgeführt. Krankheiten mit psychiatrischer Komorbidität sind die wahnhaften Phänomene, z. B. des Eigengeruchs- oder Dermatozoenwahns, und die olfaktorischen Halluzinationen der Schizophrenie. Eine Beachtung verdienen die traumatisch bedingten Störungen nach Nasenverletzungen oder tatsächlichen Entstellungen infolge von Unfällen oder tumorbedingten Veränderungen. Schließlich können chronische, perenniale Krankheiten der Nase und der Nasennebenhöhlen zu reaktiven Störungen mit Zeichen fehlender Anpassung an die veränderte körperliche Verfassung führen. Abb. 5.1 zeigt die Klassifikation psychogener Störungen der Nase und der Riechfunktion.

5.3 Körperdysmorphe Störung

Lernziele

Sie kennen die diagnostischen Kriterien für die körperdysmorphe Störung.

Für die Diagnose der körperdysmorphen Störung müssen definierte diagnostische Kriterien erfüllt sein. Die Kenntnis der Phänomenologie und der psychiatrischen Differenzialdiagnosen ist für den HNO-Arzt wichtig, weil die Kopf-Hals-Region ein bevorzugtes Gebiet für die Manifestation dieser Erkrankung ist. Das Erscheinungsbild der körperdysmorphen Störung ist facettenreich und der HNO-Arzt wird mit psychosozialen Problemen seines Patienten konfrontiert. Der Patient mit einer körperdysmorphen Störung leidet unter einem körperlichen Merkmal und wünscht dessen operative Veränderung. Diesen Wunsch trägt er in wiederholter oder fortgesetzter Weise an den HNO-Arzt heran. Gefährdungen für den Patienten ergeben sich durch fehlindizierte Operationen. Bei diesen Patienten hält die Unzufriedenheit mit der körperlichen Veränderung an oder ein anderes Körpermerkmal wird zum Mittelpunkt der Selbstbeobachtung des Patienten.

Diagnostische Kriterien für die körperdysmorphe Störung

Die Internationale Klassifikation psychischer Störungen zählt die körperdysmorphe Störung zu den somatoformen Störungen.

Das diagnostische und statistische Manual psychischer Störungen DSM-IV/TR beschreibt die diagnostischen Kriterien für die körperdysmorphe Störung noch anschaulicher als die Internationale Klassifikation psychischer Störungen der WHO. Deshalb werden diese Kriterien hier genannt:

- „A. Übermäßige Beschäftigung mit einem eingebildeten Mangel oder einer Entstellung in der äußeren Erscheinung. Wenn eine leichte körperliche Anomalie vorliegt, so ist die Besorgnis der betroffenen Person stark übertrieben."
- „B. Die übermäßige Beschäftigung verursacht in klinisch bedeutsamer Weise Leiden oder Beeinträchtigungen in sozialen, beruflichen oder anderen wichtigen Funktionsbereichen."
- „C. Die übermäßige Beschäftigung wird nicht durch eine andere psychische Störung (z. B. die

Körperliche Disposition und psychische Trigger (multifaktoriell psychosomatisch):	**Psychiatrische/ neurotische Erkrankungen**	**Traumatische Reaktion**	**Reaktive Störung**
Psoriasis, Rosazea, Neurodermitis, seborrhoisches Ekzem, Hyperreaktivität der Nasenschleimhaut	somatoforme/ hypochondrische/ körperdysmorphe Störung, artifizielle Störung, Münchhausen-Syndrom, Proxy-Syndrom, Eigengeruchswahn, Dermatozoenwahn, olfaktorische Halluzinationen	Gewalterfahrung (Nasenbein-, Mittelgesichtsfraktur), Stigmatisierung durch Entstellung bei Unfall/Tumor	bei chronischer, perennialer Rhinitis, psychosoziale Belastungen durch atopische Erkrankung (z.B. fehlende Berufseignung bei allergischer Rhinitis), Verlust der Lebensqualität nach Riechverlust

Abb. 5.1 Klassifikation psychogener Störungen der Nase und der Riechfunktion.

Unzufriedenheit mit Körperform und -umfang bei Anorexia nervosa) besser erklärt." [13]

Prävalenz und Symptomatik der körperdysmorphen Störung

Eine Untersuchung aus einer ästhetisch-chirurgischen Abteilung ergab eine Prävalenz der körperdysmorphen Störung von 6,3 % [1]. In einer Stichprobe ambulanter Patienten einer dermatologischen Universitätsklinik wurden bei 15 % Hinweise auf körperdysmorphe Symptome gefunden [14]. Bei Patienten in der kosmetischen Chirurgie beträgt die Häufigkeit bis zu 20 % [8].

Die gesamte äußere Erscheinung oder einzelne Teile des eigenen Körpers werden als unschön, missgestaltet oder unproportional erlebt. Die Klagen des Patienten betreffen häufig den Kopf und das Gesicht. Ohren, Nase, Mund, Lippen, Zähne und Wangen sind oft Fokus stundenlanger Bespiegelungen und sich daraus ergebender sozialer Rückzugstendenzen. Diese krankheitstypischen, repetitiven Verhaltensweisen des Patienten können in ihrer Ausprägung an einen Zwang erinnern. Betroffen sind Männer und Frauen, vor allem junge Erwachsene. Der Beginn kann plötzlich oder schleichend sein. In der Anamnese können zahlreiche Untersuchungen oder Voroperationen auffallen. Leitsymptom ist der vom Patienten geäußerte Wunsch nach einer Veränderung seiner äußeren Erscheinung. In der Regel hat er klare Wunschvorstellungen von dem durch eine Operation zu verändernden Organ. Dies demonstriert Übung 5.1.

Übung 5.1

Frau M. wünscht sich eine gerade Nase.

Die 26-jährige Frau M. kommt in die Sprechstunde. Sie möchte ihre Nase korrigieren lassen. Der Höcker auf dem Nasenrücken störe sie sehr. Die junge Frau stammt aus einer südeuropäischen Familie. Sie ist das dritte von 6 Kindern. Sie beschreibt die Familie als arm und die Eltern als einfache Leute, die ihr nicht helfen können. Zurzeit schreibt die Patientin ihre Diplomarbeit in BWL. Sobald sie ihre erste Stelle antreten würde, wolle sie sich sofort die Nase korrigieren lassen. In ihrem zukünftigen Beruf sei gutes Aussehen wichtig. Sie habe Angst, wegen ihrer Nase keinen Arbeitsplatz zu finden. Deshalb müsse der Höcker weg. Die Patientin lebt allein. Kontakte zu den Mitstudenten vermeidet sie, es könnte vielleicht über ihre Nase gelacht werden. Sie erzählt, dass ihre Eltern Freundschaften zu Männern nicht dulden. Der Vater habe ihr gesagt, sie solle sich nach Studienende einen guten Mann nehmen und heiraten. Der HNO-Befund zeigt eine schmale Nase mit angedeuteter Höckerbildung ohne Deviation. Endonasal zeigen sich bis auf leicht vergrößerte untere Nasenmuscheln keine Auffälligkeiten. Die Rhinomanometrie ergibt eine ausreichende Nasenbelüftung.
Bitte reflektieren Sie:

Diagnostische Leitfragen

Die Fragen im Arzt-Patient-Gespräch haben den Zweck, eine gewisse Erkundung der Symptomatik und deren Umfeldbedingungen zu ermöglichen. Weiter werden therapeutische Optionen ausgeleuchtet und auf ihre Realisierbarkeit geprüft. Damit dienen Fragen im Gespräch zwischen dem Patienten und dem Arzt auch der therapeutischen Einwirkung.
Die folgenden 6 Fragen helfen dem Arzt, die Krankheit der Patientin, ihre Geschichte als Kranke und die Arzt-Patient-Beziehung zu systematisieren [16].

Erkundung:

- Warum kommt die Patientin gerade jetzt zum Arzt?
- Warum sucht sie gerade diesen und keinen anderen Arzt auf?
- Woran leidet sie?

Diese Fragen dienen der therapeutischen Erkundung. Sie beleuchten die Motivation der Patientin für den Arztbesuch unter zeitlichen und zwischenmenschlichen Aspekten. Die Frage „Woran leidet sie?" verdeutlicht die Intention des Arztbesuchs. Der psychosomatische Fokus liegt auf dem Leidenserlebnis, welches die Patientin empfindet. Die objektive Abweichung der Nase gibt nicht die graduelle Belastung durch das subjektive Krankheitsempfinden wieder. Die 3 weiteren Fragen bezwecken die therapeutische Einwirkung. Diese setzt voraus, dass der Arzt das komplexe Leiden der Patientin in somatischer, psychischer und sozialer Hinsicht versteht. Erst dann ist eine angemessene Therapieempfehlung überhaupt möglich. Lässt der Untersucher den offensichtlich bedeutungsvollen psychischen und sozialen Hintergrund dieser Patientin außer Acht, läuft er Gefahr, eine sehr eng gefasste Therapieentscheidung zu treffen.

Einwirkung:

- Wird der Arzt das Leiden der Patientin erkennen?
- Wird der Arzt ihr helfen können?
- Womit wird er ihr helfen können?

Wegen der großen Bedeutung dieses Krankheitsbilds für die HNO-Heilkunde werden diese Fragen im Lösungsteil ausführlich kommentiert.

In der exemplarischen Patientengeschichte wird die fehlende Übereinstimmung zwischen Untersuchungsbefund und der starken Besorgnis der Patientin deutlich. Die sorgfältige Anamnese und die weitere Exploration bezüglich der Beweggründe für den Wunsch nach operativer Nasenkorrektur sind zwingend notwendig. Klinisch diagnostisch leitend ist die Diskrepanz zwischen dem subjektiven Erleben und der objektivierbaren Ausprägung und Schwere eines oder mehrerer Körpermerkmale.

Als **Differenzialdiagnosen** abzugrenzen sind Normvarianten normaler Beschäftigung mit der eigenen körperlichen Erscheinung in einzelnen Lebensphasen, z. B. in Pubertät oder Klimakterium. Zu beachten sind weiter psychiatrische Erkrankungen [13]:

- Anorexia nervosa, Störung der Geschlechtsidentität, Episode einer Major Depression, vermeidend-selbstunsichere Persönlichkeitsstörung, soziale Phobie, Zwangsstörung
- Schizophrenie mit bizarrem Erleben des eigenen Körpers oder einzelner Körperteile
- wahnhafte Störungen bei körperbezogenem Wahn

Therapie der körperdysmorphen Störung

Die vorgestellte Differenzialdiagnose macht deutlich, dass bei Verdacht auf eine körperdysmorphe Störung die psychiatrische Mituntersuchung notwendig ist. Die körperdysmorphe Störung bietet an Phänomenologie und Pathologie ein breites Forum für „therapeutische" Strömungen, deren Intentionen und Indikationen nicht immer unzweifelhaft sind. Die Gefahr besteht darin, dass sich der oft tief verzweifelte Patient in einem Spektrum von therapeutischen Hilfsangeboten verirrt, das sich zwischen „Medicine and Quackery" erstreckt. Die schlüsselhafte Verantwortung des HNO-Arztes besteht in der angemessenen, vorurteilsfreien Beratung des Patienten, der sich die Lösung seiner Probleme von einer Operation eines Körpermerkmals verspricht [10], [4].

Der Untersuchungsstandard verlangt bei Verdacht auf eine körperdysmorphe Störung eine sorgfältige psychopathologische Einschätzung des Patienten. Hier empfiehlt sich die interdisziplinäre Zusammenarbeit zwischen HNO, plastischer Chirurgie und Psychiatrie bzw. psychotherapeutischer Medizin [1], [2], [18].

Die psychologische Behandlung der körperdysmorphen Störung gehört in die Hand des psychiatrisch erfahrenen Psychotherapeuten. Eine wahnhafte körperdysmorphe Störung oder ausgeprägte komorbide depressive Störungen oder Angsterkrankungen bedürfen in der Regel der psychopharmakologischen Behandlung in der Verantwortung des Psychiaters. Das Kennzeichen der **wahnhaften körperdysmorphen Störung** ist die Unkorrigierbarkeit der Vorstellung und die Aufhebung des Realitätsurteils. Der Patient ist außerstande, seine eigene Überzeugung von der Deformität des Körperteils infrage zu stellen.

Die Krankheitseinsicht ist bei Patienten mit körperdysmorpher Störung unterschiedlich ausgeprägt. Je nach Einsichts- und Mitschwingungsfähigkeit des Patienten setzt die Verhaltenstherapie ihre Schwerpunkte in der kognitiven Umstrukturierung der patienteneigenen Einschätzung und Bewertung der subjektiv empfundenen Entstellung sowie in den psychoedukativen Maßnahmen zur Lebensbewältigung. Der Angst vor Stigmatisierung und davor, von anderen Menschen angestarrt oder verlacht zu werden, wird durch konkrete Expositionsübungen, z. B. beim Einkauf auf belebter Geschäftsstraße, begegnet.

Merke

Die Kopf- und Gesichtsregion ist häufig Gegenstand der Klagen über Entstellung und Schönheitsmängel, infolge derer der HNO-Arzt in seiner plastisch-ästhetischen und psychologischen Kompetenz gefordert ist. Das psychosomatische Gewicht in der HNO-Heilkunde liegt auf der Beachtung der vorliegenden Psychopathologie im Rahmen einer sorgfältigen Anamnese und gezielten Exploration. Die Zusammenarbeit zwischen HNO-Arzt und Psychiater bewahrt den Patienten vor fehlindizierten Behandlungen.

5.4 Erkrankungen der Nasenhaut – Rosazea und Rhinophym

Lernziele

Sie können die psychosomatischen Zusammenhänge von Hauterkrankungen der äußeren Nase erläutern. Sie kennen die Häufung des Auftretens von Angststörungen bei Rosazea. Sie können die psychosozialen Risiken der Rosazea nennen.

Die **Rosazea** ist eine multifaktorielle Erkrankung der Haut mit häufiger Beteiligung der Nase, Lippen, Wange und Stirn. Persistierende Erytheme und Teleangiektasien kennzeichnen das klinische Bild. Für die HNO-Heilkunde von Bedeutung ist zudem die glandulär-hyperplastische Rosazea mit unregelmäßigen Verhärtungen der Hautoberfläche und Talgdrüsenhypertrophie mit Bindegewebsvermehrung im Bereich von Nase, Kinn, Stirn, Wange und Ohr. Von diesen Krankheitsbildern ist das **Rhinophym** das bekannteste. Für die Entstehung der Rosazea werden genetische Faktoren, vaskuläre Störungen, Hyperplasie der Talgdrüsen und emotionale Faktoren verantwortlich gemacht.

Affektive Einflüsse sind mit einer gesteigerten Vasodilatation verbunden. Die verstärkte vasoaktive Reagibilität wiederum aktiviert die Talgdrüsenaktivität. An psychischen Faktoren sind gehemmte Aggressivität, soziale Ängste und eine latente Erythrophobie bekannt. Weiter diskutiert werden Gefühle von Scham und Ekel mit sozialer Angst. Angst spielt bei Rosazea-Patienten eine wichtige Rolle. Testpsychologische Untersuchungen zeigen eine Häufung von Autoaggression, stark ausgeprägtem Verantwortungsgefühl, geringer Frustrationstoleranz [7]. Ein bedeutender komorbider Zusammenhang besteht für Rosazea und Depression. Hingegen scheint Alkoholabusus keine entscheidende Rolle zu spielen [6]. Die mitunter massiven klinischen Befunde der Rosazea bedingen psychische Reaktionen. Ängste vor sozialer Stigmatisierung, vor Kontaktabbrüchen und Beziehungsverlusten sind wichtige Belastungsfaktoren durch die Erkrankung.

Im Volksmund wird das Rhinophym als Knollennase bezeichnet und fälschlicherweise auch als Säufernase. Prämorbide Risiken, z. B. affektive Störungen und Persönlichkeitsstörungen, können das in ausgeprägten Fällen entstellende Krankheitsbild der Rosazea durch Verstärkung sozialer Ängste und Rückzugtendenzen komplizieren. Diese Komorbiditäten sollten bei Rosazea-Patienten immer berücksichtigt werden. Es ist leicht nachzuvollziehen, das die klinisch ausgeprägte Rosazea zu einer Einschränkung der Lebensqualität führt. Kommt es zur Manifestation sozialer Ängste mit Auswirkungen auf den Lebensalltag, ist eine psychotherapeutische Behandlung angezeigt. Ziele sind die Stabilisierung des Patienten im Lebensalltag, die Nutzung verbleibender Lebensqualität und die Verarbeitung des Krankheitserlebens.

Merke

Bei der Rosazea haben Ängste – insbesondere soziale Ängste – und Depressionen wichtige Bedeutungen. Emotionale Belastungen und Rosazea stehen in einem auslösenden Zusammenhang. Hauptrisiken der Krankheit sind Entstellung, Stigmatisierung und soziale Isolation.

Dermatologische Erkrankungen wie Psoriasis, Urtikaria und Akne können durch Stress, emotionale Erschütterungen und psychiatrische Erkrankungen in ihrem Verlauf beeinflusst werden [5]. Hohe Angstwerte wurden gefunden bei Patienten mit Psoriasis und atopischer Dermatitis [17].

Ein anderes Beispiel für eine emotional belastende Hauterkrankung der Nase ist das **seborrhoische Ekzem**. Kennzeichen sind eine braun-rötliche Entzündung und fettig-gelbliche Schuppung. Es tritt am Stirnhaaransatz, retroaurikulär und in der Nasolabialfalte auf. In etwa 40 % ist eine emotionale Triggerung des seborrhoischen Ekzems bekannt. Stress und psychosoziale Probleme können Pruritus und Brennen in der Krankheit beeinflussen. Risiken des seborrhoischen Ekzems sind wie bei der Rosazea die Entstellungsproblematik und die damit verbundenen psychosozialen Störungen.

5.5 Hyperreaktivität der Nasenschleimhaut

Lernziele

Sie kennen den Unterschied zwischen hyperergischer und vasomotorischer Rhinopathie. Sie können therapeutische Maßnahmen bei nasaler Hyperreaktivität benennen.

Emotionen wirken auf die Hyperreaktivität der Nasenschleimhaut. Hyperreaktive Nasenschleimhaut ist bei Allergikern und Nichtallergikern zu beobachten, wobei der Unterschied in der Sensibilisierung für Allergene besteht. Bei beiden Verlaufsformen werden Mediatoren, Histamin, Leukotriene und Substanz P aus der Mastzelle freigesetzt. Als Folge kommt es zu einer Schwellung und Hypersekretion der Nasenschleimhaut (Abb. 5.**2**).

In der Auslösung der hyperergischen Nasenreaktion spielen Allergene die entscheidende Rolle. Die Patienten sind durch die obstruktive Nasenschleimhautschwellung, Nasen- und Tränenfluss, Niesen, Konjunktivitis und Pharyngotracheitis unterschiedlich stark beeinträchtigt. Diesen körperlichen Beeinträchtigungen können schwere psychosoziale Probleme, bspw. im beruflichen Bereich, folgen.

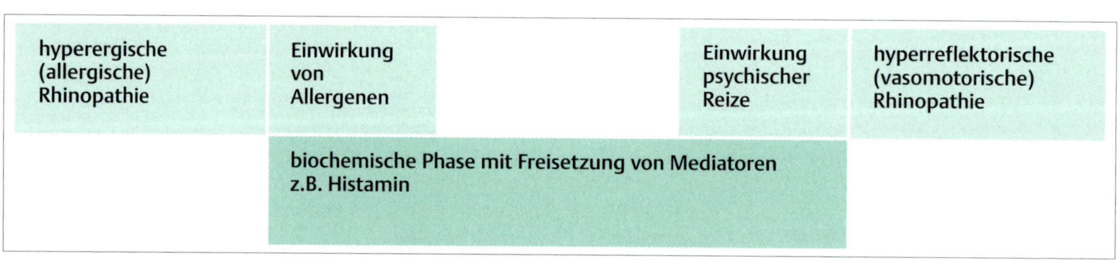

Abb. 5.**2** Hyperreaktivität der Nasenschleimhaut.

Hyperreflektorische (vasomotorische) Rhinopathie

Die vasomotorische Rhinopathie ist ein anschauliches Beispiel für die Wechselwirkung körperlicher und seelischer Prozesse, wie sie der Definition für Psychosomatik zugrunde liegen. Bei der hyperreflektorischen (vasomotorischen) Rhinopathie ist die nasale Hyperreaktivität durch psychische Reize auslösbar. Im Vordergrund stehen die Nasenobstruktion und die wässrige Rhinorrhoe mit Schniefen. Hingegen treten Niesreiz, Augen- und Rachenbeteiligung wie im allergischen Geschehen in der Regel nicht auf. Der Volksmund beschreibt die Auslösesituation mit „die Nase voll haben". Die Patienten reagieren auf psychische Einwirkungen körperlich im vegetativen Regelkreis. Sie klagen über Infekte und einen anhaltenden oder wiederholt auftretenden, schwer zu behandelnden Schnupfen. Die frühere terminologische Bezeichnung der „Nasenneurose" wird heute kaum noch verwendet. Der Begriff „hyperreflektorische Rhinopathie" beschreibt das körperliche Substrat treffender und vermeidet zudem psychische Stigmatisierungen.

Therapie der nasalen Hyperreaktivität

Die anatomische Durchgängigkeit der Nase sollte in jeder Therapieplanung beachtet werden. Septumdeviationen, basale Cristae werden korrigiert, um eine möglichst freie Nasenventilation zu ermöglichen. Die Therapie der hyperergischen (allergischen) Rhinopathie umfasst Antihistaminika, Kortison und Hyposensibilisierungsbehandlung. Kortikosteroidhaltige Nasentropfen werden zur Stabilisierung der Zellmembran in begrenztem Umfang auch bei der hyperreflektorischen Rhinopathie empfohlen. Viel wichtiger jedoch sind Maßnahmen zur Änderung der Lebensgewohnheiten. Hierzu zählen Sport und roborierende Verhaltensweisen. Auf Rauchen und andere Genussgifte sollte verzichtet werden.

Bei der nasalen Hyperreaktivität führt die Auskleidung mit respiratorischem Epithel zu beobachtbaren Begleitreaktionen der Nasennebenhöhlen. Kommt es zu bakteriellen Superinfektionen, droht die Entwicklung eines chronifizierten Krankheitsbilds der Nasennebenhöhlen, welches im längeren Verlauf protrahiert auf medikamentöse Maßnahmen anspricht und an dessen Ende die chirurgische Sanierung der Nasennebenhöhlen steht. Um das chronische Vollbild der protrahierten Sinusitis bei hyperreflektorischer Rhinopathie zu verhindern, ist die frühzeitige Erkennung des Krankheitsbilds notwendig.

Der Patient mit hyperreflektorischer (vasomotorischer) Rhinopathie muss lernen zu beobachten, in welchen emotionalen Zusammenhängen die Nasensymptomatik auftritt. Schulstress und emotionale Belastungen in Beziehungen kommen u.a. als auslösende Faktoren in Betracht. Physiologisch bewährt haben sich „Kneippkuren für die Nase". Diese beinhalten das abwechselnde Spülen der Nasenhaupthöhlen mit warmem und kaltem Wasser als Eigenmaßnahme des Patienten. Ebenfalls lindernd wirken Aufenthalte in frischer Luft, auch an regenreichen Tagen, und das Erlernen einer Entspannungstechnik. Zum einen lernt der Patient, mit seiner Nasenproblematik selbstverantwortlich umzugehen. Er erkennt auslösende Bedingungen und kann für sich die Lösung emotionaler Belastungen prüfen. Weiter führt der Patient das Management seiner Nasenpflege, z.B. mittels Nasenspülungen, eigenständig durch. Auf diese Weise gewinnt er Gelegenheit, sich aus der für ihn oft frustrierenden Behandlungsabhängigkeit zu lösen. In einem langsamen Prozess verliert sich die nasale Problematik allmählich aus dem Aufmerksamkeitsfokus des Patienten. Der zweite Nutzen ist physiologisch begründbar. Durch Bewegung in frischer Luft werden die vegetativen Funktionen aktiviert und die Befeuchtung der Nasenschleimhaut wird verbessert.

Chronischer Gebrauch von Nasentropfen

Kompliziert wird die Symptomatik, wenn der Patient bereits eine längere Selbstmedikation mit vasokonstringierenden Nasentropfen durchgeführt hat. Der Gebrauch der Vasokonstringentien führt zur kurzzeitigen Abschwellung der Nasenschleimhaut, welcher sehr schnell wieder eine erneute Schwellung mit nasaler Obstruktion folgt. Folgen des längeren Gebrauchs von vasokonstringierenden Nasentropfen sind die Austrocknung und Verborkung der Nasenschleimhäute. Der zerstörten Schleimhautphysiologie können bakterielle Besiedelungen folgen, welche zu erneuten Nasenbeschwerden und im Extremfall zu der gefürchteten Ozaena führen. Hier ist die Compliance des Patienten mitunter der entscheidende Begrenzungsfaktor im Therapieerfolg. Wenn der Patient die psychophysischen Zusammenhänge und die pathophysiologischen Krankheitsmechanismen nicht verstanden hat, ist nicht wirklich mit einem erfolgreichen Absetzen der austrocknenden Nasentropfen zu rechnen. Der Patient wird im Gegenteil wieder schnelle Abhilfe in der erneuten Anwendung der Vasokonstringentien suchen und in der Hoffnung auf Hilfe den nächsten Arzt konsultieren.

Neben der umfassenden, wiederholten Aufklärung ist die schrittweise Reduktion des Nasentropfengebrauchs sinnvoll. Die für die hyperreflektorische Rhinopathie aufgeführten Verhaltensweisen gelten in gleicher Weise. Ziel ist das Selbstmanagement der Nasenpflege und die sukzessive Lösung der Symptomatik aus dem Fokus der Aufmerksamkeit. Auch wenn die Zusammenhänge zwischen vasomotorischer Rhinopathie und emotionaler Belastung bekannt sind, dürfen dem Patienten sinnvolle und notwendige operative Maßnahmen zur Verbesserung der Atmungsfunktion nicht vorenthalten werden. Wichtig ist, den Patienten in der postoperativen Phase für die gesunde Nasenpflege zu motivieren, um einen Privinismus zu verhindern.

Merke

Psychische Reize, z. B. emotionale Belastungen, können die Symptome der hyperreflektorischen (vasomotorischen) Rhinopathie auslösen. Superinfektionen können das Krankheitsbild komplizieren.

Bitte bearbeiten Sie Übung 5.2.

Übung 5.2

Herr D. kommt wieder mit Nasenbeschwerden.

Sie kennen den 47-jährigen Herrn D. seit einem Jahr. Er kam zu Ihnen in die ambulante Sprechstunde zur postoperativen Nachsorge bei Z.n. Kieferhöhlen-Siebbein-Revision beidseits. Im Verlauf des vergangenen Dreivierteljahres hatte der Patient Sie mehrfach konsultiert. Immer wieder klagt er über Probleme mit der Nasenatmung. Bereits vor 4 Jahren und zuletzt vor einem Jahr hatte er sich einer Kieferhöhlen-Siebbein-Operation beidseits unterzogen. Die Septumoperation und die Muschelverkleinerungen waren vor 8 Jahren durchgeführt worden.

Der Patient berichtet, dass er jetzt wieder schlecht Luft durch die Nase bekomme. Das mache ihn ganz nervös und er wandere nachts durch die Wohnung, weil er wegen der Nasenverstopfung nicht schlafen könne.

Aus der Patientenakte können Sie entnehmen, dass der Patient auf Birkenpollen allergisch reagiert. Er zieht aus seiner Jackentasche eine kleine Pipettenflasche Nasentropfen. Er berichtet, dass er diese ständig bei sich trage, um sich bei verstopfter Nase helfen zu können. Er wisse, dass die Tropfen schädlich seien, aber er könne nicht ohne Tropfen leben.

In der HNO-Untersuchung finden Sie beidseits weite Nasenhaupthöhlen mit vernarbten flachen Resten der unteren und mittleren Muschel. Die Kieferhöhlenfenster sind offen. Polypöse Schleimhautveränderungen sind nicht zu sehen. Während Sie noch kurz überlegen, ob eine Rhinomanometrie mehr Klarheit bringen könnte, sagt der Patient zu Ihnen: „Das geht jetzt schon so viele Jahre mit der Nase."

Bitte beantworten Sie die folgenden Fragen:

- Sie haben den Eindruck, dass im vorliegenden Fall keine nasale Obstruktion vorliegt. Dennoch sehen Sie, dass der Patient erheblichen Leidensdruck verspürt. Wie können Sie mehr über den Leidensdruck erfahren?
- Was sagen Sie dem Patienten?

5.6 Erlebnisverarbeitung bei schwerer Epistaxis

Lernziele

Sie kennen die emotionalen Belastungen durch Blutungserlebnisse. Sie können die vitale Bedrohung einer schweren Nasenblutung mit Auftreten von Todesangst reflektieren.

Plötzlich einsetzende Blutungen werden von den meisten Menschen mit Gefühlen von Schrecken und Angst wahrgenommen. Die Blutung – insbesondere die schwere Blutung aus Mund und Nase – wird als eine akute vitale Bedrohung verstanden. Häufig ist eine ernste Ursache der Grund für die schwere Blutung, z. B. ein stark angestiegener Blutdruck, ein niedriger Quick-Wert bei Marcumarisierung, Leberinsuffizienz oder eine systemische Erkrankung wie eine Leukämie. Zu der Bedrohung durch die massive Blutung erleidet der Patient Ängste vor der Bedrohlichkeit der Blutungsursache. In sehr schweren Fällen erlebt er **Todesangst**. Die Untersuchung des stark blutenden Patienten erweist sich als schwierig und nicht immer ist die Blutungsquelle im Blutungsschwall schnell zu erkennen. Hinzu kommt die Gefährdung der Herz-Kreislauf-Situation des Patienten im Rahmen des Volumenverlusts und der nasalen Manipulation. Diese konfrontiert den HNO-Arzt mitunter mit schweren lebensbedrohlichen Komplikationen des Nasenblutens (siehe Übung 5.3).

Übung 5.3

Der alte Herr K. hat starkes Nasenbluten.

Sie werden gegen 21.30 Uhr als diensthabender Arzt von der Zentralambulanz darüber informiert, dass ein Rettungstransport mit einem Patienten mit schwerem Nasenbluten unterwegs in Ihre Klinik ist. Sie haben gerade Ihr Instrumentarium und die Anzahl an Nasentamponaden im Untersuchungszimmer überprüft, als der Rettungstransport eintrifft. Sie sehen einen blutüberströmten älteren Herrn, der große Blutkoagel aus dem Mund hervorbringt. Die Rettungssanitäter berichten Ihnen, dass der eingelieferte Patient 78 Jahre alt ist. Seit einer halben Stunde habe er fortwährend stark aus der Nase geblutet. Während des Transports hatte der Sanitäter versucht, die Nasenflügel mit einem Handtuch zu komprimieren. Der Blutdruck sei am Anfang 190/110 mm Hg gewesen. Daraufhin habe der Patient eine Kapsel Nifedipin erhalten.

Der Patient liegt auf der Transportliege des Rettungswagens. Mühsam versuchen Sie, die Nasengänge von Blutkoageln zu befreien, um die Blutungsquelle zu lokalisieren. Ihnen fällt die blasse Hautfarbe des Patienten auf. Sie fühlen einen schwachen und unregel-

mäßigen Puls des Patienten. Sie befürchten kardiale Komplikationen und fordern die assistierende Krankenschwester auf, die diensthabenden Internisten und Anästhesisten über Funk zu rufen. In diesem Moment sackt der Patient zusammen und erleidet einen Atemstillstand. Es gelingt Ihnen, den oberen Atemweg abzusaugen, und der eintreffende Anästhesist führt die Notintubation durch, sodass der Patient beatmet werden kann. Er wird auf die Intensivstation verlegt. Ihr Oberarzt im Rufdienst wurde ebenfalls informiert und zusammen versorgen Sie den Patienten mit einer vorderen Nasentamponade bei multiplen Blutungsquellen im Bereich des Septums der rechten Nasenseite. Der Oberarzt trägt Ihnen auf, den Patienten auf der Intensivstation zu belassen und den Sitz der Tamponade im Verlauf der Nacht zu kontrollieren. Sie schauen im Dienst mehrere Male nach dem intubierten Patienten. Die restliche Nacht verläuft komplikationslos. Am nächsten Morgen, Sie haben gleich Dienstschluss und trinken gerade Ihren Kaffee in der Cafeteria, verspüren Sie plötzlich Herzrasen. Sie führen dies auf den anstrengenden Dienst der vergangenen Nacht zurück.
Bitte überlegen Sie:

- Welche Gefühle wird Herr K. als Patient in der schweren Blutung erlebt haben?
- Wie wird er sich nach der Extubation fühlen, wenn er von seinem Atemstillstand erfährt?
- Welche Gedanken und Gefühle haben wohl den Dienstarzt beschäftigt?
- Wie wird sich der Dienstarzt fühlen, wenn beim nächsten Mal ein Patient mit Nasenbluten angekündigt wird?

5.7 Psychische Besonderheiten bei Gesichtstraumatisierungen

Lernziele

Sie kennen die Leitsymptome aus dem HNO-Gebiet als mögliche Hinweise für artifizielle Erkrankungen. Sie können psychosoziale Einflüsse in der Entstehung der Artefaktkrankheit benennen und kennen die sozialen Risiken. Sie können die charakteristischen Merkmale des Münchhausen-Syndroms nennen und das Münchhausen-by-Proxy-Syndrom erläutern.

Artifizielle Erkrankungen

Häufige Ursachen für Nasenbluten sind Bluthochdruck und systemische Erkrankungen. Der Morbus Osler geht typischerweise mit wiederkehrendem Nasenbluten einher. Bei wiederholtem Nasenbluten müssen differenzialdiagnostisch artifizielle Erkrankungen berücksichtigt werden, welche durch selbstverletzende Manipulationen des Patienten entstehen. **Exzessives Nasebohren** bei Kindern ist pathologisch. Die Internationale Klassifikation psychischer Störungen ordnet das exzessive Nasebohren und das exzessive und nicht altersentsprechende Daumenlutschen den Verhaltens- und emotionalen Störungen mit Beginn in der Kindheit und Jugend zu. Der psychopathologische Hintergrund ist sorgfältig zu untersuchen, ebenso der Intellekt des Kindes. Hierzu sollten die Kinder einem Kinder- und Jugendpsychiater vorgestellt werden.

Das Nasenseptum ist für selbstverletzende Maßnahmen leicht zugänglich, aus diesem Grund werden die artifiziellen Störungen ausführlich in diesem Kapitel beschrieben. Durch zum Teil offene oder heimliche Manipulationen werden Körperbereiche oder Körperfunktionen beschädigt und das somatische Substrat in der Untersuchungssituation dargeboten. Persönlichkeitsstörungen und Substanzmissbrauch werden als Begleitsymptome des selbstverletzenden Verhaltens beschrieben [9].

Prädilektionsstellen im HNO-Gebiet sind außer der Nase der Gehörgang, das Zahnfleisch und Wangenschleimhaut, die Lippen und die Zunge sowie der äußere Hals. In einigen Fällen sind artifizielle Strangulationsödeme und artifizielle Wundheilungsstörungen nach Operationen zu beobachten. Die artifiziellen Symptome können durch wechselnde Organwahl variieren. Mitunter werden erfundene Operationen oder Lebensereignisse in die biografische Anamnese eingefügt. Andere Patienten fügen sich einem Impuls folgend Abschnürungen oder Stiche zu. Die Internationale Klassifikation psychischer Störungen klassifiziert die artifizielle Störung im Kapitel F 68 Persönlichkeits- und Verhaltensstörungen (ICD 10 Kapitel V [F] 68). Tab. 5.2 führt mehrere Krankheitsbilder aus dem Formenkreis der artifiziellen Erkrankungen auf.

Die **offene Selbstbeschädigung** umfasst vom Patienten zugefügte Selbstverletzungen, welche nicht verleugnet werden. Beobachtbare Manipulationen sind Schnitt- und Brandwunden, Verätzungen und Quetschungen. Die Verhaltenspathologie ist offenbar und wird vom Patienten nicht verheimlicht. Da der Zusammenhang schnell erkannt wird, erfolgt die Behandlung dieser Patienten in der Regel wundärztlich und psychiatrisch.

Tabelle 5.2 Formenkreis der artifiziellen Erkrankungen.

offene Selbstbeschädigung
Artefaktkrankheit
Münchhausen-Syndrom
Münchhausen-by-Proxy-Syndrom

Die **Artefaktkrankheit** beinhaltet die selbstbeschädigende Manipulation des Körpers mit Täuschung des Arztes über die Verletzungsursachen. In diesem Krankheitsbild wird die Beziehungsstörung zum eigenen Körper und zum Arzt deutlich. Äußere Einwirkungen können eine Rolle spielen, welches Organ der Patient beschädigt. So sollten anhaltende Wundheilungsstörungen nach Operationen auch an eine artifizielle Ursache denken lassen. Auch atypische Verletzungsmuster wie Strangulationsödeme ohne Angabe der äußeren Gewalteinwirkung sollten den Arzt hellhörig werden lassen. Weiter sind persistierende Naseptumverletzungen, Ohrmuschel- und Gehörgangswunden, Wangen- und Lippenbisse als Hinweise auf mögliche chronische Artefakte mit subakuten Dauerzuständen zu nennen. Das Ausmaß der Krankheitsschwere der Artefaktkrankheit variiert erheblich. Von folgenlos ausheilenden Manipulationen bis zu Verstümmelungen sind viele unterschiedliche Selbstverletzungen möglich. Die schwersten sozialen Folgen des krankheitssüchtigen Verhaltens sind Abhängigkeitsentwicklung von Alkohol und anderen Drogen, Delinquenz und Verlust sozialer Bindungen.

Ein erheblicher Teil der Artefaktpatienten hat in der Kindheit einen **Objektverlust** durchlebt. Der Verlust eines oder beider Elternteile ist für die Entwicklung der späteren Fixierung auf medizinische Institutionen und den behandelnden Arzt von Bedeutung. Der zweite wichtige Wirkfaktor in der Entstehung des Krankheitsbilds ist **körperliche Gewalt** als kindliche Traumatisierung. Bei etwa 50% der Patienten mit Artefaktkrankheit ist körperliche Misshandlung ein Thema aus der Kindheit. Die zugefügten Selbstverletzungen werden als Erinnerungsäquivalente dieser Gewalterfahrungen verstanden. Schätzungen zufolge finden sich etwa 2% Artefaktkranke unter Patienten. Einige Symptomatiken wie unklares Fieber weisen einen höheren Krankenanteil auf [11]. Gehäuft sind Patienten mit Artefaktkrankheit aus Helferberufen wie Pflege und Labor beschrieben worden. Vor allem in der Altersgruppe unter 20 Jahren sind Frauen öfter betroffen. Die meisten Artefaktkrankheiten treten bis zum 35. Lebensjahr in Erscheinung. Leider vergehen zwischen der Erstmanifestation und der Diagnose der Artefaktkrankheit oft Jahre.

Mit der Krankheitsschwere geht die prognostische Entwicklung einher. Schwere Verlaufsformen sind in der Regel psychiatrisch-psychotherapeutischer Hilfe nicht oder nur schwer zugänglich. Die Auswahl des beschädigten Organs, z. B. des Nasenseptums, ist oft erst in der psychotherapeutischen Fachbehandlung zu verstehen. Gelegentlich fällt in einer aus anderen Beweggründen aufgenommenen Psychotherapie eine leichtere Verlaufsform der Artefaktkrankheit in der Biografie als Begleitsymptomatik auf. Die therapeutische Beziehung muss berücksichtigen, dass Artefaktkranke ihr problematisches Elternbild und ihre Erfahrungen mit Objektverlust und Gewalt auf den Arzt übertragen. In den Augen des Patienten stellt der Arzt ein allmächtiges Ideal dar. Die zahllosen Arztkontakte und der empfundene Schutz in den häufigen Krankenhausbehandlungen verstärken die infantile Fixierung. Charakteristischerweise verleugnet der Patient in der Anamnese die Manipulationen und wehrt die psychotherapeutische, sprechende Behandlung ab. Die verheimlichte Selbstbeschädigung darf nicht gesprochene Realität werden. In der „sprachlosen Präsentation“ der körperlichen Symptome läuft der Arzt Gefahr, sich auf die Ebene des sprachlosen Handelns einzulassen. Artefakte können in vielfältiger Weise dargeboten werden, von mechanischen, chemischen, toxischen Manipulationen bis hin zum Schildern alarmierender Krankheitssymptome. Tab. 5.3 zeigt eine Auswahl an Symptomen für eine Artefaktkrankheit aus dem HNO-Gebiet.

Merke

Prädilektionsstellen für eine Artefaktmanifestation im HNO-Gebiet sind äußere und innere Nase, äußerer Gehörgang und Ohrmuschel, Zahnfleisch, Wangenschleimhaut, Lippen und Zunge sowie der äußere Hals und das Haar.

Die Manifestationsbreite der Artefakte ist groß und reicht von eher harmlos wirkenden bukkalen Schleimhautveränderungen durch Saugen und Beißen bis hin zu grotesken Strangulationsödemen.

Tabelle 5.3 Mögliche Symptome für Artefaktkrankheit aus dem HNO-Gebiet.

Schilderungen von Fallneigung, Schwindel, Anfällen, Erbrechen, Fieberschüben, Blutbeimengungen in Speichel und Sputum
Manipulation von Blutungen durch mechanische Schleimhautirritation mit Nasenbluten und Hämoptoe
Manipulation von Wunden und Infektionen, auch postoperativ, mit Abzessen, Fisteln, Wundheilungsstörungen und bakteriellen Superinfektionen durch Verunreinigungen
Manipulation von Medikamenten mit entsprechenden Folgen der Thyreotoxikose, akuten Kreislaufstörungen, Einnahme bekannter Allergene mit lokaler allergischer oder anaphylaktischer Reaktion
Manipulationen der Haut durch Strangulation, mechanische, chemische und thermische Reizungen, Ausreißen der Haare
Manipulation der Atem- und Speisewege durch Haare und Fremdkörper
Manipulation von medizinischen Untersuchungsergebnissen durch Elektroden- oder Thermometermanipulation

Artifizielle Verletzungen können beim behandelnden Arzt Ablehnung und Wut hervorrufen. Diese Reaktionen sind Teil von Übertragungsprozessen und müssen vom Arzt beachtet und sorgfältig reflektiert werden. Der Unterschied der Artefaktkrankheit zu anderen psychosomatischen Erkrankungen besteht darin, dass der ursprünglich gesunde Körper durch abnormes Verhalten des Patienten beschädigt wird. Die Körpersymptome sind hier Folgen der missbrauchenden Beziehung des Patienten zu seinem Körper.

Der psychische Zweck dieses pathologischen Verhaltens liegt in der Lösung von Spannungen und in der Affektabfuhr. Der zweite Aspekt der Artefaktkrankheit besteht in der gestörten Beziehung zum behandelnden Arzt. Die Pathologie dieser Beziehung besteht in der ausgeprägten Fixierung auf den Arzt oder die mitbehandelnde Klinik. Der Arzt wird über den Hergang der heimlich beigebrachten Selbstverletzungen durch Verschweigen oder erfundene Begründungen getäuscht. Der Begriff „Täuschung" bezeichnet im Krankheitszusammenhang ein bewusstes, gleichzeitig unkontrollierbares Verhalten. Der Arzt muss die Verhaltenspathologie des Patienten als Krankheit erkennen, um seine eigenen aufkommenden Gefühle von Enttäuschung und Wut zu verstehen. Dem Patienten hingegen mit Vorwürfen oder Bestrafungen zu begegnen, würde den krankhaften Circulus nur noch weiter aufrechterhalten. Der Arzt sollte im Gespräch mögliche Manipulationen und Methoden zur Verhaltensänderung ansprechen. Lesen Sie hierzu Übung 5.4.

Übung 5.4

Herr A. hat immer wieder Nasenbluten.

Herr A. ist 66 Jahre alt und war bereits viele Jahre wegen chronischer Nasenbeschwerden in der Praxis Ihres Kollegen. Das langjährig erfahrene Assistenzpersonal bereitet schon den Inhalationsplatz vor, wenn Herr A. die Praxis betritt. Auch Sie haben den Patienten schon mehrfach im Verlauf des Jahres mit nicht heilenden Wunden des Nasenseptums gesehen. Heute schildert Herr A. wieder Schmerzen durch seine Nasenwunde. Die vordere Rhinoskopie zeigt im Bereich des rechten vorderen Nasenseptums eine flächenhafte Wunde, die von Blutschorf umkränzt ist. Erschrocken bemerken Sie den darunter weißlich schimmernden freiliegenden Septumknorpel. So ausgeprägt hatte sich der bisherige klinische Verlauf nicht dargestellt.

Eine allergische Disposition war nicht gefunden worden. Auch die toxische Anamnese mit Fragen zur Exposition von Chrom und anderen Stoffen ist leer. Vor einem halben Jahr war ein Nasenabstrich entnommen worden, der eine Besiedelung mit Staphylokokken ohne Nachweis von MRSA zeigte. Der Patient hatte in den vergangenen Monaten mehrfache Behandlungen mit lokalen Salben, Nasenduschen und Inhalationen erhalten. Zudem hatte der Patient verstärkt Vitamin C genommen mit der Vorstellung der veränderten Kapillarpermeabilität. Offenbar haben all diese Maßnahmen nicht ausgereicht, das entzündliche Geschehen der Nase in den Griff zu bekommen. Sie entschließen sich, den Patienten wegen des freiliegenden Septumknorpels der benachbarten HNO-Klinik zur Frage der operativen Mitbehandlung vorzustellen.

Nach etwa 3 Wochen sehen Sie den Patienten wieder. Eine in der Klinik durchgeführte Probeexzision aus dem Wundbereich des rechten vorderen Nasenseptums hatte eine unspezifische Entzündungsreaktion ergeben ohne Hinweis für Malignität. Der Lokalbefund zeigt zarte Granulationen im Wundgebiet und eine narbige Schrumpfung der umgebenden Septumschleimhaut. Der Entlassungsbrief der Klinik beschreibt die Histologie der Septumbiopsie, die Diagnostik der Nasennebenhöhlen ohne pathologischen Befund und die Empfehlung der weiteren Nasenpflege. Sie erfahren im Gespräch mit dem Patienten, dass in der Klinik die Nase rechts täglich mit einer Salbentamponade für mehrere Stunden behandelt worden war.

Nach 2 Wochen sehen Sie den Patienten wieder. Beide Septumseiten sind schorfig belegt und blutig tingiert und Sie führen wieder die Lokalbehandlung durch.

Vor Ihrem Sprechzimmer treffen Sie die Ehefrau des Patienten, welche ihn von der Behandlung abholt. Sie sagt: „Ist das nicht furchtbar mit der Nase meines Mannes? Er ist aber ja auch ständig damit am Fummeln."

Bitte beantworten Sie folgende Fragen:

- Welche Hinweise des klinischen Befunds könnten für ein Artefakt sprechen?
- Wie schätzen Sie die Chance ein, mit diesem Patienten über manipulative Maßnahmen zu sprechen, und wie werden Sie das Gespräch darüber beginnen?

Merke

Die Verhaltenspathologie der Artefaktkrankheit hat 2 grundlegende Aspekte. Zum einen besteht das abnorme Verhalten in der Beschädigung des Körpers durch zum Teil groteske Selbstmanipulationen. Zum anderen offenbart sich die Pathologie in der Beziehung zum Arzt durch Fixierung auf das Arztideal und Täuschungsmanöver.

Das Münchhausen-Syndrom ist nicht mit der Artefaktkrankheit gleichzusetzen. Beim **Münchhausen-Syndrom** erfindet der Patient phantasierte Inhalte von Anamnese, Biografie oder erfolgter Diagnostik und Therapie. Die beschriebenen Symptome können körperlich und psychisch ausgerichtet sein. Zudem kommen heimliche Manipulationen des Körpers vor. Pathologisches Behandlungswandern und Pseudologia phantastica (dramatische, phantasierte Geschichten) sind die Kennzeichen.

Die Häufigkeit der Störung wird mit 0,5–1% im Allgemeinkrankenhaus angegeben [12]. Männer scheinen häufiger betroffen zu sein, typische Altersgipfel fehlen. Die Symptome werden als Alarmsignale präsentiert. Schmerzen, Blutungen, neurologische Störungen und psychiatrische Dekompensationen wie Suizidalität führen zum Teil zu dramatischen Symptombildern. Akute kardiale, pulmonale und abdominale Sensationen werden vorgetragen. Verläufe von wiederholten iatrogenen Maßnahmen bis hin zur Verstümmelung durch vielfache Operationen oder Amputationen sind bekannt. Das pathologische Behandlungswandern kann extreme Ausmaße durch Behandlungsversuche im In- und Ausland annehmen.

In der Entwicklung des Münchhausen-Syndroms sind Beziehungsverluste in der Kindheit, lange Hospitalisierungen und soziale Entwurzelung zu beobachten. In der eigenen Familie erleben diese Patienten dann häufig wieder Erfahrungen mit Sucht, Delinquenz und Gewalt. Die Beständigkeit der sozialen Bindungen in Partnerschaft und Beruf ist gefährdet, hingegen sind stationäre psychiatrische Behandlungen, z.B. nach Selbstmordversuch, gehäuft. Psychopathologisch finden sich Angst, Depression, Versagensgefühle und Hilflosigkeit. Das Ideal des Arztes hat für Patienten mit einem Münchhausen-Syndrom eine große Bedeutung. In der Arztfixierung und der pathologischen Behandlungssucht setzt der Patient seine Suche nach dem erträumten Ideal der Beziehung zu den Eltern fort. Die negativ besetzte, durch Beziehungsabbruch und Entwurzelung gekennzeichnete Beziehung zu den Eltern kann nicht in die Erlebniswelt des Patienten integriert werden und wird in den wiederholten Kontakten zum Arzt als überhöhtes Ideal reinszeniert. Wenn diese neu inszenierten Beziehungsmuster in der verklärten Arzt-Patient-Beziehung im Realitätsbezug scheitern, erfolgt das krankheitstypische pathologische Behandlungswandern. Die Pseudologia phantastica stellt für den Patienten keine Lüge, sondern seine subjektive, unbewusste Realität dar. Die dargestellten Lebens- und Krankheitsgeschichten sind die Ausgestaltung einer Kommunikation, in welcher unbewusste Wahrheiten und Zusammenhänge deutlich werden. Interessant ist, dass die Pseudologien, die vorgetragenen Geschichten des Patienten, verhältnismäßig konstant in ihrem Inhalt sind.

Patienten mit Münchhausen-Syndrom zählen zu den am schwersten in der Medizin zu behandelnden Menschen [7]. Durch die häufigen Beziehungsabbrüche ist die Therapie ausgesprochen schwierig und die Prognose denkbar schlecht. Es bleibt, den Patienten als Menschen in seinem Kranksein anzunehmen, körperliche Eingriffe – soweit möglich – zu vermeiden und den Patienten für eine interdisziplinäre, psychiatrische Mitbehandlung zu motivieren. Das Münchhausen-Syndrom stellt hohe Ansprüche an das Reflektionsvermögen des Arztes, welcher die eigene Kränkung durch den therapeutischen Beziehungsabbruch zu bewältigen hat.

Merke

Das Münchhausen-Syndrom ist durch Beziehungs- und Verhaltenspathologie gekennzeichnet. Merkmale sind pathologisches Behandlungswandern, Pseudologia phantastica und Selbstverletzung. Die klinischen Symptome enthalten oft eine gewisse Dramatik.

Cave

Die dramatische Symptomatik darf nicht zu übereilten Eingriffen verleiten.

Bei dem **Münchhausen-by-Proxy-Syndrom** handelt es sich um die erfundene oder heimliche Manipulation des kindlichen Körpers durch die Eltern. Lebensbedrohliche Erstickungsmanipulaionen, Verabreichungen von toxischen Stoffen u.a. stellen einen Missbrauch des kindlichen Körpers dar, mit invalidisierenden oder tödlichen Folgen. Der Missbrauch wird geleugnet und der Arzt wird in seiner Rolle als Helfer von den Eltern in das pathologische Beziehungsmuster einbezogen. Meist ist es die Mutter des Kindes, welche die körperlichen Manipulationen durchführt. In seltenen Fällen richtet sich die Misshandlung gegen erwachsene Personen, z.B. den Ehemann. Die Todesrate der Kinder ist mit bis zu 15% hoch und sehr häufig finden sich Manipulationen an Geschwisterkindern derselben Familie. HNO-Leitsymptome, mit welchen die Mütter die misshandelten Kinder vorstellen, sind Apnoe oder Dyspnoe, Stridor, Zyanose, Blutungen aus dem oberen Atmungstrakt, Erbrechen und Krämpfe.

Die Lebensgeschichten der misshandelnden Mütter weisen Missbrauch- und Gewalterfahrungen, Objektverluste, eigene Krankheiten und Krankenhausaufenthalte auf. Das beschädigte Kind lebt in völliger Abhängigkeit von der Versorgung der Mutter, wobei das nach außen gezeigte Verhalten der Mutter stark symbiotisch wirkt. Fälle sind beschrieben, in denen die misshandelten Kinder bis in das Erwachsenalter in der mütterlichen Gemeinschaft blieben und das selbstbeschädigende Verhalten weiter an sich fortführten. Die Erhellung der Pathologie ist extrem schwierig. Die Kinder verraten die Mütter nicht, verharren in der durch Symbiose und Destruktivität charakterisierten Beziehung zur eigenen Mutter. Wegen der lebensbedrohlichen Übergriffe durch die Bezugsperson sollte bei Verdacht auf Münchhausen-by-Proxy-Syndrom unbedingt das Jugendamt informiert werden. Nicht selten muss das Kind aus der Gefahrenzone entfernt werden.

Unfallbedingte traumatische Verletzungen

Traumatische Nasenverletzungen sind häufig, Ursachen sind beabsichtigte oder unbeabsichtigte Gewalteinwirkungen auf das Nasengerüst und das Mittelgesicht. Diese Verletzungen sind aufgrund der ausgeprägten Innervierung des Gesichts sehr schmerzhaft und in der Regel von Blutungen begleitet. Schmerz und Blutung sind psychisch stark belastende Symptome mit vitalem Signalcharakter. Bei traumatischen Einflüssen ist außer den vegetativen Reaktionen, welche Schmerz und Blutung begleiten, ein psychisches Schockerlebnis festzustellen. Das Verletzungsgefühl des Patienten umfasst weit mehr als die sichtbare äußere Verwundung.

Die Ausprägung der akuten traumatischen Belastung ist unterschiedlich. Während ein Teil der Patienten diese Verletzung erstaunlich schnell und folgenlos verarbeitet, kommt es bei einigen zu Zeichen der posttraumatischen Belastungsstörung. Insbesondere bei unerwarteten Angriffen mit brutaler Gewalteinwirkung, bei Überfällen aus dem Hinterhalt oder bei zugefügten Verletzungen durch Personen aus dem engsten sozialen Nahraum sind Traumatisierungsfolgen möglich. Hier sind außer der körperlichen Verletzung der Erlebnisschock, die Kränkung und die Auswirkung auf die soziale Beziehung maßgebliche Belastungen für den Patienten. Bei offensichtlichen Nasenverletzungen kommt der Patient entweder über die chirurgische Notaufnahme oder direkt zur HNO-Untersuchung. Der HNO-Arzt kann also in der Regel sehr früh nach dem Verletzungshergang die psychische Traumatisierung des Patienten beobachten und therapeutisch einwirken. Dies verdeutlicht Übung 5.5.

Übung 5.5

Der 17-jährige A. hatte einen Fahrradunfall.

Die Zentralambulanz informiert Sie über die Ankunft eines Patienten, der nach einem Fahrradunfall im Gesicht verletzt sein soll. Als Sie das HNO-Untersuchungszimmer betreten, sehen Sie den jungen Mann wartend im Rollstuhl. Die diensthabende Krankenschwester hatte ihn in den Untersuchungsraum gefahren. Sie begrüßen den jungen Patienten und fragen ihn nach dem Verletzungshergang. Der Patient ist noch mit Blut im Gesicht verschmiert und die Nase ist deutlich geschwollen. Er ist ansprechbar und orientiert. Sehr langsam erzählt er den Unfallhergang, dass er ein Auto hat heranfahren sehen und noch dachte: „Na, ob der mich wohl sieht?" „Er hat mich nicht gesehen und mich von der Seite erwischt." Dann verstummt der Patient. Sie fragen ihn, ob er vom Fahrrad auf die Straße gestürzt sei. Der Patient nickt nur. Der Karte entnehmen Sie, dass der Junge 17 Jahre alt ist. Sie fragen ihn, ob er Schüler sei. Wieder nickt der Patient nur. Sämtliche Informationen müssen Sie einzeln erfragen, der Patient antwortet mit Nicken oder Kopfschütteln und Ihnen fällt auf, dass er relativ wenig, langsam und leise spricht. Dabei sitzt er fast reglos im Rollstuhl, die Hände umklammern die Lehnen. Als Sie den Patienten fragen: „Das kam alles ganz plötzlich für Sie?", schießen ihm Tränen in die Augen und er nickt wieder.

Bitte beantworten Sie folgende Fragen:

- Was fällt Ihnen am Verhalten des jungen Patienten auf, an seiner Sprache, am emotionalen Ausdruck?
- Wie sprechen Sie jetzt weiter mit dem Jungen?

5.8 Riechstörungen bei psychiatrischen Syndromen

Lernziele

Sie kennen die Wahnkriterien und können wichtige Krankheitsbilder in der HNO-Heilkunde benennen, welche mit Halluzinationen einhergehen. Sie können die Bromhidrose und den Dermatozoenwahn erläutern und den hypochondrischen Wahn mit Beispielen erklären.

Psychiatrische Krankheitsbilder manifestieren sich in der HNO-Heilkunde bspw. in Form psychotischer Erkrankungen und wahnhafter körperlicher Störungen. Herausragende Bedeutung haben akustische Halluzinationen und Geruchs- und Geschmackshalluzinationen. Vor allem wahnhafte Erkrankungen wie der körperdysmorphe Wahn, der Dermatozoenwahn, der Eigengeruchswahn und der hypochondrische Wahn können in der HNO-Sprechstunde auffallen. Abb. 5.3 gibt eine Übersicht über psychiatrische Krankheiten, welche mit Symptomen der Nase und des Riechens auftreten.

Wichtige **Wahnkriterien** sind die unmittelbare, hohe subjektive Gewissheit, Unwiderlegbarkeit und die Unkorrigierbarkeit der Vorstellungen. Dies gilt auch dann, wenn der Wahninhalt in der Realität unmöglich ist. Der Unterschied Wahnkranker zu Gesunden besteht im Wechsel des Bezugssystems [15]. Der Gesunde ist in der Lage, irrationale Vorstellungen abzuwägen und in der Bewertung „umzuschalten". Bei ausgeprägten, floriden Psychosen besteht absolute Wahngewissheit.

Wahn tritt bei verschiedenen psychischen Krankheiten auf. Am häufigsten ist er zu beobachten bei

Geruchs- und Geschmackshalluzinationen bei Schizophrenie
Eigengeruchswahn
körperdysmorpher Wahn mit unkorrigierbarer Überzeugung der Nasendeformität
Dermatozoenwahn mit unkorrigierbarer Überzeugung des Befalls der äußeren oder inneren Nase durch Parasiten
hypochondrischer Wahn mit unkorrigierbarer Überzeugung an einer Infektion oder einem Malignom zu leiden

Abb. 5.**3** Nasensymptome bei psychiatrischen Krankheitsbildern.

schizophrenen Psychosen, akuten organischen Psychosen und chronischen organischen Hirnschädigungen. Wahnentwicklungen ohne andere psychische Störungen sind z. B. der sensitive Beziehungswahn, der Querulantenwahn und die Wahnentwicklung bei Schwerhörigen. Der Schwerhörigenwahn wird in Kap. 3.3.4 beschrieben. Das Hören, Riechen und Schmecken betreffende Sensationen sind relativ häufige Wahninhalte.

Merke

Die Kennzeichen des Wahns sind hohe subjektive Gewissheit und die Unkorrigierbarkeit der Vorstellungen. Das Realitätsurteil ist im Wahn aufgehoben.

Die Wahninhalte, welche die Nase betreffen, beziehen sich auf die äußere Nase oder das Riechen. Das bekannteste Krankheitsbild mit Geruchshalluzinationen ist die **Schizophrenie**, deshalb wird diese hier vorgestellt. Für die Schizophrenie gelten nach der Internationalen Klassifikation psychischer Störungen definierte Kriterien. Hierzu gehören:

- Gedankenlautwerden
- Gedankeneingebung
- Gedankenentzug
- Gedankenausbreitung

Der Wahn ist ein wichtiges Merkmal der Schizophrenie und kann als Kontroll- oder Beeinträchtigungswahn auftreten mit dem Gefühl des Gemachten. Der Wahn kann bizarr sein, z. B. mit Außerirdischen in Verbindung zu stehen. Weiter zählen kommentierende oder dialogische Stimmen zu den Schizophreniemerkmalen. Anhaltende Halluzinationen jeder Sinnesmodalität, Neologismen, Gedankenabreißen, Zerfahrenheit sind zudem zu nennen. An Auffälligkeiten der Bewegung können Erregung, Haltungsstereotypien, Mutismus und Stupor auftreten. Außerdem ist eine Negativsymptomatik mit Apathie, Sprachverarmung und Affektverflachung möglich. Differenzialdiagnostisch muss an organische Hirnerkrankungen, Alkohol- oder Substanzintoxikationen, Abhängigkeits- oder Entzugssyndrom gedacht werden. Wie bereits in Kap. 3 dargestellt, haben bestimmte Formen von akustischen Halluzinationen (imperative akustische Halluzinationen) eine besondere Bedeutung für die Schizophrenie. Geruchs- und Geschmackshalluzinationen sind mit 13 % seltener anzutreffen. Thematisch haben die Angaben der Patienten häufig das Riechen von Giftgas zum Inhalt oder die Patienten nehmen einen besonderen, meist unangenehmen Geschmack in Speisen und Getränken wahr.

Die Prävalenz der Schizophrenie beträgt 0,3 %. Schizophrenie kann in jedem Lebensalter auftreten, 80 % erkranken vor dem 40. Lebensjahr. Frauen erkranken signifikant später als Männer nach dem 30. Lebensjahr. Die Diagnose der Schizophrenie beruht auf den beschriebenen psychopathologischen Symptomen. Die Therapie der Schizophrenie erfolgt mit Neuroleptika durch den Psychiater. Psychoedukative Maßnahmen zur Alltagsbewältigung sind sinnvoll.

Der **Eigengeruchswahn** (Bromhidrose) ist ein psychiatrisches Krankheitsbild, welches vor allem in der Dermatologie bekannt ist. Es kommt zur subjektiv unangenehmen Geruchsentwicklung des Schweißes. Die sich ergebende Problematik für den Patienten resultiert aus seiner subjektiven Bewertung der physiologischen Schweißbildung. Manche Patienten sehen ihre eigene Schweißbildung farbig (Chromhidrose). Das insgesamt seltene Krankheitsbild ist wenig bekannt, möglicherweise weil die Patienten nicht darüber sprechen. Probleme ergeben sich aus den einengenden Verhaltensweisen des Patienten infolge der veränderten Geruchswahrnehmung. Extensive Reinlichkeitsrituale und Rückzug aus sozialen Situationen sind möglich.

Der **körperdysmorphe Wahn** ist mit unkorrigierbare Überzeugung der Nasendeformität, der Entstellung und sozialen Stigmatisierung infolge der Nase verbunden. Der körperdysmorphe Wahn kann sich grundsätzlich auf alle Körperteile beziehen, die Nase ist bei diesem Krankheitsbild häufig betroffen. Der **Dermatozoenwahn** ist eine unkorrigierbare Überzeugung des Befalls der äußeren oder inneren Nase durch Parasiten. Auch der Dermatozoenwahn kann sich auf andere Körperregionen (Arme, Beine, Rücken) beziehen.

Der **hypochondrische Wahn** ist die unkorrigierbare Überzeugung, an einer Infektion oder einem Malignom zu leiden. Der hypochondrische Wahn kann differenzialdiagnostisch zunächst schwierig von anderen Wahninhalten abzugrenzen sein. Die Diagnose folgt den definierten diagnostischen Kriterien. Immer gehört zur Diagnostik die sorgfältige, wiederholte Exploration des Patienten, um dessen Wahninhalte möglichst genau zu erfassen und zu beschreiben.

Merke

Der Wahn ist keine Ausschlussdiagnose. Für seine Diagnose müssen die positiven diagnostischen Wahnkriterien erfüllt sein. Auch für den körperdysmorphen Wahn und für den hypochondrischen Wahn gelten die spezifischen diagnostischen Kriterien.

Die Therapie des Wahns, welcher sich auf die Nase und das Riechvermögen bezieht, erfordert wie alle anderen Wahnverläufe die enge interdisziplinäre Kooperation. Die psychopharmakologische Behandlung erfolgt mit Neuroleptika durch den Psychiater. Psychoedukative Maßnahmen zur Alltagsbewältigung sind sinnvoll. Aus diesem Grund sollte jeder HNO-Arzt und jeder mit Nasen- und Riechstörungen betraute Arzt diese Differenzialdiagnose und die sich daraus ergebende Behandlungsindikation kennen.

Literatur

[1] Altamura C, Paluello M, Mundo E et al. Clinical and subclinical body dysmorphic disorder. Eur Arch Psychiatry Clin Neurosci 2001; 251: 105–108

[2] Castello J, Barros J, Chinchilla A. Body Dysmorphic Disorder and Aesthetic Surgery: Case Report. Aesth Plast Surg 1998; 22: 329–331

[3] Dilling H, Mombour W, Schmidt MH. WHO. Internationale Klassifikation psychischer Störungen. ICD-10 Kapitel V (F). Klinisch-diagnostische Leitlinien. Bern: Hans Huber, Hogrefe; 2008: 169

[4] Fisher A, Morley J. Antiaging Medicine: The God, the Bad and the Ugly. J Gerontol A Biol Sci Med Sci 2002; 57: 636–639

[5] Folks DG, Warnock JK. Psychocutaneus disorders. Curr Psychiatry Rep 2001; 3: 219–25

[6] Gupta MA, Gupta AK, Chen SJ et al. Comorbitiy of rosacea and depression: an analysis of the National Ambulatory Medical Care Survey and National Hospital Ambulatory Care Survey-Outpatient Department data collected by the U.S. National Center for Health Statistics from 1995 to 2002. Br J Dermatol 2005; 153: 1176–81

[7] Harth W, Gieler U. Psychosomatische Demetologie. Heidelberg; Springer; 2006; 32, 123

[8] Hodgkinson DJ. Identifying the body-dysmorphic patient in aesthetic surgery. Aesthetic Plast Surg 2005; 29: 503–9

[9] Kocalavent RD, Fiege H, Rose M et al. Autodestructive syndromes. Psychother Psychosm 2005; 74: 202–11

[10] Mackey T. An Ethical Assessment of Anti-Aging-Medicine. Journal of Anti-Aging-Medicine 2003; 6: 187–203

[11] Plassmann R. Münchhausen-Syndrome und artifizielle Erkrankungen. In: von Uexküll T, Hrsg. Psychosomatische Medizin. Modelle ärztlichen Denkens und Handelns. 6. Aufl. München, Jena: Urban & Fischer; 2003: 662

[12] Rothenhäusler HB, Kapfhammer HP. Münchhausen-Patienten im Allgemeinkrankenhaus – Diagnose und Therapie vor konsiliarpsychiatrischem Hintergrund. Psychiatr Prax 2002; 29: 381-7

[13] Sass H, Wittchen HU, Zaudig M. Diagnostisches und statistisches Manual psychischer Störungen. DSM-IV/TR. Göttingen: Hogrefe; 2003; 535, 534–535

[14] Stangier U, Hungerbühler R, Meyer A et al. Diagnostische Erfassung der körperdysmorphen Störung. Nervenarzt 2000; 71: 876–884

[15] Tölle R. Psychiatrie. 10. Aufl. Berlin, Heidelberg, New York: Springer; 1994: 174–181

[16] von Uexküll T, Wesiack W. Wissenschaftstheorie: Ein bio-psycho-soziales Modell. In: von Uexküll T, Hrsg. Psychosomatische Medizin. 5. Aufl. München, Wien, Baltimore: Urban und Schwarzenberg; 1997: 13–52

[17] Vargas Laguna E, Pena Payero ML, Vargas Marques A. Influencia de la ansiedad en diversas patologias dermatologicas. Actas Dermosifiliogr 2006; 97: 637–43

[18] Vidigni V, Pavan C, Semenzin M et al. The importance of recognizing body dysmorphic disorder in cosmetic surgery patients: do our patients need a preoperative psychiatric evaluation? Eur J Plast Surg 2002; 25: 309–312

6 Psychosomatische Zusammenhänge bei allergischen Erkrankungen

6.1 Allergie und Pseudoallergie

Lernziele

Sie kennen den nosologischen Unterschied zwischen Allergien und Pseudoallergien. Sie können Ursachen für pseudoallergische Reaktionen benennen.

Epidemiologisch ist in den vergangenen Jahrzehnten ein Anstieg allergischer Erkrankungen zu verzeichnen. Wegen der hohen klinischen Relevanz wird diesem Thema ein eigenes Kapitel gewidmet, wobei der Schwerpunkt der thematischen Darstellung auf den psychischen Wirkmechanismen in allergischen Prozessen liegt. Psychosomatik in der Allergologie beschäftigt sich mit den körperlichen und seelischen Wechselwirkungen bei Überempfindlichkeit gegenüber Reizstoffen. Es ist ein komplexer Verständnisprozess, der vergleichbar einem Brückenbau die medizinischen Bereiche Allergologie und Psychosomatik verbindet (Abb. 6.1).

Mit dem Begriff „Allergie" wird eine überschießende und unerwünschte Reaktion des Immunsystems auf Umweltstoffe bezeichnet. Umweltstoffe, welche diese Reaktion auslösen, werden Allergene genannt. Der Körper reagiert auf Allergene mit einer Antigen-Antikörper-Reaktion, worunter im engeren Sinne die IgE-vermittelten (IgE: Immunglobulin E) Überempfindlichkeitsreaktionen verstanden werden. Die allergische Symptomatik weist graduelle Ausprägungen von leicht bis sehr schwer auf. Klinische Symptome betreffen die Haut und Schleimhäute, wobei für die HNO-Heilkunde vor allem Schwellungen der Konjunktiven, der Nasen-, Mund- und Rachenschleimhäute sowie der anaphylaktische Schock praktische Relevanz haben. Häufig wird der HNO-Arzt bei der Behandlung allergischer Patienten mit dem **Etagenwechsel** konfrontiert. Hierunter wird das Übergreifen der allergischen Erkrankung von den oberen Atemwegen (Rhinitis allergica) auf die unteren Atemwege (allergisches Asthma) verstanden. Hat ein Kind als Säugling mit einer Nahrungsmittelallergie reagiert, ist eine Sensibilisierung für Pollen möglich, durch die es zu einer Asthamerkrankung kommen kann. Dieses Beispiel zeigt den „allergic march" von den gastrointestinalen und kutanen Manifestationen zum respiratorischen Organsystem.

Allergene werden durch Inhalation (Pollen, Tierhaare, Sporen) und durch Berührungskontakt (Tierhaare, Latex, Blumen, Pollen, Metalle und Additive) aufgenommen. Zudem sind Allergisierungen durch Insektenbisse- und Stiche, durch Aufnahme von Nahrungsmitteln und Medikamenten möglich. Eine **Kreuzallergie** liegt vor, wenn spezifische IgE-Antikörper andere Allergene erkennen. Die allergologische Diagnostik umfasst eine Reihe von Nachweismethoden wie Hauttests, Provokationstests und Blutuntersuchungen. Diese Diagnostik kann für Patienten eine eigene psychische Belastung durch Schmerzhaftigkeit der Intrakutantestung und Blutabnahmen implizieren. In Provokationstests kann es zu heftigen Reaktionen kommen, welche den Patienten körperlich und psychisch beeinträchtigen. Eine sehr starke psychische Belastung im Rahmen allergologischer Diagnostik ist die Angst vor einer anaphylaktischen Reaktion. Diese **antizipatorische Angst** in der Erwartung einer Anaphylaxie wird noch verstärkt, wenn der Patient bereits Erfahrungen mit einer allergischen Notfallsituation gemacht hat. Wegen der hohen Komorbidität von Allergien und Angststörungen sind in der allergologischen Diagnostik und Therapie die psychische Verfassung des einzelnen Patienten und seine Bewältigungsmechanismen von größter Wichtigkeit [9].

Ursachen und Belastungen allergologischer Erkrankungen

Als Ursachen für allergische Erkrankungen werden genetische und hygienische Faktoren, Umweltexposition, Änderungen der physiologischen Darmflora und Lebensgewohnheiten diskutiert. **Familiendynamische Belastungen** können sich ergeben,

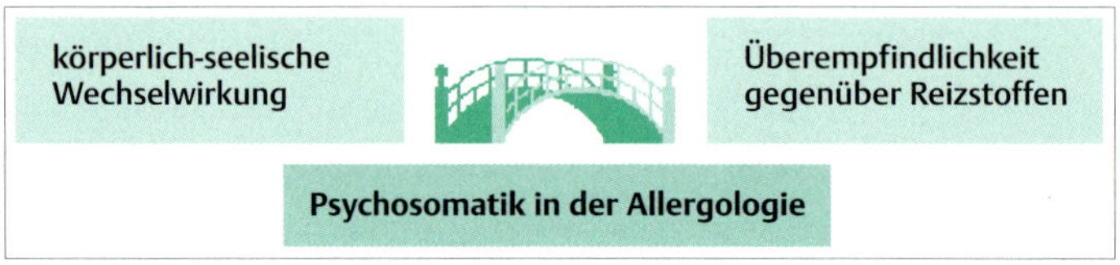

Abb. 6.1 Psychosomatik in der Allergologie.

wenn die Eltern eines allergiekranken Kindes Allergiker sind und sich mit Schuldgefühlen und Selbstvorwürfen zur genetischen Disposition und den familieneigenen Lebensgewohnheiten auseinandersetzen. Bekanntermaßen ist das Allergierisiko für Kinder erhöht, wenn ein oder beide Elternteile Allergiker sind. Weiter spielen Stress, Ernährungsgewohnheiten, Noxenexposition (Rauchen) im allergologischen Familienkontext eine Rolle.

Allergien bedingen eine Vielzahl sozialer Schwierigkeiten, angefangen von der Versorgung eines allergiekranken Säuglings und Kindes mit den resultierenden familiären Belastungen bis hin zu den kulturellen Auswirkungen in der Anpassung an alltägliche Lebensgewohnheiten und der Berufswahl. Gefährdungen bestehen durch lebensbedrohliche anaphylaktische Reaktionen, durch Gefahren im Straßenverkehr infolge Übermüdung bei obstruktiven Schleimhautschwellungen und Apnoe und durch respiratorische Probleme bei pathophysiologischen Schleimhautveränderungen der allergischen Rhinosinusitis und des allergischen Asthma bronchiale. Allergische Konjunktivitis mit Verklebungen und Niesanfällen während der aktiven Teilnahme am Verkehr bedingen weitere Gefährdungen. Insofern sind alle allergischen Erkrankungen mit ihrem somatischen Korrelat in einem psychischen und sozialen Kontext zu verstehen.

Merke

Psychosomatische Zusammenhänge haben in der Allergologie eine große Bedeutung. Intrapsychische, interpersonelle und soziokulturelle Prozesse in der Anpassung und Bewältigung allergischer Erkrankungen müssen erkannt und im allergologischen Therapiekonzept berücksichtigt werden.

Die im Rahmen der Allergen-Antikörper-Reaktion ausgeschütteten Entzündungsmediatoren lösen innerhalb von Minuten allergische Symptome aus. Solche Soforttyp-Reaktionen werden pathophysiologisch von denen des Spättyps unterschieden, bei welchem es nach Stunden zu Reaktionen kommen kann. Allergenspezifische T-Zellen werden aktiviert und Leukozyten wandern in Lunge, Schleimhäute und Haut. Die klinische Einteilung der Allergien erfolgt nach Coombs und Gell, sie unterscheiden die 4 Typen I–IV.

Der Typ I, Soforttyp, ist gekennzeichnet durch eine innerhalb von Sekunden bis Minuten ausgelöste Reaktion mit freigesetzten Mediatoren wie z.B. Histamin und Prostaglandin. Die hierzu zählenden Erkrankungen sind die Urtikaria, allergische Rhinitis und Konjunktivitis, allergisches Asthma, Quincke-Ödem und anaphylaktischer Schock. Verzögerte Reaktionen können auch nach mehreren Stunden auftreten. Typ II-Reaktionen bezeichnen den zytotoxischen Typ, bei welchem innerhalb von Stunden nach Aufnahme von Antigenen Immunkomplexe mit IgG zu einer Aktivierung zytotoxischer Killerzellen und Lyse körpereigener Zellen führen. Typische Erkrankungen sind Agranulozytose, Thrombopenie und hämolytische Anämie. Bei der Typ III-Reaktion kommt es zur Verklumpung von Antigenen und Antikörpern. Eine typische Erkrankung ist die allergische Vaskulitis. Typ IV ist der Spättyp, bei welchem es nach Tagen durch eine zellvermittelte Reaktion zu Entzündungen kommt. Kontaktallergien sind typische Beispiele.

Bewährt hat sich die Unterscheidung zwischen Allergien und Pseudoallergien (Abb. 6.2). **Echte Allergien** sind durch immunologische Prozesse gekennzeichnet, während bei **Pseudoallergien** keine immunvermittelten Reaktionen vorliegen. Ursache für Pseudoallergien sind Intoleranzreaktionen und somatoforme Störungen. Zwar ähneln sich die Symptomatiken, doch findet sich bei der Intoleranz kein Nachweis einer spezifischen IgE- oder zellulär vermittelten allergischen Reaktion.

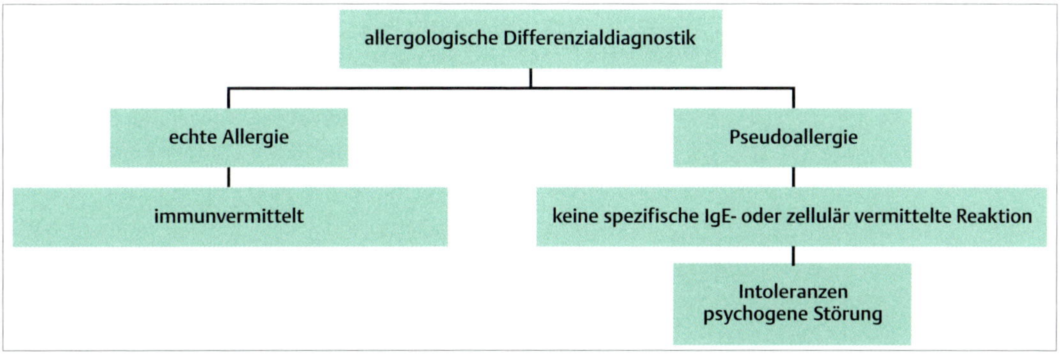

Abb. 6.2 Allergologische Differenzialdiagnostik.

6.2 Klassifikation psychogener Störungen in der Allergologie

Für das Verständnis der psychosomatischen Krankheitszusammenhänge in der Allergologie ist eine Systematisierung in 4 große Krankheitsgruppen hilfreich (Abb. 6.3).

Die Gruppe der multifaktoriell psychosomatischen Erkrankungen umfasst die allergischen Erkrankungen, bei welchen psychische Faktoren in der Auslösung und Ausprägung eine Rolle spielen. Die psychosomatische Relevanz dieser Krankheitsgruppe liegt in der **psychischen Triggerung allergischer Reaktionen.** Es liegt eine körperliche Disposition bzw. Störung vor, auf welche psychische Faktoren einwirken. Kognitive und emotionale Einflüsse sind an der Schwere der Manifestation beteiligt. Wichtige Vertreter dieser Krankheitsgruppe sind die atopischen Erkrankungen **allergische Rhinitis, allergisches Asthma, Dermatitis atopica** sowie die **Kontaktallergie** und die **Urtikaria.** Im Gegensatz dazu können Erkrankungen aus der Gruppe mit psychiatrischer Komorbidität/neurotische Störungen Symptomatiken in der Allergologie bedingen, welche rein psychisch begründet sind.

6.3 Allergische Rhinitis und vasomotorische Rhinopathie

Lernziele

Sie kennen den Unterschied zwischen allergischer Rhinitis und hyperreflektorischer (vasomotorischer) Rhinophatie und können die Arzt-Patient-Beziehung bei diesen Krankheiten beschreiben. Sie können das Problem der Selbstmedikation bei Hyperreaktivität der Nasenschleimhaut erläutern.

Die komplexen Zusammenhänge lassen sich sehr schön am Beispiel der **Hyperreaktivität der Nasenschleimhaut** verdeutlichen. Hierbei reagieren die Schwellkörper der Nasenmuscheln empfindlich auf äußere und innere nervale Reize. Zu den Erkrankungen mit Hyperreaktivität der Nasenmuscheln zählen die **allergische Rhinitis** und die **vasomotorische (hyperreflektorische) Rhinopathie.** Die klinische Symptomatik umfasst bei beiden Krankheitsbildern Nasenobstruktion, Rhinorrhoe, Niesreiz, Hyposmie und Näseln. Bei der allergischen Rhinitis kommen ein allgemeines Krankheitsgefühl mit Konjunktivitis und Pharyngotracheitis hinzu. Die allergische Rhinitis zählt zu den echten Allergien, die vasomotorische Rhinopathie zu den Pseudoallergien. Beiden Krankheitsbildern gemeinsam ist eine biochemische Phase mit Freisetzung von Mediatoren.

Bei beiden Erkrankungen lassen sich Einflüsse von Emotionen in unterschiedlicher Weise beobachten. Die allergische Rhinitis ist eine multifaktoriell triggerbare Erkrankung, bei welcher seelische Konditionierungsprozesse möglich sind. Schon im Jahre 1886 wurde der Fall einer pseudoallergischen Reaktion beim Anblick einer künstlichen Rose bei bekannter Rosenallergie beschrieben [6]. Auch ist bekannt, dass bei der allergischen Rhinitis die allergischen Reaktionen in Konfliktsituationen heftiger verlaufen. Im Gegensatz zur immunvermittelten allergischen Rhinitis kann die Symptomatik der vasomotorischen Rhinopathie durch physikalische Einflüsse oder durch psychische Reize allein ausgelöst werden. Diese ursächlich auslösenden Faktoren können emotionaler Stress und vegetative psychophysische Konditionierungen in Konfliktsituationen sein. Ein langjähriger chronifizierter Verlauf der vasomotorischen Rhinopathie kann im ungünstigen Fall zu pathophysiologischen Prozessen mit nasalen Schleimhautschwellungen und Begleitsinusitis führen. Diese pathophysiologischen Folgen können solche

Körperliche Disposition und psychische Trigger (multifaktoriell psychosomatisch):	**Psychiatrische Komorbidität/ neurotisch**	**Traumatische Reaktion**	**Reaktive Störung**
atopische Erkrankungen, Rhinitis allergica, Vocal Cord Dysfunction, Asthma bronchiale, Urtikaria, Kontaktekzem	undifferenzierte somatoforme idiopathische Anaphylaxie, pseudoallergische Reaktionen, artifizielle Störung (absichtliche Allergenzufuhr), Angststörung (Panikstörung), psychogener Juckreiz	Erlebnisverarbeitung nach Anaphylaxie, z.B. mit Intubation Belastungsreaktion/ posttraumatische Belastungsstörung	psychosoziale Belastungen als Folgen allergischer Erkrankungen, z.B. Berufsunfähigkeit; Anpassungsstörungen

Abb. 6.3 Klassifikation psychogener Störungen in der Allergologie.

Ausmaße annehmen, dass chirurgische Interventionen zur Beseitigung der Nasenobstruktion erforderlich werden. Am Beispiel der vasomotorischen hyperreflektorischen Rhinopathie wird die Verzahnung psychischer Ursachen und pathophysiologischer Krankheitsmechanismen mit somatischem Korrelat in anschaulicher Weise deutlich.

Bei beiden Nasenerkrankungen, der allergischen Rhinitis und der vasomotorischen Rhinopathie, ist das Problem des unkritischen Gebrauchs abschwellender, vasokonstringierender Nasentropfen und Sprays bekannt. Die Verhaltenspathologie in der Selbstmedikation kann groteske Ausmaße annehmen, sodass Patienten ihre Wohnung nicht ohne Nasentropfen verlassen. Aus diesem krankhaften Gebrauch vasokonstringierender Substanzen resultieren ein Amulettverhalten und das körperliche Korrelat der geschädigten Nasenschleimhaut. In der Anwendung der Vasokonstriktoren kommt es zu einem pathophysiologischen Teufelskreis, der von quälender Nasenobstruktion und Steigerung der Selbstmedikation gekennzeichnet ist. Im chronischen Verlauf imponieren trockene, borkige Nasenschleimhäute mit verdickten Nasenmuscheln, welche zunehmend geringer im vegetativen nasalen Regelkreis beeinflussbar sind.

Testpsychologisch werden bei der Rhinokonjunktivitis allergica und bei der vasomotorischen Rhinitis erhöhte Angst- und Depressionswerte beschrieben. Therapeutisch sollen Patienten mit echter immunvermittelter Allergie die Exposition mit bekannten Allergenen berechtigterweise meiden. Diese Vermeidung ist im Hinblick auf den ursächlichen Sensibilisierungsprozess therapeutisch notwendig. Patienten mit Pseudoallergie, also nicht immunvermittelten Reaktionen, entwickeln häufig spontan ein Vermeidungsverhalten für vermeintlich allergieauslösende Objekte und Situationen. Das kann soweit führen, dass sich soziale Aktivitäten auf ein sehr eingeengtes Spektrum reduzieren.

Merke

Bei Patienten mit pseudoallergischen Beschwerden kommt es häufig zu einem Vermeidungsverhalten vermeintlich auslösender Bedingungen. Das Krankheitsverhalten wird dadurch verstärkt.

Cave

Patienten mit echter, immunvermittelter Allergie sollen die Exposition bekannter Allergene aus medizinischen Gründen vermeiden

Therapie der Hyperreaktivität der Nasenschleimhaut

Sowohl bei der allergischen Rhinitis wie auch bei der vasomotorischen, hyperreflektorischen Rhinopathie sollten rhinologisch-anatomische Hindernisse, z.B. relevante Septumdeviation, wenn möglich korrigiert werden. Die Behandlung der allergischen Rhinitis erfolgt mit Antihistaminika, Kortisonpräparaten und Hyposensibilisierung. Auch bei der vasomotorischen Rhinopathie ist die Stabilisierung der Nasenschleimhaut von großer Bedeutung. Vor allem spielen die Lebensgewohnheiten des betroffenen Patienten für die Therapie eine Rolle. Der Patient wird zu einer selbst durchzuführenden Nasenpflege mit Befeuchtung, Wechselduschen („Kneippbäder für die Nase") und zur Abhärtung angeleitet. Zur Unterstützung des vegetativen Regelkreises ist die Empfehlung für eine sportliche Betätigung sinnvoll. Die Aufklärung über die sympathikotone und parasympathikotone Versorgung der Nasenschleimhaut hilft dem Patienten, Einsicht in seine Krankheitszusammenhänge und in die Beeinflussbarkeit dieser regulativen Mechanismen zu gewinnen. Der Patient lernt, selbstständig seinen Gebrauch vasokonstriktorischer Nasentropfen in stufenweisem Vorgehen mittels Verdünnung zu regulieren. So werden im optimalen Therapieverlauf mehrere Therapieziele erreicht: Die schädigenden Einflüsse auf die Nasenschleimhaut durch unkritische Selbstmedikation werden reduziert und die physiologische Stabilisierung der Nasenschleimhaut wird wiederhergestellt.

Das **psychosomatische Therapieziel** ist die **Symptomkontrolle** der verstopften Nase durch den Patienten. Macht er die Erfahrung, durch ein salutogenetisches Verhalten die physiologischen nasalen Regulationsmechanismen aktivieren und unterstützen zu können, so erlebt er dies als persönlichen Therapieerfolg und als Stärkung seiner Autonomie. Die psychosomatische Aufgabe des Arztes in der allergologischen rhinologischen Behandlung besteht in der Aufklärung des Patienten und in der Motivation zur Änderung des Krankheitsverhaltens. Primär auslösende emotionale Faktoren bei der vasomotorischen Rhinitis und symptomverstärkende psychische Begleitfaktoren bei der allergischen Rhinitis sollten im Arzt-Patient-Gespräch thematisiert werden. Bei Hinweisen auf einen komplexen psychischen Hintergrund oder auf eine psychische Störung ist dem Patienten die psychotherapeutische Behandlungsoption aufzuzeigen. Der Patient empfindet es als hilfreich, wenn er einen Zusammenhang seiner verstopften Nase mit kognitiv-emotionalen Belastungen konkretisieren kann und neue Verhaltensweisen zur Bewältigung anwenden lernt.

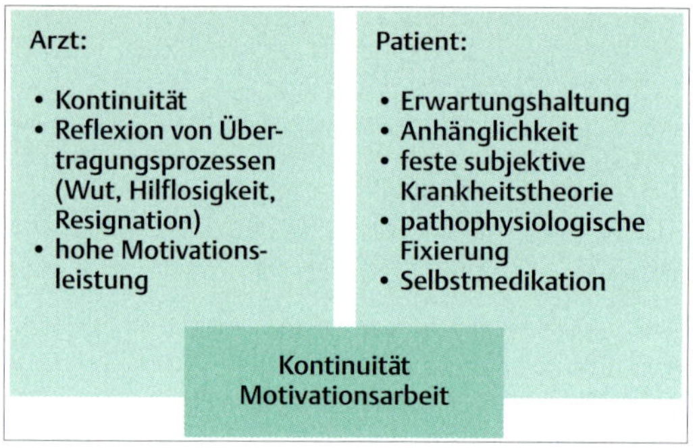

Abb. 6.**4** Arzt-Patient-Beziehung bei Rhinitis allergica und Rhinitis vasomotorica.

Arzt-Patient-Beziehung bei Rhinitis allergica und Rhinitis vasomotorica

Die Hyperreaktivität der Nasenschleimhaut stellt an die Arzt-Patient-Beziehung hohe Anforderungen. Die Patienten haben eine Erwartung an die Hilfe des Arztes. Ihre Nöte mit der verstopften Nase lassen eine gewisse Anhänglichkeit in der Arzt-Patient-Beziehung entstehen. Hinzu kommt, dass bei den pseudoallergischen Reaktionen häufig eine feste subjektive Krankheitstheorie und durch die Selbstmedikation mit Nasentropfen eine pathophysiologische Fixierung besteht. Oft fühlen sich die Patienten in ihren chronischen, teilweise nur schwer zu lindernden Beeinträchtigungen unverstanden und alleingelassen. Wut, Hilflosigkeit und Resignation bedingen einen neuen psychophysiologischen Teufelskreis. Auf der Seite des Arztes spielt die Reflexion von Übertragungsprozessen eben dieser Gefühle eine entscheidende Rolle. Die Kontinuität der Arzt-Patient-Beziehung und die hohe Motivationsleistung, welche der Arzt immer wieder in der psychoedukativen Betreuung des Patienten mit allergischen und pseudoallergischen Beschwerden aufbringen muss, sind die Voraussetzungen für eine zufriedenstellende Behandlung. Abb. 6.**4** fasst die Arzt-Patient-Beziehung bei Rhinitis allergica und Rhinitis vasomotorica zusammen.

6.4 Gibt es die typische Allergikerpersönlichkeit?

Lernziele

Sie können mehrere psychiatrische Komorbiditäten bei Erkrankungen aus der Allergologie benennen. Sie können den Begriff „allergisches Artefakt" erläutern. Sie können verschiedene psychische und soziale Folgen von ausgeprägten allergischen Verläufen nennen.

Eine typische kausale Allergiepersönlichkeit ist nicht bekannt. Nur aus historischen Gründen wird hier die heute umstrittene, aber in früheren Jahren diskutierte allergische Objektbeziehungstheorie nach Marty erwähnt, der zufolge eine Person versucht, die eigene labile seelische Struktur durch die Einheit mit einem Partner (Objekt) zu stabilisieren. Nach dieser Objektbeziehungstheorie tritt eine Allergie auf, wenn diese Objektbeziehung nicht zu realisieren ist [6]. Lerntheoretisch bedeutsam sind die Experimente zur klassischen Konditionierung, in welchen audiovisuelle Reize zu einem Anstieg der Mastzellen führen.

Von großer Bedeutung ist das Auftreten von Allergien bei Patienten mit **Panikstörung** in über 71 % [9]. Untersuchungen zur Persönlichkeit von Patienten mit allergischer Rhinitis erbrachten erhöhte Werte für **Depression** bei Männern und Frauen [10].

Bei **Intoleranzreaktionen** ähneln die Symptome allergischen Reaktionen, jedoch liegen keine immunvermittelten Reaktionen vor. Für die Nahrungsmittelintoleranz ist keine spezifische Persönlichkeitsstruktur bekannt, die Prävalenz wird auf bis zu 2 % geschätzt. Sehr viel höher ist die Zahl der Personen in der Allgemeinbevölkerung, welche ihre Beschwerden subjektiv auf Nahrungsmittelallergien zurückführen. Ein Grund hierfür ist möglicherweise in der unzureichenden Aufklärung über den Unterschied zwischen echten Allergien und Pseudoallergien zu sehen. Intoleranzreaktionen können Angststörungen oder Depression ausdrücken und sind mitunter Ausdruck hypochondrischer Störungen. Bei den Intoleranzreaktionen sind Übergänge zu den umweltbezogenen Erkrankungen (Multiple-chemical-Sensitivity-Syndrom, Mykophobie, Amalgamängste) möglich.

Zur Gruppe der **Ökosyndrome** werden umweltbezogene Körperbeschwerden gerechnet, bei denen multiple wechselnde Beschwerden auf verschiedene Unverträglichkeiten zurückgeführt werden. Die angegebenen Beschwerden sind unterschiedlich und betreffen oft mehrere Organsysteme. Die Ursachen werden in der Exposition von Umweltstoffen vermutet, ohne dass ein direkter Kausalzusammenhang hergestellt werden kann. Für das Syndrom der multiplen Chemikalienunverträglichkeit (Multiple-chemical-Sensitivity-Syndrom) besteht noch kein allgemeingültiges Krankheitskonzept. Das **Multiple-chemical-sensitivity-Syndrom** ist durch verschiedene Symptome in mehr als einem Organsystem gekennzeichnet. Die Symptome können durch unterschiedliche Faktoren bei sehr geringer Exposition ausgelöst und die Beschwerden durch die verfügbaren Untersuchungen nicht ausreichend erklärt werden. Chronifizierung und hoher Leidensdruck charakterisieren die Störung. Die Patienten suchen oft Hilfe in den verschiedensten Behandlungseinrichtungen und Therapien. Im Fokus der Diskussion steht die Exposition von Holzschutzmitteln, Lösungsmitteln,

Duftstoffen und Schwermetallen. Bis heute ist unklar, ob eine tatsächliche Überempfindlichkeit gegen verschiedene Chemikalien besteht.

Die mit der Störung verbundenen Verhaltensauffälligkeiten werden psychopathologisch als **Somatisierungsstörung** (ICD 10 V [F] 45.0) klassifiziert. Daneben finden das **Sick-Building-Syndrom**, die **amalgambezogenen Beschwerden** und die **elektrische Hypersensitivität** Beachtung. Umweltbezogene Körperbeschwerden liegen vor, wenn der Patient über verschiedene körperlich attribuierte Beschwerden klagt. Hier können an Symptomen Schleimhautirritationen, Müdigkeit, Gedächtnisstörungen oder Depressivität genannt werden. Weiter ist charakteristisch, dass der Patient die Ursache dieser Beschwerden in der Umwelt sieht und psychische Beschwerdegründe ablehnt. Aus der Bewertung der Beschwerdeursachen ergeben sich Ängste vor weiterer Exposition mit Vermeidungsverhalten. Zum Bild der umweltbezogenen Beschwerden gehören zudem wiederholte Untersuchungen und Abklärungen der Beschwerden, ohne dass der Nachweis eines Kausalzusammenhangs zwischen Exposition und Beschwerden erbracht oder ausreichend erklärt werden konnte [7], [12]. Somatoforme Störungen und Angststörungen sind signifikant häufiger bei Patienten mit umweltbezogenen Erkrankungen als in Kontrollgruppen [2]. Daher sollten umweltbezogene Erkrankungen interdisziplinär, einschließlich der psychosomatischen Medizin, behandelt werden [3].

Merke

Die typische Allergikerpersönlichkeit ist bis heute nicht bewiesen. Bei den umweltbezogenen Erkrankungen ist eine hohe Morbidität von somatoformen und Angststörungen zu beachten.

Die zweite Krankheitsgruppe der psychischen Störungen in der Allergologie umfasst die **psychiatrischen Komorbiditäten** und die **neurotischen Erkrankungen**. Diese Gruppe hat in der Allergologie einen hohen Stellenwert.

Eine zentrale Bedeutung in der Allergologie haben **Angststörungen**. Hier ist vor allem die **Panikstörung** zu nennen, deren klinische Symptomatik täuschende Ähnlichkeit mit einer anaphylaktischen Reaktion im Anfangsstadium hat. Juckreiz, Urtikaria, Schwitzen, Flush, Schwindel, Tachykardie, Rhinorrhoe, Dyspnoe, Mundtrockenheit, intestinale Symptome, Beklemmung und Angst treten sowohl bei Panik als auch bei anaphylaktischen Reaktionen auf. Untersuchungen zum Zusammenhang zwischen Panik und Allergie beschreiben ein 5-fach erhöhtes Risiko für Panikstörungen bei Allergikern; ein hoher Anteil von 70% der Patienten mit Panikattacken soll wegen allergischer Symptome behandelt worden sein [9], [6].

In der anaphylaktischen Situation liefert die Kreislaufsituation mitunter einen kleinen diagnostischen Hinweis. Eine hypertone Kreislaufregulation spricht eher für eine Panikattacke, eine Hypotonie eher für einen anaphylaktischen Schock. Dieses Merkmal allein ist jedoch für die sichere Unterscheidung einer psychogenen Symptomatik und einer immunologisch begründbaren allergischen Reaktion viel zu vage und so ergreift der notfallmäßig behandelnde Arzt berechtigterweise bei den ersten Anzeichen für eine anaphylaktische Komplikation die gebotenen Gegenmaßnahmen. In der Panikattacke bessert sich die Symptomatik nach Gabe von Adrenalin, Prednisolon und Histaminblockern jedoch nicht, erst die **anxiolytische Behandlung** bringt Erleichterung. Wegen der großen Bedeutung der Zusammenhänge zwischen Panikstörung und Allergie und des Risikos der psychosomatischen Fehldiagnose wird diese schwierige Thematik in Kap. 6.5 ausführlich besprochen.

Merke

Angststörungen haben einen sehr großen Stellenwert in der Allergologie. Die klinische Unterscheidung zwischen der Panikattacke und der allergischen Reaktion vor allem im Anfangsstadium kann wegen der täuschend ähnlichen Symptomatik schwierig sein.

Die **hypochondrische Störung** ist rein psychisch bedingt. Die Patienten mit hypochondrischer Störung haben die anhaltende Befürchtung, an einer nicht erkannten, lebensbedrohlichen Erkrankung zu leiden. Hypochondrische Ängste beziehen sich auf körperliche Symptome, welche vom Patienten im Zusammenhang mit ernsten Krankheiten interpretiert werden. Die Überzeugung und die Beschäftigung mit den Krankheitsängsten halten trotz unauffälliger Untersuchungsbefunde an. Der Patient ist trotz erfolgter Aufklärung, dass keine somatische Krankheit vorliegt, nicht von seiner Krankheitstheorie abzubringen. Relevante Ängste betreffen neben den genannten Krankheiten AIDS und Krebs z. B. die Angst vor Infektionen mit Pilzen, Borrelien, vor gesundheitlicher Schädigung durch Amalgam, Elektrosmog, Nahrungsmitteln und vieles mehr. Diese **Nosophobien** werden als hypochondrische Störungen klassifiziert.

Patienten mit Hypochondrie fordern vom Arzt ein Höchstmaß an Geduld und die Reflektion der eigenen Gefühle. Die konkrete Gefährdung der Arzt-Patient-Beziehung besteht in der gegenseitigen Entwertung durch Verdruss und Frustration und in der Nichtbeachtung wichtiger Symptome bei einem jahrelangen chronischen Verlauf. Tab. 6.1 führt die diagnostischen Leitlinien der hypochondrischen Störung aus der Internationalen Klassifikation psychischer Störungen (ICD 10 Kapitel V [F] 45.2) auf.

Tabelle 6.1 Diagnostische Leitlinien der hypochondrischen Störung (ICD 10 Kapitel V [F] 45.2).

„1. Eine anhaltende Überzeugung vom Vorhandensein wenigstens einer ernsthaften körperlichen Krankheit, als Ursache für das vorhandene Symptom oder die Symptome, auch wenn wiederholte Untersuchungen keine ausreichende körperliche Erklärung erbracht haben; oder eine hartnäckige Beschäftigung mit einer vermuteten Entstellung.
2. Ständige Weigerung, den Rat und die Versicherung mehrerer Ärzte zu akzeptieren, dass den Symptomen keine körperliche Krankheit zugrunde liegt."

Zur Hypochondrie dazugehörige Begriffe sind u.a. die **körperdysmorphe Störung** und die **Nosophobie**. Ausführlich ist die körperdysmorphe Störung in Kap. 5.3 dargestellt. Auch in der Allergologie sind körperdysmorphe Störungsverläufe bekannt. Diese betreffen vorrangig die übermäßige Beschäftigung mit einem eingebildeten oder tatsächlichen Mangel im Sinne einer gefürchteten Entstellung durch die allergische Symptomatik. Die Entstellung kann vom Patienten eingebildet sein; sind leichte Anomalien vorhanden, ist die Besorgnis der betroffenen Person stark übertrieben. Für die Diagnose der körperdysmorphen Störung müssen ebenfalls die unter „hypochondrische Störung" genannten diagnostischen Leitlinien erfüllt sein.

Aus dem zuvor Gesagten geht hervor, dass die körperdysmorphe Störung im Zusammenhang mit allergischen Symptomen keine Ausschlussdiagnose ist. Selbstverständlich können allergische Reaktionen schwere Haut- und Schleimhautsymptome bedingen, welche dem Erleben der Entstellung adäquat sind. Fehlen jedoch entsprechende Veränderungen oder sind diese minimal ausgeprägt, muss bei großem Leidensdruck des Patienten die körperdysmorphe Störung in Betracht gezogen werden. In sehr seltenen Fällen kann diese wahnhaften Charakter haben und wird ihrer Psychopathologie entsprechend behandelt. Im Falle der wahnhaften körperdysmorphen Störung sind die Aufhebung des Realitätsurteils, die hohe subjektive Gewissheit der Patienten und Unkorrigierbarkeit der Vorstellungen die diagnoseweisenden Kriterien.

Die **somatoformen Störungen** sind rein psychisch bedingt und haben für die Allergologie eine sehr große Bedeutung. Somatoforme Störungen präsentieren allergische Beschwerden an Haut und Schleimhäuten, im Atmungs- und Verdauungstrakt. Sie sind durch wiederholte Darbietung körperlicher Symptome und hartnäckige Forderung nach medizinischen Untersuchungen trotz negativer Ergebnisse charakterisiert. Betroffene Patienten beharren auf einer allergischen Verursachung ihrer Beschwerden. Stellvertretend für die somatoformen Störungen werden hier die diagnostischen Leitlinien der **Somatisierungsstörung** (ICD 10 Kapitel V [F] 45.0) aufgeführt (Tab. 6.2).

Die Patienten haben einen hohen Leidensdruck und suchen sehr häufig zur Behandlung ihrer Beschwerden mehrere Ärzte auf. Behandlungsabbrüche und Entwertung des Arztes sind charakteristische Komplikationen. Es ist nachvollziehbar, dass solch ein Krankheitsverhalten die Arzt-Patient-Beziehung belastet. Alle Abwertungen sollten vermieden werden, um die Arzt-Patient-Beziehung nicht weiter zu komplizieren. Sinnvoll ist es vielmehr, den Patienten in seinem Leiden anzunehmen. Der Patient mit einer somatoformen Störung sucht den Arzt auf, weil er von ihm Hilfe erwartet. In Kap. 5.3 wurden die psychosomatischen Fragen zur Erkundung des Symptomhintergrunds vorgestellt:
- Warum kommt der Patient gerade jetzt zum Arzt?
- Warum sucht er gerade diesen und keinen anderen Arzt auf?
- Woran leidet er?

Im Falle der somatoformen Störung kommt der Patient zum Arzt, weil er gerade diesem zutraut, dass er sein Leiden erkennt. Insofern hat der konsultierte Arzt zunächst einen Vertrauensvorschuss, den es therapeutisch zu nutzen gilt. Antwortet der Arzt mit Entwertung, bleibt das Beziehungsangebot des Patienten ungenutzt und die Chance für eine therapeutische Einwirkung ist vertan.

Abb. 6.5 gibt die Besonderheit der Arzt-Patient-Beziehung bei somatoformer Störung wieder. Diese Arzt-Patient-Beziehung krankt an der gegenseitigen Entwertung und an der mangelnden Wertschätzung von Arzt und Patient. Um diese ungünstige Konstellation aufzulösen, sollte die Arbeit an der Arzt-Patient-Beziehung durch Akzeptanz und Verständnis geprägt sein. Der Patient wird zunächst starr an seiner subjektiven Krankheitstheorie festhalten („Da muss doch etwas zu finden sein!"), sodass der Arzt sich um ein verständliches multifaktorielles Erklärungsmodell bemühen muss, welches dem Patienten hilft, die

Tabelle 6.2 Diagnostische Leitlinien der Somatisierungsstörung (ICD 10 Kapitel V [F] 45.0).

„1. Mindestens zwei Jahre anhaltende multiple und unterschiedliche körperliche Symptome, für die keine ausreichende somatische Erklärung gefunden wurde;
2. hartnäckige Weigerung, den Rat oder die Versicherungen mehrerer Ärzte anzunehmen, dass für die Symptome keine körperliche Erklärung zu finden ist;
3. ein gewisser Grad an Beeinträchtigung sozialer und familiärer Funktionen durch die Art der Symptome und das sich daraus ergebende Verhalten."

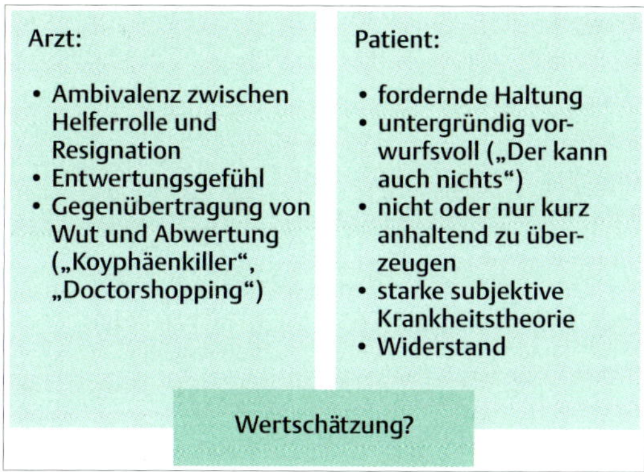

Abb. 6.5 Besonderheit der Arzt-Patient-Beziehung bei somatoformer Störung.

somatischen und die seelischen Anteile seiner körperlichen Beschwerden zu verstehen. Hierzu ist ein therapeutisches Konzept notwendig, das die Zusammenhänge von Körpersymptomen, emotionalen und kognitiven Auslösern verdeutlicht. Im günstigsten Fall lernt der Patient, seine unbewussten Reaktionsmuster und den Ausdruck seelischer Prozesse in körperlichen Vorgängen zu verstehen. Besteht der Verdacht auf eine somatoforme Störung, so liegen die Aufgaben des HNO-Arztes in der Verdeutlichung dieser Krankheitszusammenhänge und weiter in der Motivation für eine psychotherapeutische Mitbehandlung.

Merke

Psychisch bedingte Symptome in der Allergologie treten auf z. B. bei Angststörungen, Somatisierungsstörung und hypochondrischer Störung. Auch die körperdysmorphe Störung ist hier zu nennen.

Selten, aber nicht nur deshalb schwer zu erkennen, sind **allergische Artefakte**, welche mit entsprechender Symptomatik der Haut und Schleimhäute einhergehen. Mitunter setzen sich Patienten absichtlich Allergenen aus und erzeugen damit eine echte lokale oder anaphylaktische Reaktion. Dieses selbstbeschädigende Verhalten ruft verstärkte medizinische Behandlung und ärztliche Zuwendung hervor. Die Psychopathologie entspricht den in Kap. 5.7 dargestellten Zusammenhängen. Allergischen Artefakten liegen wie anderen artifiziellen Erkrankungen Beziehungsstörungen des Patienten zum eigenen Körper und zum behandelnden Arzt zugrunde.

Pruritus ist oft verbunden mit körperlichen Krankheiten, z. B. Diabetes, Lebererkrankungen oder Leukämie. Der **psychogene Pruritus** wird in der Internationalen Klassifikation psychischer Störungen zu den sonstigen somatoformen Störungen gerechnet (ICD 10 Kapitel V [F] 45.8). In der HNO-Heilkunde können sensorische Sensationen wie Juckreiz, Brennen, Stechen und Kribbeln auftreten. Brennende Missempfindungen haben einen Übergang zu den **somatoformen Schmerzsyndromen**, z. B. der **Glossodynie**. Neueren Untersuchungen zufolge wird Juckreiz über eigene C-Fasern und nicht nur über Schmerzfasern übertragen [13], [11]. Juckreiz wird mechanisch, physikalisch oder chemisch unter Freisetzung von Histamin ausgelöst. Er ist auch psychisch auslösbar und tritt oft im Zusammenhang mit Emotionen auf. In Kombination mit psychogenem Juckreiz werden Zwangsstörung, Depression und Dermatozoenwahn beschrieben [14]. Verlust an Lebensqualität, Depression und Angst werden als Komorbiditäten von psychisch ausgelöstem Pruritus angesehen [5]. Der psychogene, somatoforme Juckreiz ist durch die folgenden diagnostischen Leitkriterien gekennzeichnet:

- Darbietung des körperlichen Symptoms
- Forderungen nach Abklärung und Untersuchungen
- anhaltende Weigerung, negative Untersuchungsergebnisse anzuerkennen

In schwer betroffenen Fällen kommen psychopharmakologische und psychotherapeutische Behandlungen zum Einsatz.

Die **traumatischen Reaktionen** und **reaktiven Störungen** allergischer Erkrankungen umfassen die Krankheitsverarbeitung, die Erlebnisverarbeitung allergischer Komplikationen und die Bewältigung psychischer Folgen und sozialer Einschränkungen.

Die allergische Symptomatik ist vielfältig. An Beschwerden treten Kopfschmerzen, Schlafstörungen, Juckreiz, Rhinitis, Polyposis nasi, Näseln, asthmatische Beschwerden, chronische Atemwegserkrankung sowie Störungen der Aufmerksamkeit und Konzentration auf. Allergien können einen Ausschluss für bestimmte Berufe bedingen. Problematisch ist z. B. die Ausübung von Stimmberufen (Sänger, Schauspieler, Rundfunk-/Fernsehsprecher, Logopäde), Riechberufen (Koch, Sommelier, Gefahrenstoffexposition), Präzisionsberufen (Optiker, Uhrmacher, Goldschmied). Allergien bedingen Ausfallzeiten in Ausbildung und Beruf mit ökonomischen Auswirkungen durch Umschulung und Berentung. Einen eigenen Stellenwert haben traumatische Erlebnisweisen nach Anaphylaxie, Status asthmaticus und Notintubation. Insbesondere bei anaphylaktischen Verläufen besteht die Gefahr, dass der betroffene Patient dieses vital bedrohliche Erlebnis nicht oder unzureichend psychisch verarbeitet, sodass außer der akuten Belastungsreaktion eine posttraumatische Belastungsstörung und mit längerem Verlauf eine Anpassungsstörung oder längere depressive Reaktion auftreten können.

Noch einmal zur Rekapitulation: **posttraumatische Störungen** treten hier als Folge psychischer Traumatisierung im Zusammenhang mit lebensbedrohlichen Krankheitsverläufen auf. Erste Symptome der **akuten Belastungsreaktion** für Stunden bis Tage sind Bewusstseinseinengung, Einschränkung der Aufmerksamkeit, Desorientiertheit, episodische Amnesie. Später können Ängste, Hyperaktivität, Depressivität, sozialer Rückzug und vegetative Symptome wie Tachykardie und Schwitzen hinzukommen. Die Symptome der **posttraumatischen Belastungsstörung** treten mit einer Latenz von Wochen bis Monaten auf und umfassen dissoziative motorische oder sensorische Phänomene. Partielle Erinnerungen an das traumatische Erlebnis (z. B. an begleitende Geräusche), traumatische Reinszenierungen in Gedanken oder Träumen, Gefühl von Betäubung, emotionale Abstumpfung, Desinteresse, Rückzug, Schreckhaftigkeit, nächtliche Unruhe mit Schlafstörungen gehören zu den möglichen Symptomen.

Aus dieser Schilderung werden die Ähnlichkeiten der einzelnen Symptomatiken von anaphylaktischen Reaktionen, Ängsten und traumatischen Erlebnisweisen deutlich. Phobische Konditionierung von Atmungsstörungen, Husten- und Kratzanfällen und Ängste im sozialen Verhalten sind weitere psychosoziale Komplikationen im Verlauf allergischer Erkrankungen. Bei der antiallergischen Behandlung ist vor allem bei chronifizierten Verläufen und bei wiederholten Symptomatiken die Entwicklung einer **Medikamentenabhängigkeit** zu beachten. Dies ist z. B. in der Verordnung von ß-Mimetika und Anxiolytika zu berücksichtigen.

Merke

Bestehen bei allergischen Reaktionen, bei Intoleranzen oder bei Erfahrungen mit allergischen Komplikationen Hinweise auf eine psychische Störung oder auf psychosoziale Folgen, sollte möglichst frühzeitig die Zusammenarbeit mit dem Psychotherapeuten angestrebt werden.

6.5 Undifferenzierte somatoforme idiopathische Anaphylaxie

Lernziele

Sie kennen die Differenzialdiagnose anaphylaktischer Reaktionen. Sie können die Gemeinsamkeiten der klinischen Symptomatik bei immunvermittelter Anaphylaxie und bei undifferenzierter somatoformer idiopathischer Anaphylaxie erläutern. Sie können die differenzialdiagnostische Bedeutung der C1-Esterase-Inhibitor-Störung für die Anaphylaxie erklären und die körperlichen und seelischen Symptome und die sozialen Folgen einer anaphylaktischen Reaktion beschreiben.

Wegen der eindrucksvollen Ähnlichkeit von Anaphylaxie und Angststörung in der klinischen Symptomatik wird dieses Thema als Einzeldarstellung behandelt. In etwa 30 % wird keine auslösende Ursache des anaphylaktischen Schocks gefunden, deshalb wird diese Form als idiopathische Anaphylaxie bezeichnet. Da es sich hierbei um eine echte Allergie handelt, erfolgt die Therapie wie bei der nachgewiesenen Allergen-Antikörper-Reaktion gemäß den Regeln der allergologischen Notfallbehandlung.

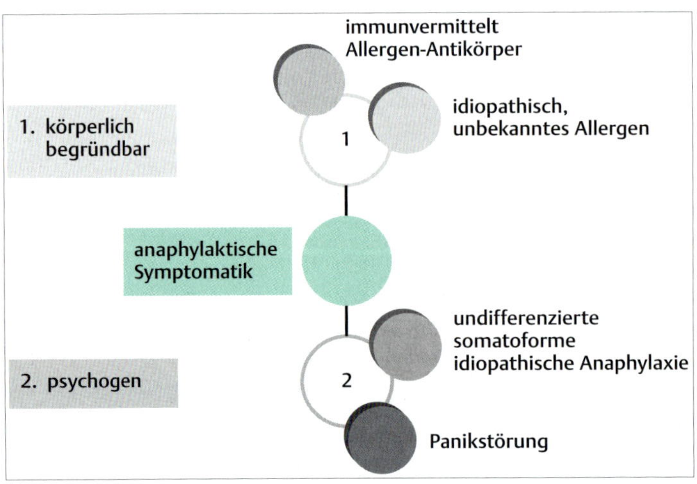

Abb. 6.**6** Differenzialdiagnose körperlich begründbarer Anaphylaxie und psychogener anaphylaktoider Reaktionen.

Hiervon abzugrenzen ist die psychisch bedingte **undifferenzierte somatoforme idiopathische Anaphylaxie.** Das akute klinische Bild ist dem der echten Anaphylaxie täuschend ähnlich, sodass notärztlich die Behandlung mit Adrenalin, Prednisolon, Histaminblockern und Volumenzufuhr eingeleitet wird. Typischerweise spricht die undifferenzierte somatoforme idiopathische Anaphylaxie hierauf jedoch nicht an. Erst die anxiolytische Behandlung bringt den betroffenen Patienten Linderung ihrer Not. Im Gegensatz zur echten, immunologisch begründbaren Anaphylaxie handelt es sich bei der undifferenzierten somatoformen idiopathischen Anaphylaxie um eine rein psychisch ausgelöste Symptomatik. Als zweite wichtige Differenzialdiagnose ist in der Gruppe psychogener anaphylaktoider Reaktionen die Panikstörung zu nennen. Abb. 6.**6** stellt die Differenzialdiagnose körperlich begründbarer Anaphylaxie und psychogener anaphylaktoider Reaktionen dar.

Am Beispiel der anaphylaktischen Differenzialdiagnose wird wieder einmal mehr deutlich, dass psychische Störungen niemals als Ausschlussdiagnosen zu verstehen sind. Dies demonstriert eindrucksvoll Übung 6.1.

Übung 6.1

Frau B. – dramatische Augenblicke nach Muschelkaustik

Frau B. ist eine 21-jährige Patientin, welche wegen Nasenobstruktion in Ihre Sprechstunde kommt. Die Patientin gibt eine Neurodermitis in der Kindheit an, welche sich zurückgebildet habe. Der Lokalbefund zeigt große, livide Nasenmuscheln beidseits. Die Nasenobstruktion wird im Wesentlichen durch die hyperplastischen Enden der unteren Muscheln bedingt. Die allergische Testung hatte eine leichte Reaktion auf Erle ergeben. Heute wollen Sie bei der jungen Frau vereinbarungsgemäß in Lokalanästhesie die Kaustik der unteren Nasenmuscheln durchführen, um die Wegsamkeit der Nase zu verbessern.

Nach entsprechender Vorbereitung verläuft der operative Eingriff, in typischer Weise durchgeführt, zunächst völlig unauffällig. Die Patientin befindet sich noch zur postoperativen Beobachtung in Ihrer Ambulanz, als Sie die Ambulanzschwester etwa 30 min nach dem Eingriff ruft. Innerhalb weniger Minuten hatte sich bei Frau B. eine zunehmende Luftnot entwickelt. Die junge Patientin sitzt mit aufgestützten Armen und ringt deutlich sichtbar nach Luft. Das Sprechen fällt schwer, die Stimme ist merklich eingeschränkt. Unverzüglich leiten Sie die anaphylaktische Notfallbehandlung mit Adrenalin, Prednisolon, Histaminblocker und Volumensubstitution über den noch liegenden venösen Zugang ein. Die Patientin spricht darauf nicht an, die Luftnot nimmt dramatisch zu. Sie entschließen sich zur notfallmäßigen Intubation unter sedierender Medikation nach Sicherung des Atemwegs durch die direkte Laryngoskopie.
Endolaryngeal und sublaryngeal ist die Schleimhaut stark angeschwollen. Ihr herbeigeeilter Chef indiziert die sofortige Tracheotomie und führt diese selbst durch. Die Patientin wird anschließend auf die Intensivstation verlegt und weiter beatmet.

Bitte beantworten Sie folgende Fragen:

- Die anaphylaktische Notfallbehandlung sprach bei dieser Patientin nicht an. Warum entfällt bei dieser Patientin die primäre Diagnose einer undifferenzierten somatoformen idiopathischen Anaphylaxie?
- Welche Erkrankung ist hier unbedingt in Betracht zu ziehen?

Besteht der Verdacht auf eine psychisch ausgelöste anaphylaktische Symptomatik, muss zusätzlich zur allergologischen Diagnostik ein **C1-Esterase-Inhibitor-Mangel** ausgeschlossen werden. Ein genetisch bedingter oder erworbener C1-Esterase-Inhibitor-Mangel oder eine Funktionsstörung dieses Proteins bewirkt das **hereditäre Angioödem** mit zum Teil lebensbedrohlichen Schleimhautschwellungen des oberen Atemtrakts. Das Krankheitsbild ist zwar selten, aber wie der geschilderte Verlauf zeigt, mit lebensgefährlichen Komplikationen behaftet. Die Erkrankung tritt bei Männern und Frauen gleichermaßen auf [8]. In über 80% manifestiert sich die Erkrankung im Alter zwischen 11 und 45 Jahren [1]. Charakteristisch sind die laryngealen Ödeme. Die Schleimhautschwellungen können beim hereditären Angioödem spontan auftreten, aber einige Faktoren begünstigen die Manifestation. Hierzu zählen physischer und emotionaler Stress, Infektionen, Zahnbehandlungen, Operationen (Tonsillektomie). Die Patienten müssen über ihre C1-Inhibitor-Störung informiert sein. Den betroffenen Patienten wird empfohlen, einen entsprechen Ausweis bei sich zu tragen.

Bei dem hereditären Angioödem sind Kortison oder Antihistaminika wie bei der undifferenzierten somatoformen idiopathischen Anaphylaxie praktisch wirkungslos! Entscheidend für die Abwendung lebensbedrohlicher Komplikationen – vor allem Erstickung durch **Larynxödem** – ist die adäquate Therapie. Patienten mit einem hereditären Angioödem im Kopfbereich mit Ödemen des Pharynx oder Larynx sind wegen der drohenden **Erstickungsgefahr** ein Notfall und sollten unverzüglich stationär behandelt werden. Mitunter müssen Intubation und Tracheotomie lebensrettend durchgeführt werden, wenn entweder die C1-Esterase-Inhibitor-Störung noch nicht bekannt ist oder der Wirkungseintritt der eingeleiteten Behandlung mit C1-Inhibitor-Konzentrat nicht schnell genug anspricht. Die Symptomatik bessert sich in der Regel nach etwa 1–2 Stunden. Bei schwerem Verlauf können weitere Injektionen nach einigen Stunden notwendig sein. Tab. 6.**3** fasst die wichtigen Fakten beim hereditären Angioödem zusammen.

Sowohl die undifferenzierte somatoforme idiopathische Anaphylaxie als auch das hereditäre Angioödem sprechen nicht auf die übliche allergologische Notfallbehandlung an. Die somatoforme Anaphylaxie erfordert eine medikamentöse Anxiolyse und die psychotherapeutische Behandlung. Beim hereditären Angioödem ist die direkte Substitution des C1-Inhibitor-Konzentrats die notwendige Therapie.

Differenzialdiagnostisch ist bei anaphylaktischen Reaktionen die Vocal Cord Dysfunction zu beachten. Bei dieser spielen psychische Trigger und Panikkomponenten eine Rolle.

Merke

Das klinische Bild der undifferenzierten somatoformen idiopathischen Anaphylaxie ist der allergischen Anaphylaxie täuschend ähnlich. Das durch einen C1-Esterase-Inhibitor-Mangel ausgelöste hereditäre Angioödem ist die wichtigste Differenzialdiagnose. Bei Verdacht auf undifferenzierte somatoforme idiopathische Anaphylaxie muss ein C1-Esterase-Inhibitor-Mangel unbedingt ausgeschlossen werden.

Die anaphylaktische Reaktion stellt für den betroffenen Patienten ein einschneidendes Lebensereignis dar, insbesondere wenn es im allergischen Verlauf zur laryngealen oder pulmonalen Obstruktion mit Atemnot und Todesangst gekommen ist. Als Komplikation ist nach immunvermittelter Anaphylaxie eine Konditionierung der Angst- und Panikreaktionen mit täuschender Ähnlichkeit möglich. Tab. 6.4 führt wichtige Symptome auf, welche sowohl in der Anaphylaxie wie auch im Angstanfall auftreten können.

Tabelle 6.**3** Hereditäres Angioödem.

Ursache	• C1-Esterase-Inhibitor-Funktionsstörung bzw. -Mangel
Auftreten	• spontan oder infolge physischen oder emotionalen Stresses • Operationen Kopfbereich/Zahnbehandlungen
Komplikation	• Erstickung durch Larynxödem!
Therapie	• C1-Inhibitor-Konzentrat • je nach Verlauf Notintubation/Tracheotomie

Tabelle 6.**4** Symptomatik bei Anaphylaxie und Panik.

Juckreiz, Urtikaria, Schwitzen, Flush
Schwindel, Tachykardie
Rhinorrhoe, Dyspnoe
Mundtrockenheit, intestinale Symptome
Beklemmung und Angst

Psychische Desensibilisierung bei Panikstörung

Die Behandlung der konditionierten Panikreaktionen erfolgt im Sinne der Desensibilisierung. Bei der psychischen Desensibilisierung wird der Patient mit Panikstörung sukzessiv an die angstauslösenden Situationen gewöhnt. Zunächst lernt der Patient eine Entspannungstechnik, z. B. progressive Muskelrelaxation. Dann erstellt der Patient eine Angsthierarchie, in der alle mit Angst und anaphylaktischen Symptomen verbundenen Situationen beschrieben werden. Im dritten Schritt lernt der Patient, unter Entspannung die Vorstellung der angstauslösenden Situationen durchzustehen, bis er die belastende Situation wiederholt angstfrei erlebt. Zudem ist ein Expositionstraining durchführbar, in welchem der Patient real die angstbesetzten Situationen aktiv aufsucht und unter Anwendung der eingeübten Entspannungstechnik ebenfalls wiederholt angstfrei erlebt. Den Zusammenhang erläutert Übung 6.2 näher.

Übung 6.2

Übung 6.2: Herr N. hat Angst vor Luftnot.

Herr N. ist ein 29-jähriger Student der Geisteswissenschaften. Schon 2-mal musste er den Vorlesungssaal wegen eines akut auftretenden Beklemmungsgefühls im Hals und Luftnot verlassen. Zugleich sei ihm heiß geworden und die Nase sei wässrig gelaufen. Er habe schon überlegt, dass er auf einen chemischen Stoff im Vorlesungssaal allergisch reagiere. Seit einigen Wochen verspüre er regelrecht Angst, mit der Straßenbahn zur Universität zu fahren, weil er einmal einen erneuten Anfall habe aufkommen fühlen. Daraufhin sei er ganz schnell aus der Straßenbahn ausgestiegen. Angst mache ihm der Gedanke, nicht schnell genug Hilfe zu erhalten und zu ersticken. Zu Hause in seiner eigenen Studentenwohnung seien die Beschwerden noch nicht in dieser Weise aufgetreten, aber er befürchte dieses bei Verschlimmerung seiner Krankheit. Er müsse viel lernen, weil er noch 2 Klausuren bestehen müsse, bevor er sich für die Diplomarbeit anmelden könne. Früher habe er mehrmals in der Woche Sport getrieben, jetzt vermeide er körperliche Überanstrengungen. Vom Allgemeinbefinden und der HNO-Anamnese her bestehen keine weiteren Besonderheiten.
Die vorliegenden, vor wenigen Wochen auswärts erhobenen Untersuchungsbefunde ergeben keine Hinweise auf eine allergische Disposition. Eine C1-Esterase-Inhibitor-Störung wurde ebenfalls ausgeschlossen. Der HNO-Untersuchungsbefund zeigt eine kleine basale Septumleiste bei sonst wegsamen Nasenverhältnissen. Die Diagnostik der Nasennebenhöhlen ist unauffällig.
Bitte überlegen Sie:

- Welche körperlichen und psychischen Symptome entnehmen Sie der Anamnese?

- An welche Krankheiten denken Sie differenzialdiagnostisch?
- Entwerfen Sie einen Behandlungsplan für diesen Patienten.

Literatur

[1] Bork K, Hardt J, Schickedanz KH et al. Clinical studies of sudden upper airway obstruction in patients with hereditary angioedema due to C1 esterase inhibitor deficiency. Arch Intern Med 2003; 163: 1229–35

[2] Bornschein S, Hausteiner C, Konrad F et al. Psychiatric Morbity and Toxic Burden in Patient With Environmental Illness: A Controlled Study. Psychosomatic Medicine 2006; 68: 104–109

[3] Brand S, Heller P, Huss A et al. Psychiatrische, medizinische und umweltanalytische Faktoren bei Menschen mit umweltbezogenen Gesundheitsstörungen. Psychother Psychosom Med Psychol 2005; 55: 55–64

[4] Dilling H, Mombour W, Schmidt MH. WHO. Internationale Klassifikation psychischer Störungen. ICD-10 Kapitel V (F). Klinisch- diagnostische Leitlinien. Bern: Hans Huber, Hogrefe; 2008: 199–201, 202–204

[5] Gieler U, Niemeier V, Brosig B et al. Psychosomatic Aspects of Pruritus. Dermatol Psychosomat 2002; 3: 6–13

[6] Harth W, Gieler U. Psychosomatische Dermatologie. Heidelberg: Springer; 2006: 156, 157–159

[7] Henningsen P, Hardtkamp N, Loew T, Sack M, Scheidt C, Rudolf G. Somatoforme Störungen. Stuttgart: Schattauer; 2002: 61–66

[8] Jiminez Saab N, Gomez Vera J, Lopez Tiro J et al. Angioedema hereditario. Communicacion de un caso y revision de la bibliografia. Rev Alerg Mex 2006; 53: 34–41

[9] Kennedy BL, Morris RL, Schwab JJ. Allergy in panic disorder patients: a prelimary report (1). Gen Hosp Psychiatry 2002; 24: 265- 8

[10] Muluk NB, Oguzturk O, Koc C et al. Minnesota multiphasic personalitiy inventory profile of patients with allergic rhinitis. J Otolaryngol 2003; 32: 198–202

[11] Schmelz M, Schmidt R, Bickel A et al. Specific C-receptor for itch in human skin. J Neurosci 1997; 17: 8003–8

[12] Stewart DE, Raskin J. Psychiatric assessment of patients with “20th-century disease” (“total allergy syndrome”). Can Med Ass J 1985; 133: 1001–1006

[13] Yosipovitch G, Fleischer A. Itch associated with skin disease: advances in pathophysiology and emerging therapies. Am J Clin Dermatol 2003; 4: 617–22

[14] Yosipovitch G, Samuel LS. Neuropathic and psychogenic itch. Dermatol Ther 2008; 21: 32–41

7 Psychosomatische Zusammenhänge bei Erkrankungen des Mundes und des Pharynx

7.1 Bedeutung der Mundregion

Lernziele

Sie können wichtige Funktionen der Mundregion benennen und kennen die Bedeutung dieser Körperregion für die Repräsentanz psychosomatischer Zusammenhänge.

Die Lippen, Mundschleimhaut, Zunge und Kaumuskulatur sind hochempfindsame, dicht innervierte Strukturen. Die biologischen Vorgänge des Kauens, Beißens und Saugens sind regelhaft mit Affekten gekoppelt. Gleiches gilt für das Schmecken, Sprechen und Küssen. Phylogenetisch drückt die Mundregion nonverbales Verhalten (Lächeln, Drohen) aus. Der Mund des Neugeborenen ermöglicht den ersten innigen körperlichen Kontakt zur Mutter. Die Mundregion hat mehrere grundlegende Funktionen:

- Nahrungsaufnahme
- Vorbereitung und Mitwirkung am Schluckakt
- Mitwirkung an Artikulation und Sprache
- Ausdruck von Emotionen mit Signalwirkung

Die hohe Repräsentanz von nervalen Strukturen und Rezeptoren und die sensorischen Funktionen von Riechen und Schmecken prädestinieren diese Region für die Manifestation psychosomatischer Störungen.

7.2 Klassifikation psychogener Störungen des Mundes und des Pharynx

Lernziele

Sie kennen wichtige psychosomatische Erkrankungen und psychogene Störungen des Mundes, der Gesichtsregion und des Pharynx.

Die Klassifikation psychischer Störungen des Mundes und des Pharynx folgt der in diesem Lehrbuch zugrunde gelegten Einteilung in Erkrankungen mit somatischer Disposition und psychischer Triggerung, Erkrankungen mit psychiatrischen Komorbiditäten und neurotische Störungen, traumatische Reaktionen sowie reaktive Störungen (Abb. 7.1).

7.3 Periorale Dermatitis

Lernziele

Sie können mögliche psychische Faktoren in der Ätiologie der perioralen Dermatitis nennen. Sie können psychosoziale Komplikationen und therapeutische Optionen erläutern.

Die periorale Dermatitis gilt als eine multifaktorielle Erkrankung, bei welcher **psychosomatische Fakto-**

Körperliche Disposition und psychische Trigger (multifaktoriell psychosomatisch):	Psychiatrische Komorbidität/ neurotisch	Traumatische Reaktion	Reaktive Störung
periorale Dermatitis, Herpes-simplex-Virus-infektion, psychogene Angina tonsillaris, oraler Lichen planus, orofaziales Schmerz-syndrom	psychogener Bruxismus, artifizielle Störungen (Acne excoriée, Cheilitis artefacta, Morsicatio buccarum), Glossodynie, psychogener Globus, Schluckphobie	Gewalterfahrung (Gesicht, Hals, Strangulation, Pfählung), schwere Verletzungen, Stigmatisierung durch Entstellung bei Unfall/ Tumor, Traumaverarbeitung nach Lyell-Syndrom	psychosomatische Aspekte der Tonsillektomie, noxenassozierte Erkrankungen des Mundes und der Pharynx, psychosoziale Folgen stigmatisierender Erkrankungen

Abb. 7.1 Klassifikation psychogener Störungen des Mundes und des Pharynx.

ren in der Auslösung eine Rolle spielen können. Klinisch imponieren kleine Papeln, die schubweise zentrofazial, vor allem um die Mundregion herum, lokalisiert sind. Betroffen sind überwiegend Frauen von gepflegter Erscheinung in der dritten und vierten Lebensdekade. Ein Zusammenhang mit der Anwendung von topischen Kortikoiden wird diskutiert [15], [21]. Die Literatur zu psychosomatischen Aspekten der perioralen Dermatitis ist spärlich und stammt aus früheren Jahren. Vegetative Labilität, Konflikte und Dauerbelastungen werden zu den begleitenden Faktoren der Erkrankung gezählt. Tiefenpsychologisch werden narzisstische Züge und die kritische Auseinandersetzung mit der Vaterfigur in einem ursächlichen Kontext diskutiert [16]. Demnach sind die Selbstwertproblematik und die Durchsetzung eigener autonomer Bedürfnisse psychosomatisch von Bedeutung. Als Krankheitsfolge können sekundäre Infektionen mitunter zu einem abstoßenden Hautbild führen und die Erkrankung psychosozial komplizieren.

Die Therapie der perioralen Dermatitis besteht in der dermatologischen und psychotherapeutischen Behandlung. Es wird angeraten, eventuell bestehenden **Kortikosteroidschäden** der Haut durch konsequente Vermeidung von Kortisonpräparaten zu begegnen. Psychotherapeutisch ist die Aufarbeitung erkennbarer Konflikte und persönlicher Belastungen sinnvoll.

7.4 Herpes-simplex-Virus-infektion

Lernziele

Sie wissen, welche physikalischen und psychischen Faktoren im Zusammenhang mit einem Herpesrezidiv diskutiert werden.

Das Herpes-simplex-Virus ruht nach einer primären Herpesinfektion. Eine Anzahl von Faktoren wird für die Aktivierung des Virus mit einem **Herpesrezidiv** diskutiert: physikalische Faktoren wie Sonnenlicht, Verletzung der Haut, hormonelle Einflüsse und auch emotionaler Stress. Psychische Faktoren, vor allem ausgeprägter Stress, sind triggernd beteiligt [25]. Die genauen pathophysiologischen Aktivierungsmechanismen sind noch nicht geklärt. Es wird vermutet, dass Depressivität zu einer Abnahme immunologischer Parameter und zu einer Änderung der biologischen Balance führt, mit erhöhter Anfälligkeit für Krankheitserreger. Dabei reicht Stress allein offenbar nicht als Auslöser aus, sondern die anhaltende Depressivität scheint der bedeutende Faktor im Krankheitsprozess zu sein. Eine höhere soziale Kompetenz soll mit signifikant weniger Herpes-labialis-Rezidiven einhergehen, Depressivität und niedrigere soziale Kompetenz hingegen sind möglicherweise Risikofaktoren [13].

7.5 Psychogene Angina tonsillaris und psychogenes Fieber

Lernziele

Sie wissen, dass die psychogene Angina tonsillaris gehäuft im Zusammenhang mit lebensgeschichtlichen Ereignissen auftritt. Sie kennen den psychoneuroimmunologischen Aspekt der psychogenen Angina tonsillaris. Sie können klinische Merkmale des psychogenen Fiebers beschreiben. Sie kennen die Differenzialdiagnosen der Simulation und der artifiziellen Temperaturerhöhung.

Die **psychogene Angina tonsillaris** wurde bereits in den frühen Jahren des vergangenen Jahrhunderts in einem Zusammenhang mit biografischen Ereignissen des betroffenen Patienten beschrieben. Hochzeit oder Geburt, Examensstress oder Beziehungsfragen scheinen bei dieser Krankheit eine Rolle zu spielen. Die Krankheitssymptomatik kann nach heutigem immunologischem Verständnis als Ausdruck des Zusammenhanges zwischen bedeutenden lebensgeschichtlichen Ereignissen und Änderungen der biologischen Immunitätslage verstanden werden [13]. Weitere psychoneuroimmunologische Untersuchungen hierzu dürften zukünftig mehr Aufschluss geben.

Auch das **psychogene Fieber** ist ein Beispiel dafür, wie psychische Faktoren Reaktionen des Körpers verändern können. Temperaturerhöhungen, welche nicht durch Entzündungen oder andere pyrogene körperliche Ursachen bedingt sind, lassen an einen psychogenen Mechanismus denken. Möglicherweise liegen hier Störungen zentraler Temperaturregulationsmechanismen vor [27]. Psychodynamisch werden als seelische Auslöser drohende oder erfolgte Auflösungen symbiotischer Abhängigkeit sowie Konflikte im nahen Umfeld diskutiert. Auch starke Affekte wie Wut und Prüfungsstress werden angegeben.

Hiervon abzugrenzen sind Simulation durch Manipulation des Thermometers und artifizielle Störungen, etwa durch Einnahme pyrogener Substanzen. Echtes Fieber bietet in der Regel ein klinisch kongruentes Bild aus Hauterwärmung, Thermometererhöhung, erhöhter Puls- und Atemfrequenz. Diese Parameter können beim psychogenen Fieber differieren. Zudem spricht die psychogene Temperatursteigerung nicht auf antipyretische Medikamente an, sondern eher auf sedierende Maßnahmen und Hypnose [13]. Die

Verdachtsdiagnose „psychogenes Fieber" erfordert im Hinblick auf die immens große Differenzialdiagnose immunologischer, entzündlicher und nicht entzündlicher Ursachen immer eine detaillierte Abklärung im Einzelfall und sollte, wenn überhaupt, grundsätzlich zurückhaltend und mit Vorbehalt einer noch nicht entdeckten Grunderkrankung erwogen werden.

Psychosomatisch relevanter dürfte bei Fragen ungeklärter Temperatursteigerung die Kenntnis der artifiziellen Störungen sein. Wie in Kap. 5.7 bereits dargelegt, zählen zum Formenkreis artifizieller Erkrankungen die offene Selbstbeschädigung, die Artefaktkrankheit, das Münchhausen-Syndrom und Münchhausen-by-Proxy-Syndrom. Patienten mit einer artifiziellen Erkrankung bedürfen der psychiatrischen und psychotherapeutischen Behandlung.

Als **Inkubations- oder Infektionspsychose** wird eine symptomatische, körperlich begründbare Psychose bezeichnet, die während der Inkubationszeit einer Infektionskrankheit auftritt [30]. Sie kann Folge einer hoch fieberhaften Infektion sein, z. B. bei einer Pneumonie. Das klinische Bild kann Delirien mit psychomotorischer Erregung, Bewusstseinsveränderung und Amnesie zeigen. In der Regel klingt die Infektionspsychose mit dem Fieber ab.

7.6 Lichen ruber planus

Lernziele

Sie kennen die klinische Manifestation des Lichen ruber planus. Sie wissen, dass beim Lichen ruber planus Probleme der Krankheitsverarbeitung auftreten können.

Der Lichen ruber planus ist eine nicht infektiöse Erkrankung mit Manifestation an der Haut und typischen netzförmigen Veränderungen an den Schleimhäuten. Die Häufigkeit wird mit 0,2 % in der Bevölkerung angegeben. Die Pathogenese ist noch nicht geklärt, diskutiert werden immunologische, virale und auch psychische Faktoren [3]. Schon in früheren Jahrzehnten wurde ein Zusammenhang der Krankheitsmanifestation mit schwerwiegenden Lebensereignissen beschrieben. Außer einer möglichen psychischen Triggerung des Verlaufes besteht die klinische Relevanz dieser Erkrankung in Störungen der Krankheitsverarbeitung. Der Lichen ruber planus steht wiederholt in der Diskussion als Präkanzerose der Mundschleimhaut [23]. Daher verdient die somatische Krankheitsdisposition besondere Beachtung. Die Therapie umfasst immunsupprimierende Maßnahmen. Bei ausgeprägten psychischen Begleitfaktoren und psychosozialen Problemen der Krankheitsverarbeitung, wie Krebsangst und Beeinträchtigungen im Rahmen der immunsuppressiven Therapie, kann eine psychotherapeutische Behandlung indiziert sein [16].

7.7 Acne excoriée/Skin-Picking-Syndrom

Lernziele

Sie können die Acne excoriée vor dem Hintergrund einer Störung der Impulskontrolle einordnen. Sie kennen häufige komorbide Symptomatiken, wie Trichotillomanie und Nägelkauen. Sie können psychosoziale Folgen dieses Krankheitsverhaltens nennen und therapeutische Möglichkeiten aufzeigen.

Die Acne excoriée zählt zu den primär psychisch begründeten Störungen der Gesichtshaut. Sie wird als eine Form des **Skin-Picking-Syndroms** angesehen und als eine Störung der Impulskontrolle verstanden, bei welcher die Selbstbeschädigung des Patienten eine Spannungsabfuhr aufgestauter Affekte bewirken soll. Skin-Picking wird bei etwa 2 % der dermatologischen Patienten gesehen [33] und scheint ein bisher wenig erkanntes Problem darzustellen, welches von dermatologischen und emotionalen Triggern beeinflusst wird [2]. Eine hohe Prävalenz besteht bei Patienten mit körpersysmorpher Störung, hier ergaben Untersuchungen über 44 % Betroffene mit anhaltendem Skin-Picking-Syndrom [14]. Trichotillomanie, Nägelkauen, Depressivität und Zwangsstörung sind die häufigsten komorbiden Bedingungen. Die Patienten führen die Manipulationen im Durchschnitt täglich 107 min durch [26].

Die Manipulationen an der Haut erfolgen durch Quetschen an diskret vorhandenen oder vermeintlichen Effloreszenzen bis zur Entstehung von Ulzerationen und resultierenden Vernarbungen. Die durch Vernarbung entstehende Entstellung wiederum kann problematische psychosoziale Folgen implizieren. Am meisten ist das Gesicht von dem beschädigenden Verhalten betroffen [2]. Zur Erkennung des Syndroms werden psychometrische Testungen eingesetzt [19]. Der selbstbeschädigende, impulsgestörte Charakter dieser Erkrankung legt die psychotherapeutische Behandlung nahe. Hier sollten ein möglicher Konflikthintergrund und die Bedingungen und Auslöser erkundet werden, welche zur übersteigerten inneren Spannung führen. Weiter sollte mit dem Patienten besprochen werden, wie sich diese innerseelische Spannung auf andere Weise abbauen lässt. Psychoedukative Maßnahmen zum Erlernen der Spannungsreduktion und zur Impulskontrolle im Rahmen eines kognitiv-verhaltenstherapeutischen Konzepts sind sinnvoll [5].

7.8 Cheilitis factitia und artefacta

Lernziele

Sie können die klinische Symptomatik der Cheilitis factitia vor dem Hintergrund einer Störung der Impulskontrolle beschreiben. Sie kennen pathologische Verhaltensweisen, welche sich an den Lippen manifestieren.

Die Cheilitis factitia wird auch **Leckekzem** genannt, weil es durch chronische mechanische Manipulationen in Form von Lecken zu Irritationen der Lippen mit entzündlichen Reaktionen kommt. Auch hier steht die Störung der Impulskontrolle im Mittelpunkt. Die Erkrankung tritt auch bei Kindern auf und wird nicht selten am Anfang verkannt. Lecken und Saugen an den eigenen Lippen kennzeichnen das psychopathologisch auffallende Verhalten. Die sich aus dem Kauen der eigenen Lippen ergebenden morphologischen Veränderungen werden als **Cheilitis artefacta** bezeichnet. Das pathologische Verhalten als Ausdruck einer Störung der Impulskontrolle dient der Spannungsabfuhr. Therapeutisch sollte der Patient über die psychische Ursache in der Entstehung dieses Krankheitsbilds aufgeklärt werden. Weiter sinnvoll ist die Anleitung zur bewussten Selbstbeobachtung des krankhaften Verhaltens bei bestimmten Auslösern oder in bestimmten Situationen. Mitunter gelingt schon durch die Bewusstmachung und Verdeutlichung der Zusammenhänge eine Unterbrechung des primär psychisch begründbaren Verhaltens.

Fallen in der Untersuchung trophische Lippenveränderungen, Cheilitis oder Zahnverlust auf, ist insbesondere bei weiblichen jungen Personen auch an die Folgen einer Essstörung, z. B. Anorexia nervosa, zu denken [35]. Differenzialdiagnostisch sollte bei ausgeprägtem, pathologischem Lippenbeißen auch eine **stereotype Bewegungsstörung** (ICD 10 Kapitel V [F] 98.4) erwogen werden. Diese willkürlichen, wiederholten stereotypen Bewegungen sind nicht funktional und zählen zu den Verhaltens- und emotionalen Störungen mit Beginn in der Kindheit und Jugend. Kopf-Anschlagen, Ins-Gesicht-Schlagen, In-die-Augen-Bohren, Beißen in Hände oder Lippen sind die typischen psychopathologischen Verhaltensweisen für die stereotypen Bewegungsstörungen. Sie sind häufig mit Intelligenzminderung verbunden.

Differenzialdiagnostisch sind hiervon die Stereotypien frühkindlicher Entwicklungsstörung, z. B. beim **Autismus**, abzugrenzen. Eine weitere tief greifende Entwicklungsstörung ist das **Rett-Syndrom**. Bespeicheln der Hände und Lippen und Herausstrecken der Zunge sind typische Verhaltensmerkmale. Diese bisher nur bei Mädchen bekannte Erkrankung wird in Kap. 9.5 beschrieben.

7.9 Morsicatio buccarum

Lernziele

Sie kennen die Bedeutung der Impulskontrolle im Zusammenhang mit der Morsicatio buccarum. Sie wissen, dass bei dieser Veränderung der Mundschleimhaut neben Bissfehlstellungen auch pathologisches Beißverhalten als ursächlicher Faktor in Frage kommt.

Absichtlich herbeigeführte Wangen- und Lippenbisse zählen zu den bereits vorgestellten artifiziellen Störungen. Wie in Kap. 5.7.1 dargestellt, ist die Manifestationsbreite der Artefakte groß und reicht von der eher harmlosen **Morsicatio buccarum** bis zu grotesken Strangulationsödemen. Morsicatio buccarum bezeichnet eine strangförmige Verdickung der bukkalen Schleimhaut, welche mit der oberen und unteren Zahnreihe korrespondiert. Durch unbewusstes An- und Einsaugen der Mundschleimhaut – vor allem in Anspannungssituationen – und Kauen auf der Mundschleimhaut entstehen diese typischen Veränderungen der Wangenschleimhaut. Bei diesem saugenden und beißenden Verhalten finden sich ebenfalls wieder diagnostische Hinweise für Störungen der Impulskontrolle. Auch eine Zwangsstörung kommt als Ursache der Morsicatio buccarum infrage. Dies verdeutlicht Übung 7.1.

Übung 7.1

Frau D. beißt die Zähne zusammen.

Frau D. ist eine 23-jährige Frau. Sie hat gerade eine Ausbildung als Friseurin abgeschlossen. Sie kommt zu Ihnen in die Sprechstunde wegen Veränderungen im Wangenbereich. Der Zahnarzt habe ihr gesagt, sie solle damit zum HNO-Arzt gehen.

Der Lokalbefund zeigt im Bereich der bukkalen Schleimhaut beidseits strangförmige Schwielen in Höhe des Zahnreihenschlusses. Der Befund ist linksseitig stärker ausgeprägt. Zahnlücken oder auffallende Bissfehlstellungen bestehen nicht. Ulzerationen oder ein entzündlicher Randsaum sind nicht vorhanden. Der übrige HNO-Befund ist unauffällig.

Sie wissen, dass diese Schleimhautveränderungen bei Anspannungen durch Beißen hervorgerufen werden können. Also fragen Sie die Patientin, ob sie sich gehäuft in die Wangenschleimhaut beiße und in welchen Situationen dies geschehe. Sie erfahren, dass sich die Patientin zurzeit sehr unter Spannung fühlt. Sie lebt noch bei den Eltern. Sie berichtet, dass es für die Eltern von Anfang an klar gewesen sei, dass sie die Meisterschule für Friseure absolviere. Dazu habe sie eigentlich gar keine Lust, weil sie lieber die Kollegschule besuchen und ihr Abitur machen wolle. Das traue sie sich nicht zu sagen. Auch habe sie Angst, dass die Eltern

oder andere Menschen vielleicht ihre Gedanken hören könnten. Deshalb beiße sie oft die Zähne fest zusammen. Damit auch kein Wort aus ihrem Mund komme, presse sie die Zungenspitze gegen den Gaumen. Sie habe Angst vor der Zukunft und davor, zu versagen. Diese Gedanken drängen sich immer wieder in ihr Denken und sie wolle nicht, dass andere Menschen sie erfahren. Sie habe dies noch keinem anderen Menschen erzählt. Sie wüsste, dass die Gedanken nicht laut werden könnten, könne sich aber nicht gegen diese Gedanken wehren.
Bitte überlegen Sie:
- Welche psychischen und sozialen Faktoren können Sie erkennen?
- Wie sieht Ihre Therapieplanung aus?

7.10 Orofaziales Schmerzsyndrom und Bruxismus

Lernziele

Sie kennen das orofaziale Schmerzsyndrom als ein mehrdimensionales Krankheitsgeschehen. Sie können in diesem Kontext die körperliche Disposition des stomatognathen Systems und psychische Trigger beschreiben. Sie wissen, dass in der Entstehung von Bruxismus okklusale Fehlkontakte und psychische Faktoren von Bedeutung sind.

Eine häufige Klage über Schmerzen betrifft den Kopf und vor allem den Gesichtsbereich. Die Patienten berichten über undefinierbare, teils bizarre Beschwerden der Zähne, Mundhöhle und des Gesichts [11]. Die Differenzialdiagnose ist umfangreich: dentogene, sinugene, okkuläre, neurologische Ursachen sind zu berücksichtigen, ebenso kommen infektiöse, rheumatische und arthrotische Ursachen in Betracht. Psychogen ist Schmerz als Depressionsäquivalent und als Konversionssymptom bekannt [29].

Das **orofaziale Schmerzsyndrom** zählt zu den kraniomandibulären Dysfunktionen. Das Leitsymptom Schmerz betrifft die Kaumuskulatur, Kiefergelenke, Zähne und die benachbarten anatomischen Strukturen [6]. Beteiligt an der Auslösung sind orale Parafunktionen wie anhaltendes Knirschen und Pressen mit den Zähnen. Organpathologische Folgen sind Schlifffacetten der Zähne, Beschwerden bei der Mundöffnung und Kiefergelenksgeräusche. Oft ist die Kaumuskulatur druckdolent. Nach heutiger Kenntnis reicht die Störung des stomatognathen Systems allein nicht aus, das orofaziale Schmerzsyndrom zu begründen, sondern es wird ein mehrdimensionales Krankheitsverständnis zugrunde gelegt, das einen auffallenden psychischen Zusammenhang betont.

Die Bezeichnung „orofaziales Schmerzdysfunktionssyndrom“ wird häufig terminologisch unscharf für verschiedene Schmerzzustände benutzt. Es wird empfohlen, diesen Begriff nur bei Patienten zu verwenden, bei denen Muskelverspannungen und Dysfunktionen beobachtet werden und psychovegetative Spannungszustände an der Symptomatik beteiligt sind.

Die Therapie berücksichtigt den mehrdimensionalen Krankheitsprozess und zielt auf die Funktionsfähigkeit des stomatognathen Systems und die psychovegetative Spannungsreduktion ab. Der Zusammenhang zwischen kraniomandibulärer Dysfunktion und Tinnitus wird immer wieder diskutiert. Nach aktueller Auffassung wird das gleichzeitige Auftreten von kraniomandibulärer Dysfunktion und Tinnitus nicht kausal, sondern als Komorbidität aufgefasst. Die Diagnose und Behandlung der psychischen Entität folgt den diagnostischen Kriterien und Behandlungsrichtlinien, z. B. denen der somatoformen Störung.

Fehlkontakte der Zähne und Fehlstellung der Mandibula wirken mit psychischer Belastung triggernd zusammen in der Entstehung von **Bruxismus.** Das nächtliche Zähneknirschen wird auch als Parasomnie angesehen [7]. **Parasomnien** sind abnorme Episoden, die während des Schlafes auftreten (Tab. 7.1).

Bei vielen Menschen ist nächtliches Zähneknirschen im Schlaf beobachtbar, in einzelnen Fällen ausgeprägter und häufiger. Bei Kindern können Parasomnien im Zusammenhang mit Entwicklungsschritten auftreten, bei Erwachsenen sind Parasomnien überwiegend psychogen bedingt (ICD 10 Kapitel V [F] 51.0).

Unterschieden wird der durch okklusale Fehlkontakte hervorgerufene Bruxismus von dem frontolateralen Bruxismus, bei welchem über die Front- und Schneidezähne geknirscht und gepresst wird. Insbesondere die frontolaterale Form des Bruxismus wird als psychogen im Sinne eines **Angstäquivalents** angesehen. Bruxismus wird im auch Zusammenhang mit der Panikstörung beschrieben [22]. Psychovegetative Spannungszustände und somatoforme Störungen bzw. Konversionsstörung werden in einem ursächlichen Zusammenhang gesehen [6]. Therapeutisch sind bei Bruxismus demzufolge die Behandlung von Zahn- und Kieferproblemen und die Reduktion psychovegetativer Spannungszustände zu berücksichtigen.

Tabelle 7.**1** Beispiele für Parasomnien.

Schlafwandeln (Somnabulismus)
nächtliches Aufschrecken (Pavor nocturnus)
Angstträume (Albträume)
nächtliches Zähneknirschen (Bruxismus)

Merke

Psychische Faktoren haben eine wichtige Bedeutung in der Ätiologie des orofazialen Schmerzsyndroms.

7.11 Glossodynie (Burning Mouth Syndrome)

Lernziele

Sie kennen die Klassifikation der Glossodynie als somatoforme Schmerzstörung. Sie berücksichtigen in der Anamnese Hinweise für Krebsangst und Depressivität.

Glossodynie ist eine brennende Missempfindung im Bereich der Zunge und umgebender Mundschleimhaut, welche dem Patienten Leidensdruck bereitet. Häufig sind zudem Klagen über trockene Mundschleimhäute. Vorwiegend Frauen mittleren bis höheren Alters beschreiben Zungenbrennen [32]. An somatischen Ursachen werden Unverträglichkeiten von Prothesenmaterialien und mechanische Irritationen durch Zahnkanten und Füllungsmaterial angegeben. Die Symptomatik kann von einer ausgeprägten **Krebsangst** begleitet sein. Parafunktionen wie Zungenpressen oder Zähneknirschen und hervorgerufene Schleimhautveränderungen verstärken diese Krankheitsangst. Neben Ängsten ist bei diesen Patienten auf Depressivität zu achten.

Die Glossodynie wird psychosomatisch als **somatoforme Schmerzstörung** angesehen. Das Brennen der Zunge kann nicht oder nicht vollständig durch einen physiologischen Vorgang oder durch körperliche Veränderungen erklärt werden. Emotionale Konflikte und psychosoziale Probleme sind oft im Krankheitszusammenhang zu beobachten. Umfangreiche medizinische Bemühungen sind häufig die Folgen dieser Symptomatik. Somatische Ursachen, z.B. internistisch, mechanisch-irritativ, allergisch, müssen ausgeschlossen werden [31]. Die psychotherapeutische Behandlung richtet sich nach der zugrunde liegenden psychischen Störung. Die Aufklärung über das psychosomatische Krankheitsgeschehen ist für die Patienten notwendig und hilfreich. Die Krankheitsängste (Karzinophobie) und die Depressivität werden thematisiert und die konflikthaften Auslöser bearbeitet. Der Patient lernt, den somatoformen Kreislauf bei Glossodynie zu erkennen: **Symptom – Zuwendung durch Untersuchung – kurzfristige oder keine Beruhigung – erneute Untersuchung** (Abb. 7.2).

Merke

Glossodynie wird psychosomatisch zu den somatoformen Schmerzstörungen gezählt. Häufig begleiten Krebsangst und Depressivität die Symptomatik.

Cave

Jede Änderung des klinischen Bildes muss sorgfältig beachtet werden. Eine große Gefahr bei Patienten mit somatoformen Schmerzen ist die Verkennung neuer Symptomkonstellationen und die Fehlinterpretation als vordiagnostizierte psychische Störung.

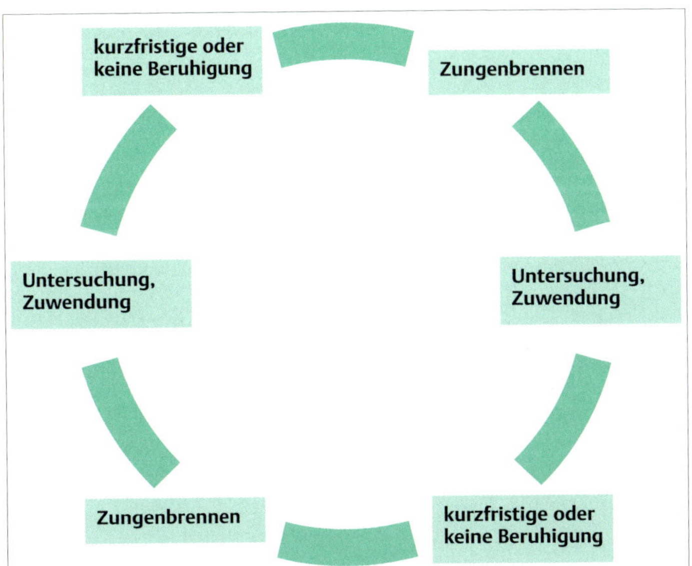

Abb. 7.2 Somatoformer Kreislauf bei Glossodynie.

7.12 Psychogene Prothesenunverträglichkeit

Lernziele

Sie können den Symbolcharakter des Zahnverlustes und die mit der prothetischen Versorgung verbundenen Probleme erläutern.

Die Unverträglichkeit prothetischen Materials ist ebenfalls als ein mehrdimensionaler Prozess zu verstehen. Zum einen können mechanische Irritationen und allergische Reaktionen Anlass zur Beschwerde sein. Zum anderen symbolisiert ein volles, gepflegtes Gebiss Kraft, Jugendlichkeit und Attraktivität. Die Zahnung des kleinen Kindes stellt einen sichtbaren Entwicklungsschritt dar, ebenso die zweite Zahnung. Während aber der Verlust der Milchzähne mit Stolz als gesundes Entwicklungszeichen betrachtet wird, signalisiert das Ausfallen oder Extrahieren der bleibenden Zähne einen ersten Hinweis auf körperliche Abbauprozesse und Alterung. Der Volksmund drückt den Wunsch nach Kraft und persönlicher Stärke mit den Redewendungen „Biss haben" und „sich durchbeißen" aus. Vor allem der fortschreitende Zahnverlust wird als Kraftverlust erlebt. Die sensible, intime Zone des Mundes wird mit dem Zahnverlust, aber auch durch zahnärztliche Maßnahmen als schmerzhaft, verletzlich und wund erlebt. Hieraus können verschiedene psychische Erlebnisreaktionen resultieren, so auch die psychogene Prothesenunverträglichkeit. Festsitzender Zahnersatz wird besser toleriert als herausnehmbare Prothesenteile. Erinnern Sie sich an Übung 2.3: Es beschreibt den älteren Patienten mit Nasenbluten, dessen Scham und Trauer über den körperlichen Abbauprozess angesichts seiner vielen Hilfsmittel (Brille, 2 Hörgeräte, Oberkiefer- und Unterkieferprothese) allzu deutlich in der Übertragung spürbar waren.

Der Verlust der Zähne als Mittel des nonverbalen Ausdrucks, z. B. im Lächeln, hat immer auch einen Aspekt von Trauer über den Verlust der körpereigenen Substanz und im weiteren Sinne über den Verlust der körperlichen Unversehrtheit. Ein weiterer wichtiger Aspekt des Zahnverlusts ist neben der Trauer der Überraschungseffekt. Dies wird deutlich an einer Zahnextraktion infolge tiefer Karies. Der Patient hat einerseits starke pochende Schmerzen und wünscht sich sehnlich die Beseitigung des schmerzverursachenden Zahnes. Ist die Extraktion erfolgt, ist der Patient erschrocken über die insbesondere für die tastende Zunge riesig erscheinende Lücke. Es ist eine Ambivalenz zwischen Entfernen und Behaltenwollen. Zugleich wird deutlich, dass auch die beste Prothesenversorgung keine Restitutio ad integrum ermöglichen kann.

Den Patienten in dieser Situation mit seinen Gefühlen und Bedürfnissen zu sehen und zu begreifen, stellt den ersten therapeutischen Schritt dar. Das verständnisvolle, aktive Zuhören – vor allem zu Beginn der prothetischen Gewöhnung – hilft dem Patienten, sich mit seiner neuen leiblichen Situation auseinanderzusetzen. Erst allmählich wird es dem Patienten gelingen, sich an das Fremdmaterial in der empfindlichen und verletzlichen Atmosphäre des Mundes zu gewöhnen. Die Zunge ist ein hochsensibles Tastorgan, das auch kleinste Veränderungen im Mund aufspürt. Die prothetische Versorgung soll die stomatognathe okklusale Funktionsstörung überwinden helfen. Unmittelbar nach der Prothesenanpassung aber kann es zu einer erneuten Triggerung der Störung mit okklusaler Disharmonie, Zungenpressen und Bruxismus kommen. Hier helfen geduldiges Anpassen der prothetischen Materialien, die Aufklärung über die stomatognathen Reaktionen und die Anleitung zur psychovegetativen Spannungsreduktion. Entspannungsübungen der Mund-, Lippen-, Zungen-, Hals- und Nackenmuskulatur können dem Patienten helfen, durch das selbst durchgeführte Therapiemanagement Gefühle von Hilflosigkeit abzubauen. Weiter sind Übungen zum Ausdruck von Lippen- und Zungenbewegungen, Lächeln und Sprechen vor dem Spiegel eine Möglichkeit, den Patienten im sicheren Umgang mit seiner äußeren Erscheinung zu unterstützen. Schließlich geht es um die Akzeptanz des Zahnverlusts und der veränderten körperlichen Erscheinung.

Das **dysdaknische Syndrom** wird als psychische Störung nach größeren zahnärztlichen Eingriffen beschrieben. Symptome sind wahnhafte Beziehungsideen und Zwangsphänomene. Zudem werden seltsam klingende Beschwerden im Mund angegeben, dass die Zunge nicht in den Mund passe [30].

7.13 Psychogener Globus

Lernziele

Sie kennen Globus als wichtiges Leitsymptom für organische Erkrankungen. Sie können Ursachen für die Entstehung des psychogenen Globus und therapeutische Strategien nennen.

Der Globus ist eine Missempfindung im Hals, welche von den betroffenen Patienten als Kloß im Hals, Druck und Fremdkörpergefühl angegeben wird. Räuspern ist ein häufiges Begleitsymptom. Globus ist ein weit verbreitetes Symptom, die Ursachen können organisch oder psychogen sein. In diesem Lehrbuch wird der noch gebrauchte Begriff des „Globus hystericus" für die psychogene Form der Erkrankung nicht verwendet, denn nicht jeder psychogene Globus ist hysterischer Natur. Abgesehen davon, dass auch die Erkrankung „Hysterie" inzwischen neu klassifiziert wurde, impliziert die Bezeichnung „hystericus" im Patienten Gefühle von Abwertung und psychischer Stigmatisierung. In der hier vorliegenden Systematik wird daher der Begriff **psychogener Globus** für die seelisch verursachte Symptommanifestation bevorzugt.

Globus ist ein **Leitsymptom** für Erkrankungen des oberen Atem- und Verdauungstrakts. Körperlich begründbare Ursachen sind vor allem **tumoröse und entzündliche Erkrankungen** [10]. Hier kommen insbesondere ausgedehnte Tumoren des Larynx und des Hypopharynx in Betracht. **Pharyngitis** infolge Noxenabusus, Reflux, chronische Sinusitis bedingen ebenfalls oft das Symptom Globus. Auch Schilddrüsenvergrößerungen können ein Druckgefühl im Hals verursachen.

Globus pharyngeus kann außerdem **zervikogen** oder **muskulär** durch anhaltende Spannungen der Schluck- und Halsmuskulatur, Erkrankungen der Halswirbelsäule, muskuläre Dehnungen bei Reklination des Kopfes bedingt sein [36]. Funktionelle Stimmstörungen gehen oft mit einem Globusgefühl einher. Die therapeutischen Maßnahmen richten sich nach den zugrunde liegenden Auslösern des organisch bedingten Globus. Globus in Verbindung mit Dysphagie ist immer ein ernst zu nehmendes Symptombild, welches unbedingt mit allen zur Verfügung stehenden diagnostischen Mitteln abgeklärt werden muss.

Merke

Globus in Verbindung mit Dysphagie ist ein Leitsymptom für Erkrankungen des oberen Aero-Digestivtrakts. Organische Ursachen sind grundsätzlich auszuschließen.

Cave

Der psychogene Globus ist keine Ausschlussdiagnose. Für die Diagnose eines psychisch verursachten Globus gelten nach Ausschluss der körperlichen Verursachung zusätzlich die diagnostischen Kriterien der jeweiligen psychischen Störung, z. B. die diagnostischen Merkmale der Konversionsstörung oder der somatoformen Störung.

Für die Entstehung des psychogenen Globus werden **Depression, emotionale Belastungen, Dissoziation** bei traumatischen Erlebnissen, psychophysische Spannung bei Überforderung und **konditionierte Reaktionen** nach Pharyngitis oder Laryngitis in einem ursächlichen Zusammenhang gesehen [4], [12]. Globus ist ein häufig beklagtes Symptom bei Patienten mit **somatoformer Störung**. Die wiederholte Forderung nach Abklärung, die fehlende oder nur kurz wirkende Beruhigung durch diagnostische Maßnahmen sind charakteristische Kriterien dieser Störung, welche eine hohe Anforderung an die Arzt-Patient-Beziehung stellt. In der Regel ergibt die sorgfältige biografische Anamnese einen Hinweis zum zeitlichen Auftreten und zu den psychosozialen Rahmenbedingungen der Symptommanifestation.

Für den seelisch begründbaren Globus sind außer der wichtigen Komorbidität der Depression 2 psychosomatische Mechanismen von Bedeutung: Zum einen das Erlernen der körperlichen Anspannung im Sinne einer **Konditionierung** nach erlebter körperlicher Reizung. Diese Reizung kann sich nach einer **Pharyngolaryngitis** oder – häufig beklagt – nach **Verschlucken** (z. B. an einer Tablette) verselbstständigen. Als weiterer Grund für die psychische Auslösung des Globus kommt die Dissoziation in Betracht. Hier werden unbewusste emotionale Spannungen auf der körperlichen Ebene als **Konversionssymptom** ausgedrückt. Traumatische Erlebnisse können der Dissoziation vorausgehen, bspw. Todesangst. Tab. 7.2 führt wichtige Ursachen für den psychogenen Globus auf.

Bitte bearbeiten Sie Übung 7.2.

Übung 7.2

Herr A. hat Probleme mit dem Hals.

Herr A. ist ein 59-jähriger Patient, welcher seit ungefähr 4 Jahren ein anhaltendes Druckgefühl im Hals hat. Er ist deswegen schon mehrfach in Kliniken für HNO-Heilkunde und für innere Medizin in stationärer Behandlung gewesen. Wiederholt waren Panendoskopien von Larynx, Hypopharynx, Trachea und Bronchien sowie Ösophagogastroskopien durchgeführt worden. Die manometrische Untersuchung des Ösophagus und die Untersuchung auf Helicobacter pylori brachten ebenfalls keinen Aufschluss. Der Patient gibt an, sich oft am Tag räuspern zu müssen, um das Druckgefühl im Hals zu lindern. Mitunter würge er auch etwas weißlichen Schleim hervor. Der Patient sagt, er rauche seit mehr als 12 Jahren nicht mehr und trinke 1- bis 2-mal in der Woche eine Flasche Bier.

Auf die Frage nach der allerersten Symptommanifestation hält der Patient ein paar Augenblicke inne. Dann berichtet er folgenden Vorfall: Er sei mit seiner Frau auf der Straße in der Stadt gewesen und habe ein von ihm gern gegessenes Lakritzbonbon gelutscht. Plötzlich sei das Martinshorn eines Krankenwagens in der Nähe erklungen, über das er sich erschrocken habe. Dabei sei es zum Verschlucken und zu einem kräftigen Hustenanfall gekommen. Für einen Moment habe er geglaubt, „sein letztes Stündchen sei gekommen". Mit großer Anstrengung habe er das Bonbon herauswürgen und entfernen können. Danach sei der Hals etwas gereizt, aber sonst wieder in Ordnung gewesen. Einige Tage später habe er eine kleine Tablette zur Blutdruckregulation genommen, welche er schon seit Jahren täglich nehme. Hier sei ihm das erste Mal aufgefallen, dass etwas im Hals stecke. Auch das Trinken von viel Wasser habe keine Erleichterung gebracht. Seither plage ihn der Kloß im

Hals und er müsse sich immerzu räuspern, was schon zu Spannungen in seiner Partnerschaft geführt habe.
Der Patient ist seit etwa einem Jahr in Altersteilzeit und verbringt die meiste Zeit des Tages mit Lesen, Spaziergängen und Gartenarbeit. Die 9 Jahre jüngere Ehefrau ist noch berufstätig und lebt in der Woche etwa 150 km entfernt. Das Paar hat keine Kinder. Der Patient und die Ehefrau sehen sich überwiegend am Wochenende, manchmal begleitet er sie für einige Tage in die andere Stadt. Ein Umzug komme für ihn nicht infrage, weil das gemeinsame Haus mit dem Garten versorgt werden müsse. Er ärgere sich, dass er sich jetzt in der Freizeit mit den Beschwerden im Hals plage. Auch möchte er wissen, was er gegen das permanente Räuspern machen könne.
Bitte beantworten Sie folgende Fragen:

- Was kommt als physiologischer Auslöser der Globusbeschwerden infrage?
- Erklären Sie, welche Rolle Konditionierungsprozesse in dieser Symptomatik spielen können.
- Welche psychosozialen Risikofaktoren erkennen Sie in dieser Falldarstellung?

Bei hartnäckigen Forderungen nach erneuter Abklärung und der auffallenden Weigerung der betroffenen Patienten, unauffällige Untersuchungsergebnisse zu akzeptieren, ist gemäß den Diagnosekriterien an somatoforme Krankheitsverläufe zu denken. Die **Schluckphobie** ist im Gegensatz dazu ein mehr dramatisch imponierendes Bild, in welchem Schlucken und demzufolge auch die Nahrungsaufnahme ängstlich vermieden werden. Als Phobie bezieht sich die Angst hier auf das zu schluckende und damit zu vermeidende Objekt. Diese sehr seltene Störung ist differenzialdiagnostisch abzugrenzen von Anfangsstadien psychotischer Erkrankungen mit Vergiftungswahn und hirnorganischen, demenziellen Prozessen mit Nahrungsverweigerung.

Die Therapie des psychogenen Globus hängt von der zugrunde liegenden psychischen Störung ab. Bei noch nicht verfestigten Krankheitsverläufen gelingt durch Aufklärung über die psychophysiologischen Zusammenhänge der muskulären und vegetativen Spannungen in vielen Fällen relativ leicht die Symptombesserung und Spontanheilung. Schwieriger gestaltet sich die Behandlung bei einem jahrelang bestehenden, konsolidierten Verlauf mit nicht mehr erkennbarem Zusammenhang zur Erstmanifestation. Hier kann die psychotherapeutische Diagnostik zur Abgrenzung eigenständiger psychischer Erkrankungen notwendig werden. Die psychotherapeutischen Maßnahmen aus den tiefenpsychologischen und verhaltenstherapeutischen Verfahren bearbeiten mögliche Konflikte, erkennbare Auslöser und emotionale und kognitive Belastungsfaktoren, welche mit dem Symptom Globus verknüpft sind. Als günstig erweist sich die Anleitung des Patienten in selbst durchzuführenden **Entspannungsübungen** der Kopf-Hals-Region. In Übungen lernt der Patient, den Wechsel der muskulären Spannung an sich selbst wahrzunehmen und gezielt in für ihn belastenden Situationen anzuwenden. Zu der körperlich erfahrbaren Erleichterung stärkt der Patient sein autonomes Patientenverhalten und überwindet das Gefühl von Hilflosigkeit.

Tabelle 7.2 Wichtige Ursachen für den psychogenen Globus.

komorbide Depression
psychovegetative Spannung/psychophysischer Stress
phobische Konditionierung nach Pharyngitis oder Verschlucken
Konversion
posttraumatische Dissoziation

7.14 Räuspern

Lernziele

Sie können mehrere neuropsychiatrische Ursachen von Räuspern nennen. Sie wissen, dass es einfache und komplexe Tics gibt und können den Räuspertic entsprechend zuordnen. Sie können die Begriffe „Echolalie“ und „Koprolalie“ erklären und das Gilles-de-la-Tourette-Syndrom beschreiben. Sie kennen den Unterschied zwischen einem Tic und einem Zwang.

Räuspern ist ein körperlicher Vorgang unter Beteiligung der muskulären Halsstrukturen, der häufig mit einem Globus pharyngeus verbunden ist. Es handelt sich dabei um eine **stereotyp wirkende, unwillkürliche Lautäußerung**. Diese läuft unregelmäßig und wiederkehrend ab und führt zu störender Beeinträchtigung der Umgebung. Mit einem anhaltenden oder immer wiederkehrenden Räuspern können sich ernste Ursachen ankündigen. So kommen Tumoren des oberen Atem- und Speisewegs, Fremdkörper, Refluxlaryngitis, noxenassoziierte Schäden des Rachens mit chronischer Pharyngitis, sinugene Erkrankungen mit Rachenverschleimung sowie neurologische Erkrankungen mit Störungen des Schluckakts in Betracht.

Merke

Räuspern ist wie Globus ein Symptom mit Abklärungsbedarf.

Neben den genannten körperlichen Verursachungen von Räuspern gibt es eine Anzahl psychischer Faktoren, welche das Symptom hervorrufen können. Eine bedeutende neuropsychiatrische Ursache ist die Ticstörung.

Unter einem **Tic** werden rasche, unwillkürliche, unregelmäßig wiederkehrende motorische Entladungen in einzelnen Muskeln oder Muskelgruppen verstanden. Merkmale eines Tics sind neben der Bewegungsfolge von Zuckungen der abrupte Beginn und das Fehlen eines Bewegungszwecks. Die sich wiederholenden Bewegungsfolgen sind unabhängig von Willkürbewegungen. Nach der Art ihres Auftretens werden **einfach motorische** und **einfach vokale Tics** sowie **komplex motorische** und **komplex vokale Tics** unterschieden. Komplexe Tics können mit heftigen körperlichen Bewegungen oder Lautäußerungen einhergehen, z.B. mit Verdrehungen, mit Echolalie oder Koprolalie. **Echolalie** bezeichnet das stereotype, sinnlos erscheinende Nachsprechen von Worten oder Sätzen. **Koprolalie** ist das explosive Ausstoßen unflätiger, gesellschaftlich anstößiger Worte. Echolalie und Koprolalie können kombiniert auftreten.

Räuspern tritt als einfach vokaler Tic in Erscheinung oder als möglicher Bestandteil des komplexen **Gilles-de-la-Tourette-Syndroms.** Zu den einfach vokalen Tics zählen außer Räuspern noch Schnalzen, Hüsteln, Schmatzen, Grunzen, Bellen, Schnüffeln und Zischen. Tics manifestieren sich häufig bis überwiegend im Kopf-Hals-Bereich (Tab. 7.**3**).

Tics können organisch oder psychogen bedingt sein. Als Ursache für **organisch bedingte Tics** werden Enzephalitis, Störungen in den Basalganglien und eine striatofrontale Dysfunktion angesehen. Tics sind am häufigsten im Kindesalter, in der Bevölkerung ist von einer Häufigkeit von 6% im Alter zwischen 7 und 15 Jahren auszugehen [20]. Knaben sind von Tics häufiger als Mädchen betroffen, familiäre Häufungen kommen vor. Ein Teil dieser Tics bildet sich nach kurzer Zeit zurück, andere Tics können bis in das hohe Alter bestehen. Oft dehnen sich Tics von einem umschriebenen Muskelbezirk auf andere Gebiete aus.

Eine mögliche Ursache für das Räuspern ist der Räuspertic. Hierbei handelt es sich um einen einfachen vokalen Tic. Bei den **Vokaltics** sind die an der Vokalisation beteiligten Muskelgruppen (Zunge, Rachen) betroffen. Einfache vokale Tics zeigen einen schnellen Verlauf und wirken dadurch unbeabsichtigt. Räuspern, Hüsteln, Schnalzen, Schmatzen, Grunzen, Bellen, Zischen und Schnüffeln sind vokale Tics. **Komplexe Tics** wie Echolalie mit langsamem Ablauf wirken dagegen oft willkürlich. Tics sind, wenn überhaupt, nur kurz unterdrückbar und nicht wirklich kontrollierbar. Das Auftreten kann durch Stress verstärkt werden. Während des Schlafes lässt der Tic nach bzw. verschwindet. Abb. 7.**3** zeigt die Einteilung der Tics in 4 Subtypen.

Tabelle 7.**3** Ticstörungen des Kopf-Hals-Bereichs.

Ticstörung	Beschreibung
Fazialistic	Gesichtskrampf
Zwinkertic	Blinzelkrampf
Schnüffeltic	Schnaufende oder schnüffelnde Bewegungen
Schmatztic	Schmatz-Lutsch-Bewegungen
Räuspertic	wiederholtes, anhaltendes Räuspern
Belltic	wiederholtes, anhaltendes Bellen
Hustentic	wiederholter, anhaltender Husten
Grußtic	grüßende Kopf-Hals-Bewegungen
Schultertic	Zucken der Schultern mit Bewegung des Halses

Das **Gilles-de-la-Tourette-Syndrom**, nach seinem Beschreiber benannt, stellt eine Ticstörung mit verschiedenen motorischen und mindestens einem vokalen Tic dar. Die Symptomatik muss mindestens ein Jahr bestehen. Es tritt in den verschiedenen Lebensphasen der Kindheit, Adoleszenz und im Erwachsenenalter auf [18]. In der Regel manifestiert sich das Tourette-Syndrom bis zum 21. Lebensjahr. Die Häufigkeit wird in verschiedenen Untersuchungen von 0,6–2% angegeben [20], [34], [24]. Die Symptome können im Erwachsenenalter an Intensität nachlassen. Kennzeichnend sind explosive, repetitive Vokalisationen wie Räuspern und Grunzen. Dabei können auch obszöne Wörter, Phrasen und Bewegungen imponieren. Gesellschaftliche Stigmatisierungen und soziale Deprivation sind mögliche

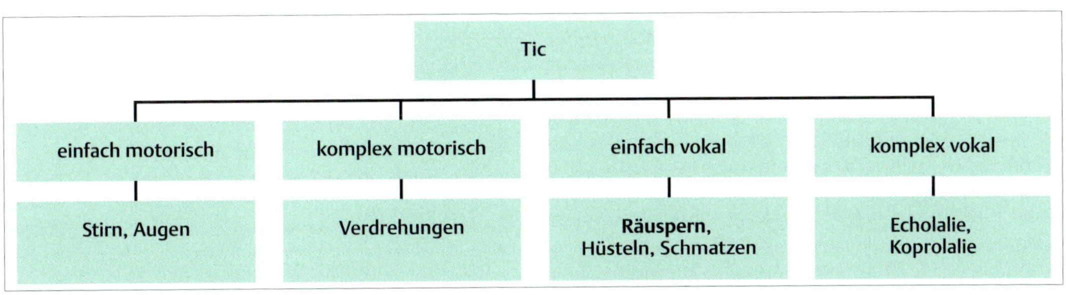

Abb. 7.**3** Einteilung der Tics in 4 Subtypen.

Folgen eines schwer ausgeprägten Tourette-Syndroms. Die Betroffenen können die Vokalisationen und Bewegungen nicht oder nur sehr kurz unterdrücken. Viele Betroffene beschreiben einen inneren Anspannungsdruck, der nach Ausführung des Tics kurz nachlässt. Die Krankheit hat maßgebliche Auswirkungen auf die Lebensführung des einzelnen Patienten. Die Folgen für die berufliche Entwicklung, die gesellschaftliche Positionierung und die persönliche Sinnerfüllung im Leben sind eindrücklich. Ihr nicht zu verbergendes Leiden versuchen manche der betroffenen Patienten in organisierten Selbsthilfegruppen zu bewältigen.

Differenzialdiagnostisch muss das **PANDAS-Syndrom** (Pediatric autoimmune neuropsychiatric disorder associated with streptococcal infection) abgegrenzt werden. Dieses im zeitlichen Zusammenhang mit einer Streptokokkeninfektion auftretende Krankheitsbild hat eine große Ähnlichkeit mit den Ticstörungen bzw. dem Tourette-Syndrom. Die Behandlung erfolgt antibiotisch [9].

Ist der Räusperzwang ein Zwang?

Im deutschen Sprachgebrauch ist der Begriff „Räusperzwang“ für ein wiederholtes oder anhaltendes Räuspern verbreitet. Er beinhaltet eine terminologische Unschärfe. Räuspern kann verschiedene neuropsychiatrische und psychische Ursachen haben (Abb. 7.**4**).

Aus der Abbildung wird ersichtlich, dass für **Räuspern** ursächlich verschiedene Faktoren in Betracht kommen. Außer der im Vortext beschriebenen Manifestation als Vokaltic oder als Teil des Gilles-de-la-Tourette-Syndroms kommen vor allem affektive Störungen wie Depression in Betracht. Räuspern als körperlicher Ausdruck eines seelischen Prozesses läuft in der Regel unbewusst ab und kommt bei psychophysischer Überladung durch Stress, bei somatisierter Depression, bei Dissoziation infolge traumatischer Erlebnisse und bei explosiver Entladung eines Tics vor.

Beim **Zwang** besteht im Gegensatz hierzu eine **quälend empfundene Bewusstheit der Symptomatik**. Diese Zwangserscheinungen (Zwangsgedanken, Zwangshandlungen, Zwangsimpulse) sind dem betroffenen Patienten sehr wohl bewusst, er kann sich aber gegen diese Verhaltensweisen nicht oder nur sehr schwer wehren. Oft sogar belasten Zwänge den Patienten in einer Weise, die seinen täglichen Lebensraum auf ein Minimum einengt. Wasch- und Kontrollzwänge können in schweren Fällen eine soziale Einschränkung bedingen – bis hin zur grotesken Ausprägung, bei der die Patienten ihre Wohnung nicht mehr oder nur noch selten verlassen. Dadurch ist für diese schwer betroffenen Menschen über Jahre hinweg die Teilnahme am sozialen Leben und die Ausübung einer beruflichen Tätigkeit nicht möglich. Der zweite wesentliche Unterschied zwischen Zwang und Tic besteht in der Zweckgerichtetheit der Handlung. Tics sind unwillentlich und nicht auf einen bestimmten Zweck gerichtet. Zwänge hingegen erfüllen in ihrer Eigentümlichkeit den Zweck einer **affektiven Spannungsabfuhr**. Die zwanghaften Gedanken und Handlungen unterhalten endlose repetitive Verhaltensmuster.

Zur Wiederholung: Psychodynamisch sind Zwänge die Folge eines psychischen Konflikts. Zwangssymptome stellen seelische Kompromisslösungen einer Ambivalenz zwischen Triebwünschen und Verboten dar. Lerntheoretisch sind Zwangsgedanken konditionierte Stimuli auf Angst. Der ursprünglich neutrale Gedanke verknüpft sich mit einem unkonditionierten, angsterregenden Reiz und ruft Angst hervor. Zwangshandlungen entstehen dadurch, dass der Patient durch bestimmte Handlungen die mit dem Zwangsgedanken verbundene Angst vermindern kann. Die ritualisierten Handlungen aber führen nur zu kurzfristiger affektiver Entlastung (Angstreduktion). Sehr schnell tauchen die Zwangsgedanken wieder auf, rufen Angst hervor und bedingen die nächsten Zwangshandlungen. Auch wenn die Zwangsgedanken und Handlungen stereotype, repetitive Abläufe zeigen, so lassen sie sich doch durch konsequente Gegenkonditionierungen beeinflussen. Gegenkonditionierung ist ein wesentlicher Bestandteil der verhaltenstherapeutischen Behandlung von Patienten mit Zwängen. Insofern handelt es sich beim Räuspern nicht um einen Zwang im originären Sinne.

Merke

Zwischen Zwang und Tic bestehen charakteristische Unterschiede. Diese sind als Merkmale des Zwanges die Bewusstheit der Symptomatik, die auf einen Zweck gerichtete Handlung und die Unterdrückbarkeit der Symptomatik. Räuspern ist demzufolge kein Zwang im psychopathologischen Sinne, auch wenn die Auftretensmerkmale an ein zwanghaftes Verhalten erinnern

7.15 Psychosomatische Aspekte der Tonsillektomie

Lernziele

Sie wissen, dass nach Operationen im Allgemeinen und bei Eingriffen im Mund-Rachenbereich Störungen der psychischen Erlebnisverarbeitung auftreten können. Als mögliche Symptome einer solchen Störung der Erlebnisverarbeitung im Kindesalter können Sie Verlust- und Trennungsängste nennen.

Die Gaumentonsillen liegen im anatomisch-funktionellen Bereich von Atmung und Nahrungsauf-

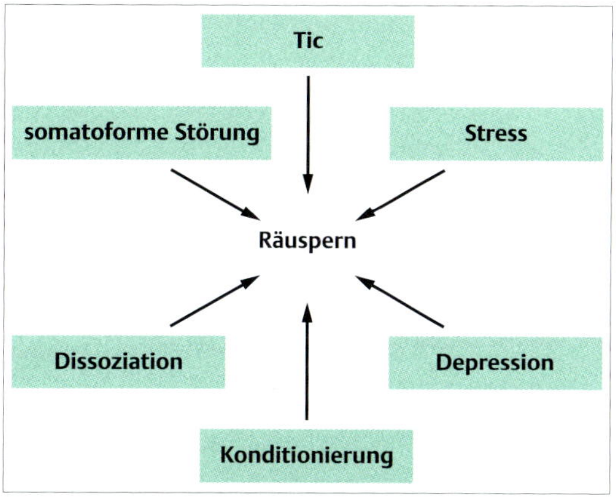

Abb. 7.**4** Neuropsychiatrische Ursachen von Räuspern.

nahme. Wie in der Einleitung zu diesem Kapitel dargestellt, ist der Mundrachen ein ausgesprochen sensibler, schmerzempfindlicher Bereich. Die Tonsillektomie ist für den Patienten in der postoperativen Phase mit anfänglich starken Wundschmerzen behaftet, welche er durch Vermeidung des Schluckens zu mindern versucht. Das Nichtschlucken begünstigt haftende Wundbeläge, die zu weiteren Komplikationen, z. B. Nachblutungen, führen können.

Die Tonsillotomie wird bei entsprechender Indikation als begrenzt traumatisierender und schonender Eingriff erwogen. Der psychosomatische Aspekt ist zunächst der des operativen Eingriffs im Allgemeinen. Die Tonsillotomie oder Tonsillektomie ist häufig der erste operative Eingriff, den ein Kind in seinem jungen Leben erfährt. Für den kleinen Patienten und seine Familie bedeutet dies nicht selten die erste, sich über mehrere Tage erstreckende Abwesenheit von zu Hause. Insbesondere für kleine Kinder, welche die medizinische Notwendigkeit des Eingriffs noch nicht verstehen können, ist das Schmerzempfinden – verbunden mit Trennungserlebnis und Aufenthalt in fremder Umgebung – eine Belastung.

Im entzündungsfreien Intervall kommt das Kind ohne Schmerzen in die Klinik und erlebt sich nach dem Racheneingriff zunächst als krank und wund. Dem sollte der betreuende Arzt in der Versorgung des operierten Kindes Beachtung schenken, um nicht ungünstige Lernerfahrungen in der Erlebnisverarbeitung zu übersehen. Ein schonend durchgeführter Eingriff, Unterstützung des Kindes in der postoperativen Versorgung durch die ganztägige Anwesenheit der Bezugsperson und eine gut dosierte Schmerzmedikation sollen helfen, die traumatische Erlebnisverarbeitung der Tonsillektomie zu mildern. Der Arzt leistet die Motivationsarbeit, den Patienten zu der für den Heilungsprozess notwendigen Schluckaktivität zu ermuntern und die das Kind betreuende Elternperson in gleicher Weise zu überzeugen. Die Eltern sind im Allgemeinen die wichtigsten Bezugspersonen des operierten Kindes. Sie wirken mit ihrem Verhalten direkt auf das Kind ein und können den seelischen Verarbeitungsprozess des Kindes durch Motivation, Ablenkung und die Tatsache ihrer Anwesenheit positiv unterstützen. Diesen Wirkmechanismus kann der Arzt durch Aufklärung und instruktive Verhaltensempfehlungen zum Wohl des Kindes nutzen (siehe Übung 7.3).

Merke

Der Mundrachen ist sehr berührungs- und schmerzempfindlich. Außer dem Schmerzempfinden spielen erste Erfahrungen mit psychischen Trennungserlebnissen und Verlustängsten im stationären Aufenthalt eine Rolle.

Übung 7.3

Der 6-jährige B. wurde tonsillektomiert.

Der 6-jährige B. war vor 4 Wochen zur Tonsillektomie auf Ihrer Station. Der Wundheilungsverlauf war unauffällig und das Kind ist zeitgerecht nach Hause entlassen worden. Heute steht der Vater mit dem kleinen B. vor Ihnen und berichtet, dass das Kind zu Hause noch immer wenig essen würde. Husten oder Verschlucken beim Essen würde nicht auftreten. Nachts wache B. öfter auf, fange an zu weinen und nach den Eltern zu rufen. Auch weigere B. sich, morgens in den Kindergarten zu gehen. Er werfe sich auf den Boden und umklammere das Bein der Mutter. Bekannte hätten die Familie darauf hingewiesen, dass für durchgemachte Operationen ein Antrag auf Schwerbehinderung gestellt werden könnte. Er wolle fragen, ob das für seinen Sohn möglich sei.

Sie untersuchen das Kind und stellen einen unauffälligen Heilungsverlauf bei Zustand nach beidseitiger Tonsillektomie fest. In der Schluckprobe mit Wasser kommt es zu keinen Auffälligkeiten.

Bitte überlegen Sie:

- Was können Sie den Angaben des Vaters über den psychischen Verlauf entnehmen?
- Wie gehen Sie mit der Frage nach der Beantragung einer Schwerbehinderung für B. um?

7.16 Noxenassoziierte Erkrankungen des Pharynx

Lernziele

Sie kennen Alkohol und Tabak als wichtige Risikofaktoren für die Entstehung maligner Tumoren in Mund und Rachen. Sie können die Wirkungen von Alkohol auf die Schlafarchitektur und den Zusammenhang mit schlafbezogenen Atmungsstörungen erläutern.

Die noxenassoziierten Erkrankungen des Pharynx spiegeln den Umgang des Patienten mit sich und seine Einstellung zur Gesundheit wider. Die häufigsten Noxen sind Tabak und Alkohol, deren Spuren eines übermäßigen Gebrauchs sich an Zeichen einer chronischen Pharyngitis, an Präkanzerosen oder bösartigen Tumoren des oberen Atmungs- und Verdauungstrakts ablesen lassen. Tabak- und Alkoholkonsum sind die Hauptrisikofaktoren für die Entstehung von bösartigen Erkrankungen im oberen Aerodigestivtrakt. Chronisch erhöhter Alkoholkonsum bedingt morphologische Veränderungen der Mundschleimhaut und der Speicheldrüsen. Dies führt neben einem schlechten Zahnstatus und ungenügender Mundhygiene im Rahmen der Pathogenisierung der Mundflora zu akuten Entzündungen (Gingivitis, Pharyngitis, Laryngitis). Chronischer Alkoholkonsum führt zu einer Atrophie der Mundschleimhaut. Durch die entzündliche Auflockerung der Schleimhaut und die gesteigerte Penetration von Karzinogenen durch die orale Mukosa ist Alkohol ein Risikofaktor für Krebserkrankungen im Mund und Rachen [17].

Alkohol führt zu einer vermehrten Kollapsneigung des Pharynx und zu schlafbezogenen Atmungsstörungen. Alkohol schwächt den pharyngealen Muskeltonus und hemmt die Aktivitäten der Nervi hypoglossus und recurrens. Alkohol und Sedativa zählen zu den extrinsischen Faktoren, welche vor allem eine Störung der Muskelkoordination bedingen [17]. Alkohol verändert die Schlafarchitektur. Er unterdrückt die REM-Phasen (REM: Rapid Eye Movements) vor allem in den ersten Schlafzyklen. Dafür treten in den letzten Schlafzyklen vermehrt REM-Phasen auf. Der Schlaf ist unruhig und der Erholungswert vermindert. Die Zusammenhänge zwischen Alkoholkonsum, Schnarchen und Schlafapnoesyndrom sind bekannt. Alkohol erhöht die Anzahl und die Dauer von obstruktiven Apnoephasen. Eine gestörte Schlafarchitektur mit Erwachen aus Träumen, vegetative Reaktionen wie Schwitzen, Mundtrockenheit und Kopfschmerzen zählen zu den Folgesymptomen eines regelmäßigen Alkoholkonsums am Abend. Das Schnarchen und die Mundtrockenheit begünstigen im Zusammenspiel mit den toxischen irritativen Wirkungen des Alkohols die pharyngealen Beschwerden. Im Zusammenwirken mit Tabak potenzieren sich die krank machenden Wirkungen des Alkohols auf die Mund- und Rachenschleimhaut.

Im psychosomatischen Verstehen der noxenassoziierten Erkrankungen sind vor allem der Substanzabusus und die Abhängigkeitsproblematik von Bedeutung. Die Aufgaben des HNO-Arztes liegen hier zum einen in der Prävention noxenbedingter Schäden an Mund und Pharynx durch umfassende Aufklärung über die toxische und irritative Wirkung von Alkohol und dessen potenzierenden Synergismus mit Tabak. Die zweite Aufgabe besteht in der frühzeitigen Diagnostik und Behandlung entzündlicher, präkanzeröser und maligner Tumormanifestationen. Notwendig sind wiederholte Vermittlung von Informationen, geduldige Ermunterung zur Aufgabe der Noxen, Aufzeigen von hilfreichen Strategien zur Nikotinentwöhnung, Aufspüren eingefahrener Gewohnheiten im Substanzgebrauch. Die wache Aufmerksamkeit des Arztes auf eine sich entwickelnde oder schon bestehende Substanzabhängigkeit und die Erkundung des psychosozialen Hintergrunds eröffnen dem Patienten die Chance, Einsicht in seine durch Noxen bedingte Erkrankung zu gewinnen. Der Hauptteil der ärztlichen Arbeit besteht also neben den wichtigen präventiven Aufgaben in der steten Aufklärung und Motivation des Patienten zur Änderung seiner krank machenden Lebensgewohnheiten. Vergleiche hierzu auch die ausführliche Darstellung zu diesem Thema in Kap. 2.7.

7.17 Psychosoziale Folgen von Krankheiten des Mundes und des Pharynx

Lernziele

Sie wissen, dass infektions- oder tumorbedingte Erkrankungen der Kopf-Halsregion mit dem Verlust der körperlichen Integrität verbunden sind und können deren typische psychische und soziale Folgen beschreiben.

Eine Anzahl von Erkrankungen geht mit äußerlichen Veränderungen des Kopf-Hals-Bereichs einher. Das **Tracheostoma**, welches bspw. bei der Laryngektomie für die Atmung notwendig ist, und auch die **Ablatio** von Nase oder Ohrmuschel sind eingreifende Veränderungen der körperlichen Integrität. Beim Tracheostoma kommt es außer der äußerlichen Halsöffnung zur Änderung des stimmlichen Ausdrucks. Hämangiome, granulomatöse Erkrankungen, Autoimmunprozesse mit Beteiligung des Gesichts, Infektionen wie **Lepra** oder **Aktinomykose, Kaposi-Sarkom bei AIDS** bedingen sichtbare Entstellungen mit sozialer Entfremdung des betroffenen Patienten. Die seelischen Folgen des primär körperlichen Krankheitsgeschehens können sich in affektiven Symptomen wie Depressionen, in der Vermeidung zwischenmenschlicher Kontakte und in einem Rückzug aus dem sozialen Leben äußern. Hieraus kann sich eine **somatopsychische Störung** entwickeln. Somatopsychische Störungen sind Reaktionen auf körperliche Krankheiten und ihre Folgen. Die Ausübung einer beruflichen Tätigkeit kann erschwert oder unmöglich sein. Oft gehen **Entstellungen an Gesicht und Hals** mit Störungen des Selbstwerts und einer Einschränkung der sozialen Kompetenz einher. Therapeutisch kann diesen Krankheitsfolgen mit Übungen zum Selbstsicherheitstraining und zur Anhebung der Durchsetzungsstärke begegnet werden. Betroffene Patienten suchen Hilfe zur Bewältigung in organisierten Selbsthilfegruppen, so im Verein der Kehlkopflosen und Kehlkopfoperierten oder im Verein der Gesichtsversehrten Tulpe e.V. Vergleiche hierzu auch die Kap. 3.2 und 5.3.

Eine seltene, aber lebensbedrohliche Erkrankung mit Beteiligung der Mundschleimhaut ist das **Lyell-Syndrom.** Diese medikamenteninduzierte toxische epidermale Nekrolyse geht mit einer hohen Mortalität von 25–30% einher [28]. Betroffen sind die Haut und die Schleimhäute des Mundes, Auges und Genitales. Bei den überlebenden Patienten mit Lyell-Syndrom müssen mögliche traumatische Erlebnisweisen in der Verarbeitung dieser lebensbedrohlichen und in der Regel intensivmedizinisch zu behandelnden Erkrankung berücksichtigt werden.

Literatur

[1] Baroni A, Ruocco E. Lyell's syndrome. Skinmed 2005; 4: 221–5

[2] Bohne A, Wilhelm S, Keuthen NJ et al. Skin picking in German students. Prevalence, phenomenology, and associated characteristics. Behav Modif 2002; 26: 320–39

[3] Chung CH, Yang YH, Chang TT et al. Relationship of oral lichen planus to hepatitis C virus in southern Taiwan. Kaohsiung J Med Sci 2004; 20: 151–9

[4] Cybulska EM. Globus hystericus or depressivus. Hosp Med 1998; 59: 640–641

[5] Deckersbach T, Wilhelm S, Keuthen NJ et al. Cognitive-behavior therapy for self-injurious skin picking. A case series. Behav Modif 2002; 26: 361–77

[6] Demmel HJ, Lamprecht F. Zahnmedizin. In: von Uexküll T, Hrsg. Psychosomatische Medizin. Modelle ärztlichen Denkens und Handelns. 6. Aufl. München, Jena: Urban & Fischer; 2003: 1203, 1204

[7] Deter HC. Angewandte Psychosomatik: Eine Anleitung zum Erkennen, Verstehen und Behandeln psychosomatisch Kranker. Stuttgart, New York: Thieme; 1997: 86

[8] Dilling H, Mombour W, Schmidt MH. WHO. Internationale Klassifikation psychischer Störungen. ICD-10 Kapitel V (F). Klinisch-diagnostische Leitlinien. Bern: Hans Huber, Hogrefe; 2008: 208, 222, 347

[9] Fernandez Ibieta M, Amador JT, Martinc I, Marin MA, Tome MI, de Las Heras R. Trastornos neuropsiquiatricos asociados a estreptococo. An Pediatr 2005; 62: 475- 8

[10] Finkenbine R, Miele VJ. Globus hystericus: a brief review. Gen Hosp Psychiatry 2004; 26: 78–82

[11] Frick E, Seidl O. Zur Psychosomatik des chronischen orofazialen Schmerzsyndroms – Eine Pilotstudie mithilfe der strukturalen Analyse sozialen Verhaltens. Psychother Psychosom Med Psychol 2005; 55: 191–9

[12] Garcia S, Miquel L, Andino O. Globus Hystericus, personalidad y psicopatologia. Acta Otorrinolaryngol Esp 2002; 53: 174–180

[13] Geigges W, Herrmann M. Infektionskrankheiten. In: von Uexküll T, Hrsg. Psychosomatische Medizin. Modelle ärztlichen Denkens und Handelns. 6. Aufl. München, Jena: Urban & Fischer; 2003: 993, 995–996

[14] Grant JE, Menard W, Phillips KA. Pathological skin picking in individuals with body dysmorphic disorder. Gen Hosp Psychiatry 2006; 28: 487–93

[15] Harlan SL. Steroid acne and rebound phenomen. J Drugs Dermatol 2008; 7: 547–50

[16] Harth W, Gieler U. Psychosomatische Dermatologie. Heidelberg: Springer Medizin; 2006: 116–118

[17] Hörmann K, Riedel F. Alkohol und Mundhöhle/Pharynx einschließlich schlafbezogener Atmungsstörungen. In: Singer MV, Teyssen S, Hrsg. Alkohol und Alkoholfolgekrankheiten. Grundlagen – Diagnostik – Therapie. 2. Aufl. Heidelberg: Springer Medizin; 2005: 151–161

[18] Jackson GM. Tourette's Syndrome. Curr Biol 2006; 16: 443–4

[19] Keuthen NJ, Deckersbach T, Wilhelm S et al. The Skin Picking Impact Scale (SPIS): scale development and psychometric analyses. Psychosomatics 2001; 42: 397–403

[20] Khalifa N, von Knorring AL. Prevalence of tic disorder and Tourette syndrom in a Swedish school population. Dev Med Child Neurol 2003; 45: 315–9

[21] Ljubojevic S, Lipozencic J, Turcic P. Perioral dermatitis. Acta Dermatovenerol Croat 2008; 16: 96–100

[22] Manfredini D, Landi N, Fantoni F et al. Anxiety symptoms in clinically diagnosed bruxers. J Oral Rehabil 2005; 32: 584–8

[23] Mohadjer C, Dietz A, Maier H. Präkanzerose der Mundschleimhaut: Lichen ruber planus. HNO 1995; 43: 191–2

[24] Müller-Vahl K. Tourette-Syndrom: Keine psychische Erkrankung. ÄP Neurologie Psychiatry 2006; 6: 50–51

[25] Nikkels AF, Pierard GE. L'herpes labial recidivant. Comment traiter et prevenir au mieux. Rev Med Liege 2006; 61: 442–7

[26] Odlaug BL, Grant JE. Clinical characteristics and medical complications of pathologic skin picking. Gen Hosp Psychiat 2008; 30: 61–6

[27] Oka T, Oka K, Hori T. Mechanism and mediators of psychological stress-induced rise in core temperature. Psychosom Med 2001; 63: 476–86

[28] Paquet P, Pierard GE, Quatresooz P. Novel treatment for drug-induced toxic epidermal necrolysis (Lyell's syndrome). Int Arch Allergy Immunol 2005; 136: 205–16

[29] Peschen-Rosin R. Gesichtsschmerzen in der Psychiatrie. Differenzialdiagnosen und therapeutische Empfehlungen. Schmerz 2002; 16: 395–403

[30] Peters UH. Lexikon Psychatrie, Psychotherapie, Medizinische Psychologie. 6. Aufl. München, Jena: Urban & Fischer; 2007: 143, 266

[31] Reiss M, Reiss G. Das Burning Mouth Syndrom – Ursachen, Differentialdiagnose und Therapie. Ther Umschul 2004; 61: 308–12

[32] Scala A, Checchi L, Montevecchi M et al. Update on burning mouth syndrome: overview and patient management. Crit Rev Oral Biol Med 2003; 14: 275–91

[33] Singareddy R, Moin A, Spurlock L et al. Skin picking and sleep disturbances: relationship to anxiety and need for research. Depress Anxiety 2003; 18: 228–32

[34] Stern JS, Burza S, Robertson MM. Gilles de la Tourette's syndrome and its impact in the UK. Postgrad Med J 2005; 81: 12–9

[35] Strumia R. Dermatologic signs in patients with eating disorders. Am J Clin Dermatol 2005; 6: 165–73

[36] Sun J, Xu B, Yuan Y et al. Study on the function of pharynx&upper esophageal sphincter in globus hystericus. World J Gastroenterol 2002; 8: 952–955

8 Psychosomatische Zusammenhänge bei Erkrankungen des Larynx und der Stimme

8.1 Psychosomatische Bedeutung des Larynx und der Stimme

Lernziele

Sie kennen die Funktionen des Kehlkopfes und die bei Funktionsstörungen auftretenden Auswirkungen auf Atmung, Schlucken und Stimmbildung.

Der in den Halsweichteilen eingebettete Kehlkopf ist ein Organ mit einer ausgeprägten Innervierung und Bestandteil eines komplexen Funktionsablaufs im Kreuzungsbereich von Atmung und Nahrungstransport. Auf die laryngeale Entwicklung wirken neben genetischen Faktoren vor allem hormonelle Einflüsse ein. Schilddrüsenhormon, Wachstumshormon und Kortikoide sind hier von Bedeutung. Der Kehlkopf ist entscheidend an der Atmung beteiligt und ermöglicht die Stimmbildung. So betrachtet, hat der Larynx eine wichtige Teilhabe an vitalen und sozialen Funktionen eines Individuums.

Die Stimme eines Menschen hat einen personalen Aspekt, schon den Säugling betrifft die stimmliche Kommunikation als Teil der Beziehung zur Mutter. Ein anderes Beispiel ist das Ausbleiben der Identifikation mit der männlichen Rolle bei der Mutationsfistelstimme. In der zwischenmenschlichen Interaktion zeigt sich die Mitwirkung des Larynx an sozialen Funktionen im Nachahmen von stimmlichen Vorbildern. Ist der Larynx von entzündlichen oder tumorösen Erkrankungen ergriffen, ist die vitale Funktion der Atmung und häufig auch das Schlucken spürbar betroffen. Das extrem feine nervale Zusammenspiel von atmungs- und schluckbezogenen Vorgängen prädisponiert die Funktionen des Kehlkopfs für extern wie auch für psychogen bedingte Störungen. Charakteristische Symptome aus dem psychogenen Formenkreis sind **konditionierte Erstickungsängste, Räuspern, Globus und funktionelle Stimmstörungen.** Fällt die Sicherung des Atemwegs aus, z. B. beim Verschlucken, wird das Erlebnis als vitale Bedrohung empfunden. Atembezogene akute Störungen, auch der schlafgebundene Laryngospasmus, können zu angstbesetzten Reaktionen und psychosozialen Komplikationen führen.

Die Beschaffenheit des äußeren Halses ist maßgeblich am Eindruck beteiligt, den eine Person hinsichtlich ihrer Erscheinung und ihrer Attraktivität vermittelt. Das wird deutlich am Beispiel des **psychogenen Torticollis.** Der psychogene Torticollis wird in der Internationalen Klassifikation psychischer Störungen zu den somatoformen Störungen gezählt. Hierunter werden Symptome und Empfindungen eingeordnet, die nicht auf körperliche Störungen zurückzuführen sind und im Zusammenhang mit psychosozialen Belastungen stehen. Diese Symptome sind oft von hoher medizinischer Aufmerksamkeit begleitet. Neurologische Erkrankungen und das Tourette-Syndrom müssen beim psychogenen Torticollis ausgeschlossen sein (ICD 10 V [F] 45.8).

8.2 Klassifikation psychogener Störungen des Larynx und der Stimme

Lernziele

Sie können wichtige psychogene Erkrankungen des Larynx und der Stimme benennen und erklären. Sie kennen den nosologischen Unterschied zwischen der rein psychisch bedingten Aphonie und den somatopsychischen Auswirkungen von somatischen Erkrankungen des Larynx.

Auch in diesem Kapitel wird der Einteilung in 4 große Krankheitsgruppen gefolgt. Für den schlafgebundenen Laryngospasmus und auch für die Vocal Cord Dysfunction wird eine somatische Disposition bzw. Störung angenommen. Psychische Trigger wie Stress sind zu berücksichtigen. Bei der Mutationsfistelstimme wird von einem Zusammenwirken psychischer Einflüsse und muskulärer Stimmbandfunktionen ausgegangen. Mutismus hingegen ist eine meist seelisch begründete Störung des Sprechantriebs bei intaktem Stimmapparat. Die Ursachen liegen im Bereich neurotischer Störungen und sind häufig mit traumatischen Erlebnissen verbunden. Die Erkrankung wird in Kapitel 9.4 näher erläutert. Psychogene Stimmstörungen sind Ausdruck dissoziativer Prozesse oder somatoformer Störungen. Bei diesen findet sich kein zur Erklärung der Symptomatik ausreichendes somatisches Korrelat. Die traumatischen und reaktiven Störungen beschreiben seelische und vegetative Symptome, welche organischen Larynxerkrankungen folgen. Hierzu gehören die psychosozialen Probleme nach Laryngektomie oder anderen Larynxoperationen im Sinne somatopsychischer Reaktionen. Weiter sind zu nennen die psychischen und sozialen Probleme der Patienten mit allergischen Erkrankungen des respiratorischen Systems. Bei der Rhinitis allergica und dem allergischen Asthma kommen psychosoziale Probleme und deren Bewältigung in Betracht, ebenso bei Belastungen transsexueller Patienten durch stimmverändernde Behandlungen im Rahmen geschlechtsverändernder Maßnahmen. Abb. 8.1 zeigt die Klassifikation psychogener Störungen des Larynx und der Stimme.

8.3 Vocal Cord Dysfunction

Lernziele

Sie kennen die klinischen Manifestationszeichen der Vocal Cord Dysfunction und adäquate Therapiestrategien.

Die Vocal Cord Dysfunction ist eine intermittierende, paradoxe Schließungsbewegung der Stimmbänder, welche massive Atemnot bedingen kann. Das Krankheitsbild findet sich mit einer Prävalenz von bis zu 5 % bei Asthmapatienten. Die Symptome dauern oft nur Sekunden bis wenige Minuten an und sind durch chemische Irritationen (Parfüm, Reinigungsstoffe), durch körperliche Anstrengung und psychische Erregung auslösbar. Die Atemnot tritt vor allem in Inspiration auf und kann durch einen Hustenanfall ausgelöst werden. In dieser plötzlich auftretenden Atemnot kann der Patient Panik und Todesangst empfinden. „Post nasal Drip" oder ein laryngopharyngealer Reflux müssen im Hinblick auf die Auslösung der Atemnotanfälle behandelt werden [6]. Durch eine eingehende Befragung des Patienten zur Dyspnoe sind typische Merkmale der Vocal Cord Dysfunction zu erfragen. Die differenzialdiagnostische Abgrenzung von anderen Atmungsstörungen ist mitunter schwierig und erfordert eine umfassende Diagnostik. Die Therapie besteht im Erlernen symptomlösender Atemtechniken und in psychoedukativer Bewältigung der Erstickungsangst [13], [7].

8.4 Schlafgebundener Laryngospasmus

Lernziele

Sie kennen die Leitsymptome des schlafgebundenen Laryngospasmus und Sie wissen, dass Angststörungen differenzialdiagnostisch zu berücksichtigen sind.

Der **schlafgebundene Laryngospasmus** ist klinisch durch ein plötzliches Erwachen aus dem Schlaf mit Erstickungsgefühl und Stridor gekennzeichnet. Begleitet wird das Ereignis von Tachykardie, postiktaler Heiserkeit und Todesangst. Ätiologisch wird eine Fehlinnervierung der Stimmbänder im Schlaf diskutiert. Von diesem seltenen Krankheitsbild sind vorwiegend Männer mittleren Alters betroffen. Differenzialdiagnostisch muss an schlafbezogene Atmungsstörungen, Reflux, kardiale Erkrankungen und Angststörungen gedacht werden. Daher ist die sorgfältige organische Abklärung notwendig. Polysomnografisch sollte eine obstruktive Schlafapnoe ausgeschlossen werden. Besteht ein maßgeblicher Leidensdruck für den Patienten durch die Symptomatik, kann verhaltenstherapeutisch mit Entspannungstechniken, mit Methoden zur Angstreduktion und mit Atemgymnastik behandelt werden. Wenn der Patient seine nächtlichen Reaktionen besser einzuordnen versteht, ist

Körperliche Disposition und psychische Trigger (multifaktoriell psychosomatisch):	**Psychiatrische Komorbidität/ neurotisch**	**Traumatische Reaktion**	**Reaktive Störung** somatopsychische Krankheitsverarbeitung bei
Vocal Cord Dysfunction, schlafgebundener Laryngospasmus, funktionelle Stimmstörungen, Mutationsfistelstimme	Mutismus, psychogene Dysphonie und psychogene Aphonie, psychogener Husten, psychogener Tortikollis	psychogene Aphonie bei traumatischer Dissoziation, Bedrohungserlebnis nach akuter Luftnot/ Larynxtrauma/ Strangulation	stimmverändernden Maßnahmen bei Transsexualismus, psychosoziale Rehabilitation nach Laryngektomie oder bei allergischen Erkrankungen der Atmungsorgane

Abb. 8.1 Klassifikation psychogener Störungen des Larynx und der Stimme.

die Prognose zur Bewältigung der dramatischen Erlebnisse insgesamt gut [12].

8.5 Funktionelle Stimmstörungen

Lernziele

Sie kennen die Einteilung der Dysphonien und können deren Unterschiede erläutern. Sie können psychogene Faktoren für eine funktionelle Dysphonie nennen.

Krankheiten der Stimme sind gekennzeichnet durch einen veränderten Stimmklang, eine eingeschränkte Leistungsfähigkeit und subjektive Missempfindungen. Kommunikation und soziale Beziehungen können maßgeblich eingeschränkt sein. Es werden verschiedene Dysphonien unterschieden (Abb. 8.**2**).

Die **organische Dysphonie** ist durch pathologisch-anatomische Veränderungen begründet. Diese Ursachen können laryngeal oder extralaryngeal sein. Zu den laryngealen Ursachen zählen Dysplasien und Asymmetrien, entzündliche und tumoröse Prozesse und traumatische Folgen. Extralaryngeale Ursachen für Dysphonie können hormonelle Störungen, neurologische Erkrankungen und körperliche Allgemeinerkrankungen sein [14].

Bei der **primär funktionellen Dysphonie** sind organische Ursachen nicht erkennbar. Die **sekundär organische Dysphonie** entwickelt sich als Folge einer funktionellen Dysphonie.

Die Diagnose einer rein funktionellen Stimmstörung muss sehr sorgfältig erwogen werden. Die verbesserte Diagnostik spürt organische Veränderungen auf, welche früher als funktionell angesehen wurden. Andererseits können ein falscher Stimmgebrauch oder psychische Belastungen zu Funktionsstörungen der Stimme führen. Sekundär entwickeln sich morphologische Stimmlippenveränderungen, z. B. Hyperämien und Phonationsverdickungen. Die Einteilung in organische und funktionelle Stimmstörungen ist demzufolge in einem komplementären Zusammenhang zu sehen und die **funktionellen Dysphonien** sind als **multifaktorielle Geschehnisse** zu verstehen. Konstitutionelle Bedingungen, umweltbedingte Einflüsse und stimmliche Anforderungen spielen dabei eine Rolle. Konstitutionelle Voraussetzungen, aktueller körperlicher Allgemeinzustand, habituelle Faktoren wie Gewohnheit und erlernte Stimmtechnik sind ebenso zu berücksichtigen wie stimmliche Anstrengungen, persönlichkeitsgebundene Merkmale und emotionale Belastungen.

Die klinische Relevanz funktioneller Stimmstörungen liegt in einem Missverhältnis zwischen konstitutionellen Voraussetzungen und externen Anforderungen. Genaue Angaben zur Häufigkeit funktioneller Stimmstörungen in der Allgemeinbevölkerung fehlen. Die Angaben für jüngere Erwachsene liegen bei etwa 6%, wobei hauptsächlich Frauen betroffen sind. Die Anfangsstadien der funktionellen Dysphonie sind reversibel, auch weiche Phonationsverdickungen können sich noch zurückbilden. Therapeutisch werden Stimmruhe und aufbauende stimmliche Übungsbehandlung empfohlen. Sinnvoll ist der Abbau emotionaler und sozialer Spannungen im persönlichen Umfeld des Patienten. In fortgeschrittenen Stadien der Stimmstörung kommen medikamentöse Inhalationen, chirurgische Entfernung der Phonationsverdickungen und eine intensive Stimmtherapie zum Einsatz. Letztendlich ist für den Verlauf entscheidend, dass es dem Patienten gelingt, die externen Anforderungen an seine stimmliche Leistungsfähigkeit anzupassen [14].

Merke

Die funktionelle Dysphonie gilt als ein multifaktorielles Geschehen. Es besteht eine komplementäre Beziehung zwischen morphologisch-mechanischen und nerval-psychischen Faktoren.

Cave

Funktionelle Dysphonien können mit einem Kehlkopfkatarrh verwechselt werden.

Funktionelle Dysphonien werden in primäre und sekundäre Formen eingeteilt. Bei der primären Unterfunktion reicht die Stimmleistung durch konstitutionelle Anlage oder Anforderungen nicht aus. Hierzu zählen muskuläre Schwäche und die

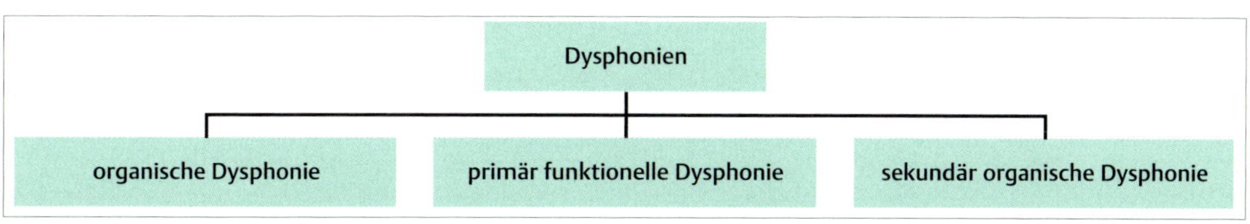

Abb. 8.**2** Einteilung der Dysphonien.

unvollständige Annäherung der Stimmlippen. Unter einer primären Überfunktion wird die permanente stimmliche Überlastung verstanden. Die sekundäre Unterfunktion entsteht nach andauernder Überlastung quasi aus Erschöpfung durch hyperfunktionelle Stimmgebung. Versucht der Patient mit primär hypofunktioneller Dysphonie durch besondere Anstrengung die stimmliche Leistung zu verbessern, kann eine sekundäre Überfunktion resultieren [8]. **Psychogene Faktoren** für eine funktionelle Dysphonie sind psychophysischer Stress, verminderte psychische Belastbarkeit oder unverarbeitete seelische Konflikte.

Die Behandlung funktioneller Stimmstörungen ist überwiegend konservativ ausgerichtet. Stimmübungen haben die Spannungsmodulation der Stimmlippen zum Ziel. Da sowohl hyperfunktionelle wie hypofunktionelle Zustände bei demselben Patienten auftreten können, muss das therapeutische Konzept flexibel gestaltet werden. Der Patient sollte ermutigt werden, die auf ihn wirkenden externen Anforderungen an seine stimmlichen Voraussetzungen anzupassen. In bis zu 75% ist mit einem befriedigenden Behandlungserfolg zu rechnen. Die 2 wichtigsten Formen der psychogenen Stimmstörung sind die psychogene Dysphonie und die psychogene Aphonie.

8.6 Psychogene Dysphonie

Lernziele

Sie wissen, dass bei der psychogenen Dysphonie hyper- und hypofunktionelle Symptome auftreten können. Sie kennen mögliche Auslöser und können therapeutische Optionen nennen.

Die psychogene Dysphonie imponiert klinisch als Heiserkeit. Zu den Symptomen gehören Heiserkeit ohne Sprechbelastung, Pressen oder Hauchen beim Sprechen und begleitende psychovegetative Symptome wie Schwitzen, feuchte Hände und starker Würgreiz in der Untersuchung des Larynx. Es können hyper- und hypofunktionelle Symptome auftreten. Psychodynamisch entspricht der **primäre Krankheitsgewinn** einer Entlastung von negativen Gefühlen wie Angst, Depression und Wut [15], [10]. Der zugrunde liegende emotionale Konflikt bleibt dabei unbewusst. Patienten mit psychogenen Stimmstörungen haben oft die feste Überzeugung, dass ihre Beschwerden organisch sind [1]. Der **sekundäre Krankheitsgewinn** bezeichnet die Vorteile für den Patienten, welche sich aus seiner Krankenrolle ergeben. Das kann andauernde Entlastung durch Arbeitsunfähigkeit sein oder Zuwendungen aus Versicherungen. Der **tertiäre Krankheitsgewinn** bezieht sich auf die Vorteile, welche die Angehörigen des Patienten aus seiner Krankheit ziehen. Auslösende Faktoren für die psychogene Dysphonie sind Stress, traumatische Erschütterungen und unverarbeitete Schrecksituationen. Typischerweise normalisiert sich die Stimme bei Vertäubung der Ohren **(audiophonatorische Rückkopplung)**.

Die Therapie umfasst die Aufklärung des Patienten über seine Erkrankung und die logopädische Behandlung. Die in ausgeprägten Fällen durchzuführende Psychotherapie zielt auf die Bewusstmachung der bisher unbewussten Prozesse ab. Der Patient lernt, seine eigene Gedanken und Bewertungen wahrzunehmen und zu protokollieren. Zudem übt er sich in der Wahrnehmung seiner emotionalen und körperlichen Reaktionen in bestimmten Situationen. So gewinnt er neben der Einsicht in die Krankheitszusammenhänge die Kontrolle über die körperlichen Symptome und lernt, dem verursachenden Mechanismus entgegenzuwirken. Vom Patienten durchzuführende Entspannungsmethoden, z.B. die progressive Muskelrelaxation und Biofeedback, stärken dessen Autonomie und ermöglichen eine gewisse Symptomkontrolle.

8.7 Psychogene Aphonie

Lernziele

Sie können die psychische Symptombildung der psychogenen Aphonie erklären und die klinische Manifestation beschreiben.

Die Internationale Klassifikation psychischer Störungen führt die psychogene Dysphonie und die psychogene Aphonie unter den dissoziativen Bewegungsstörungen auf. Hierunter wird der vollständige oder teilweise Verlust der Bewegungsfähigkeit eines oder mehrerer Körperglieder verstanden. Die Bewegungsstörung kann partiell, mit abgeschwächten oder langsamen Bewegungen oder komplett sein (ICD 10 V [F] 44.4).

Merke

Im Bereich der Stimme und des Sprechens imponieren dissoziative Bewegungsstörungen als psychogene Aphonie, Dysphonie und Dysarthrie.

Das Extrem der seelisch bedingten Stimmstörungen ist die **psychogene Aphonie**. Diese kann sich aus einer Dysphonie heraus entwickeln oder plötzlich auftreten. Kennzeichnend sind ein tonloses Flüstern und mitunter auch gepresst klingende hohe Phonationen. Der Husten ist stimmhaft, der Larynx ist morphologisch unauffällig. Manchmal geben die Patienten an, einen Kehlkopfkatarrh zu haben. Ätiologisch handelt es sich um eine Symptombildung durch **psychische Auslöser**. Dies können **akute Belastungsreaktionen** sein, **traumatische Erlebnisse** oder auch **länger bestehende Konflikte** [5], [2].

Die betroffenen Patienten können den zeitlichen Beginn der Stimmstörung meist recht genau erinnern, vermögen aber zunächst keinen Zusammenhang zwischen der körperlichen Manifestation und psychosozialen Bedingungen zu erkennen. Persönliche Belastungen oder Konflikte werden insbesondere am Anfang des Arzt-Patient-Gesprächs nur zögerlich vom Patienten thematisiert. Die symptombezogene Anamnese sollte hier taktvoll mit offenen Fragen arbeiten. Geschlossene Fragen, welche nur mit „Ja" oder „Nein" zu beantworten sind, engen den Mitteilungsrahmen des Patienten ungünstig ein. Auch Suggestivfragen wie „Sie haben sicher Probleme?" sollten vermieden werden, weil der Patient sich durch diese Implikation als psychisch labil abgewertet fühlen kann. Je offener und weit gefasster der Fragerahmen ist, desto mehr kann der Patient die für ihn wichtigen Zusammenhänge ansprechen.

Manche Patienten lassen den psychosozialen Hintergrund im ersten Gespräch vollständig aus. Eine Möglichkeit, auf unbewusste Konfliktkonstellationen hinzulenken, ist die Aufforderung an den Patienten, über den Situationsbezug der ersten Symptommanifestation zu berichten: „Schildern Sie mir bitte Ihre Lebensumstände, als die Heiserkeit begann." Die unbewusste Kopplung des Symptoms an eine auslösende Situation kann dazu führen, dass die Stimme gänzlich versagt, wenn der Patient das kritische Thema ansprechen will. Dieses Ausdrucksverhalten ist diagnostisch hilfreich für die Eingrenzung des problembesetzten Themenkreises. Ein charakteristisches Merkmal der psychogenen Aphonie ist das **tönende Räuspern und Husten**, welches dem Patienten in der Regel zunächst nicht bewusst ist. Auch das Lachen ist stimmhaft. Vergleichbar dem psychogenen Räuspern, welches im Redefluss aufhört, steht die Stimmhaftigkeit des Räusperns und Hustens im krassen Gegensatz zur Tonlosigkeit der Stimme.

Bei der psychogenen Aphonie werden die hypofunktionelle und die hyperfunktionelle Form unterschieden. Die **hypofunktionelle psychogene Aphonie** ist durch einzelne Adduktionsbewegungen ohne Glottisschluss gekennzeichnet. Das Bild ist einer Stimmlippenlähmung oder Schlussinsuffizienz täuschend ähnlich. Bei Reizung ist die reflektorische Beweglichkeit jedoch vorhanden. Die Stimmlippen können durch Belastungshyperämie durchscheinend gerötet sein, was eine Verwechslung mit einem Kehlkopfkatarrh ermöglicht. In der Regel sind bei der psychogenen Aphonie beide Stimmlippen betroffen. Differenzialdiagnostisch müssen organische Erkrankungen berücksichtigt werden, welche mit doppelseitigen Stimmbandparesen einhergehen.

Die **hyperfunktionelle psychogene Aphonie** zeigt einen auffallend festen Glottisschluss ohne Klangbildung. Diese tonlos gepresste Form überwiegt unter den psychogenen Aphonien. Auch hier kann eine Belastungshyperämie zur Verwechselung mit einer Laryngitis führen. In der Untersuchung des Larynx wölben sich die Taschenfalten vor, die Stimmlippen werden zusammengepresst. Durch einen hohen Anblasedruck kommt es schließlich zur Sprengung der Stimmritze. Das stimmliche Resultat erklingt als ein krächzendes Geräusch [14], [8]. Im psychosomatischen Verständnis handelt es sich bei der psychogenen Aphonie um eine seelisch bedingte Störung der mit der Stimmbildung verbundenen motorischen Bewegungsabläufe.

Die Therapie der psychogenen Aphonie sollte möglichst früh beginnen, um einer Verfestigung entgegenzuwirken. In der Behandlung kommen Lockerungs- und Entspannungsübungen zum Einsatz. Progressive Muskelrelaxation, autogenes Training und Biofeedback sind bewährte Verfahren. Das katathyme Bilderleben findet im Gesamtkonzept mit einer psychotherapeutischen Behandlung Anwendung. Hierbei visualisiert der Patient zu bestimmten Symbolen seine eigenen Gedanken und Vorstellungen. Da die assoziierten Bilder mit dem Patienten bearbeitet werden sollen, ist die alleinige Durchführung des katathymen Bilderlebens ohne therapeutische Hilfestellung nicht sinnvoll, zumal auch einige Patienten angstvolle Empfindungen entwickeln.

Die **Hypnose** wird als Therapieoption genannt, ist aber nicht vorbehaltlos zu empfehlen. Die klassische Hypnose stellt ein von einer anderen Person gelenktes Behandlungsverfahren dar, in welchem der Patient vom Therapeuten in einen veränderten Bewusstseinszustand geführt wird. Zwar kann der Patient nicht gegen seinen Willen hypnotisiert werden, befindet sich aber in einem Zustand der Passivität. Die psychogene Aphonie wird neben Stresswirkung und chronischen Konflikteinflüssen mit dem innerseelischen Vorgang der Dissoziation erklärt. Patienten mit dissoziativen Störungen sind häufig suggestibel und somit hypnotischen Interventionen gut zugänglich. Manche Patienten mit einer dissoziativen Störung wünschen sich ausdrücklich die Behandlung mittels Hypnose. Der Arzt muss diesen Wunsch sorgfältig gegen den erreichbaren Nutzen abwägen. Da der Patient sich in der Hypnose als passiv erlebt, wird mit diesem Verfahren nicht die angestrebte bewusste Symptomkontrolle erreicht. Die Verdeutlichung der unbewussten Zusammenhänge in der Manifestation der psychogenen Störung ist aber notwendig für den selbstverantwortlichen Umgang des Patienten mit dem Symptom und dessen Kontrolle. Wenn der Patient erkennen lernt, dass bestimmte Auslöser die Aphonie hervorrufen, kann er sich auf diese Situationen einstellen und auf andere Möglichkeiten zur Affektabfuhr zurückgreifen. Insofern sollte den körperzentrierten Entspannungstechniken, die der Patient in eigener Regie durchführen kann und in welchen er seine Autonomie erfährt, der Vorzug gegeben werden.

Merke

Patienten mit einer psychogenen Aphonie sollten in ihrer Autonomie unterstützt und in Techniken zur Symptomkontrolle angeleitet werden.

Therapeutisch führt der Patient Brumm- und Summübungen durch, welche in einen Vokal münden. Zum Beispiel brummt der Patient zunächst mit geschlossenen Lippen, bildet dann ein „m" und öffnet dieses zu einem Vokal, z. B. „ma", „mo" oder „mu". Anschließend formt er Wörter wie „Mann", „Mull" oder „Mode". Ein vergleichbares Vorgehen lässt sich aus dem stimmhaften Räuspern oder Husten entwickeln. Über kurze von Husten und Räuspern getragene Lautbildungen formt der Patient Vokale und dann Wörter. Eine weitere Methode ist die audiophonatorische Rückkopplung, in der beide Ohren mit Breitbandrauschen über etwa 10 min vertäubt werden. Während der Vertäubung liest der Patient einen Text vor oder führt Zählübungen durch. Die Vertäubung soll sich in audiologisch vertretbaren Grenzen bewegen und nicht eine zusätzliche Gefährdung durch Lärm bedingen. Wird die Vertäubung aufgehoben, hört sich der Patient sprechen und gewinnt wieder Zutrauen in seine Stimmbildung.

Überrumpelungsversuche durch digitale laryngeale Reizung, durch die Muck-Kugel oder durch Zufügung schmerzhafter Reizströme werden nicht mehr durchgeführt. Da die psychogene Stimmstörung häufig eine Folge eines traumatischen Erlebnisses des Patienten ist, stellt die als körperliche Gewalt empfundene laryngeale Reizung eine Retraumatisierung dar und sollte unterbleiben. Ein manueller Überrumpelungsversuch bei einem traumatisierten Patienten würde mit hoher Wahrscheinlichkeit zu einer phobischen Symptomfixierung führen und negative Folgen für den Patienten haben.

Cave

Überrumpelungsversuche durch laryngeale Reizung stellen (Re-)Traumatisierungen dar und gelten heute als obsolet. Neben der lebensgefährlichen reflektorischen Wirkung bergen diese Methoden die Gefahr der phobischen Symptomfixierung.

Die therapeutische Wirkung auf den Patienten mit Verdacht auf eine psychogene Aphonie beginnt schon in der Untersuchungssituation. Der erfahrene Untersucher fordert den Patienten während der indirekten Larynxspiegelung zur Phonation auf und lässt ihn aus dem tönenden Husten einen stimmhaften Klang entwickeln. Der unmittelbare, frühe Stimmerfolg wirkt einer Symptomfixierung entgegen. Auch nach erfolgreicher Stimmbildung sollte der Untersucher mit dem Patienten die Auslöser der Aphonie ansprechen und einen bewussten Umgang mit der erlebten Symptombildung unterstützen. Bei erkennbarer akuter psychischer Problematik, bei persistierenden oder rezidivierten psychogenen Stimmstörungen sollte die Zusammenarbeit mit einem Psychotherapeuten angestrebt werden. Hier müssen die Konflikthintergründe bearbeitet werden, um eine kausale Heilung zu erreichen. In einigen Fällen, z. B. bei Traumatisierung durch häusliche Gewalt, kann eine Symptomveränderung nur durch eine stationäre Behandlung erreicht werden. Der sog. Milieuwechsel ermöglicht dem Patienten eine Entlastung und öffnet ihm den Weg für andere Konfliktlösungen.

Während des Inspiriums findet bei Erwachsenen normalerweise keine Stimmgebung oder nur vereinzelte Lautäußerung statt. Eine **inspiratorische Stimmgebung** beim erwachsenen Menschen ist meist psychisch bedingt. Die Stimme klingt gepresst und deutlich erhöht. Tab. 8.1 führt wichtige Differenzialdiagnosen der psychogenen Dysphonie und Aphonie auf.

Eine wichtige körperliche Differenzialdiagnose ist die selten auftretende **spasmodische Dysphonie.** Es handelt sich um eine krampfartige muskuläre Überaktivität, die nicht willentlich beeinflussbar ist und während Phonationsversuchen auftritt. Die übermäßige muskuläre Anstrengung kann zu Schmerzen und Ermüdung der Stimmmuskulatur führen. Die spasmodische oder laryngeale Dystonie wird wie der Blepharospasmus und der Torticollis spasmodicus zu den fokalen Muskeldystonien gezählt [14]. Ätiologisch wird eine Erkrankung der zentralen motorischen Steuerung vermutet. Die Stimme klingt stark gepresst, wechselt zwischen laut und leise. Beim Rufen und unter Stress soll die Symptomatik verstärkt auftreten (Triggerung). Der stimmliche Ausdruck von Emotionen wie Lachen und Weinen wird als intakt beschrieben [8]. Eine

Tabelle 8.**1** Wichtige Differenzialdiagnosen der psychogenen Dysphonie und Aphonie.

organisch bedingte doppelseitige Stimmbandlähmung
inspiratorische Stimmgebung
phobische Fixierung nach schwerer Laryngitis oder nach Larynxtrauma
spasmodische Dysphonie
Taschenfaltenstimme

wirksame Therapie besteht in der symptomatischen Injektion von Botulinum-A-Toxin in die Muskulatur der Stimmlippen. Stimmübungstherapie und Psychotherapie werden bei der spasmodischen Dysphonie als nicht erfolgversprechend angesehen.

Übung 8.1

Frau K. ist immer wieder heiser.

Die 48-jährige Frau K. kommt wegen Heiserkeit in Ihre Sprechstunde. Seit etwa einem halben Jahr sei dieser Stimmverlust wiederholt für einige Tage aufgetreten. Die weitere HNO-Anamnese ist unauffällig. Die Patientin gibt an, nie geraucht zu haben und selten Alkohol zu trinken. Sozialanamnese: Sie arbeitet seit 12 Jahren als Sekretärin in einer Exportfirma. Die Patientin spricht flüsternd bis stockend. Die Laryngoskopie (Winkeloptik und flexibel) ist unauffällig, die Stroboskopie nicht durchführbar. Übriger otorhinolaryngologischer Befund: leichte Septumdeviation nach rechts.

Auf Ihre Frage nach dem Symptombeginn fängt die Patientin an zu weinen. Sie berichtet, dass ihr Ehemann vor einem halben Jahr aus der gemeinsamen Wohnung ausgezogen ist.

- Welche Fragen helfen Ihnen, die psychosomatischen Zusammenhänge dieses Falles zu erkennen?
- Haben Sie bereits eine Verdachtsdiagnose?

Es gibt keine Spezifität der Symptome. Die Patientin könnte auch eine Gangstörung oder Erbrechen entwickeln. Manche Symptome haben aber symboltragenden Charakter, z.B. psychogene Taubheit nach einem Streit. Manche Patienten haben durch Vorerkrankungen negative Erfahrungen mit einem Organsystem. Wenn ein Patient in der Kindheit gehäuft Mittelohrentzündungen hatte und nun als Erwachsener einen Hörsturz bekommt, ist er in dem Organsystem „Ohr“ durch Lernerfahrung mit unangenehmen Empfindungen vorbelastet. Der Situationsbezug ist für das Verständnis psychosomatischer Beschwerden wichtig. Dieser gibt oft Hinweise zu problematischen psychischen und sozialen Konstellationen. Die Patientin aus Übung 8.1 hat gelernt, in bestimmten belastenden Lebenssituationen mit „Stimmverlust“ zu reagieren. Dieser Vorgang ist der Patientin aber nicht bewusst, sie fühlt sich hilflos und leidet unter ihrem Symptom.

8.8 Psychogener Husten

Lernziele

Sie können den Begriff der somatoformen autonomen Funktionsstörung erklären. Sie können die Symptombildung des psychogenen Hustens darstellen.

Die Internationale Klassifikation psychischer Störungen ordnet den psychogenen Husten und die psychogene Hyperventilation den **somatoformen autonomen Funktionsstörungen** (ICD 10 V [F] 45.33) zu. Charakteristischerweise beschreibt der Patient die Symptome so, als beruhten sie auf der körperlichen Krankheit eines vegetativ innervierten Organs, hier des respiratorischen Systems. Die Schilderung der Symptomatik beinhaltet typischerweise die vegetative Komponente und unspezifische Beschwerden wie Engegefühl, Brennen oder Schmerzen. Diese unspezifischen Symptome werden vom Patienten auf ein bestimmtes Organ oder Organsystem bezogen. Häufig, aber nicht immer, sind akute psychische Belastungen in einem Zusammenhang mit der Störung erkennbar.

Der psychogene Husten entsteht aus seelischen Ursachen heraus. Hier sind insbesondere Konversion, Angststörung und Depressivität zu nennen [3]. Bei Kindern tritt der Husten vor allem im Anschluss an eine längere organische Krankheit, z.B. Keuchhusten, auf. Die Hustenanfälle sind eruptiv und unproduktiv. Lerntheoretisch übernimmt der Patient nach einer vorausgegangenen organischen Erkrankung des respiratorischen Systems den anhaltenden Husten als Verhaltensmuster im Sinne eine Konditionierung. Differenzialdiagnostisch muss auch ein **Hustentic** aus der Gruppe der vokalen Tics in Betracht gezogen werden. Zur Ätiologie und Einteilung der Ticstörungen siehe Kap. 7.14.

Der psychogene Husten zählt wie die **Hyperventilation** zu den häufigsten Konversionssymptomen. Hyperventilation mit respiratorischem Enge- und Erstickungsgefühl, Schwindel und Parästhesien ist vielfach in Panikattacken zu beobachten. Differenzialdiagnostisch sind bei Panikstörungen kardiologische, respiratorische, hämatologische und endokrine Erkrankungen zu berücksichtigen. Vor allem Schilddrüsenüberfunktionen können eine ähnliche Symptomatik hervorrufen. Weiter sind Panikstörungen häufig von allergischen bis hin zu anaphylaktisch anmutenden Symptomen begleitet (siehe Kap. 6.2).

Die Prognose von Konversionssymptomen ist unterschiedlich und hängt von der zugrunde liegenden innerseelischen Störung und der Lebenssituation des Patienten ab. Kurz bestehende, unter großen Belastungen entstandene Symptome bei einem sonst psychisch gefestigten Menschen können schnell remittieren und bedürfen keiner psychotherapeutischen Behandlung. Jahre andauernde oder wechselnde Konversionssymptome mit Abhängigkeitserkrankungen lassen die Prognose hingegen ungünstig erscheinen. Eine Motivation des Patienten für eine Psychotherapie ist hier nicht immer zu erwarten, denn der Patient erlebt das Symptom rein körperlich und der zugrunde liegende Konflikt ist dem Bewusstsein des Patienten nicht zugänglich.

Merke

Der psychogene Husten wird als Konversionssymptom angesehen. Konditionierung spielt eine Rolle im erlernten Hüsteln und Husten, wenn zuvor Erkrankungen wie Bronchitis, Keuchhusten, Asthma durchgemacht wurden.

8.9 Mutationsstörungen

Lernziele

Sie können endokrinologische Ursachen und psychosoziale Folgen von Mutationsstörungen nennen. Sie kennen psychische Faktoren der Mutationsfistelstimme.

Unterschieden werden die funktionellen von den organischen Mutationsstörungen.

Die **Mutationsfistelstimme** entsteht durch zu starke Kontraktion der Mm. cricothyroidei. Psychodynamisch liegen dieser funktionellen Störung bspw. eine abnorme Mutterbindung oder eine noch nicht erfolgte Identifikation mit der männlichen Rolle zugrunde. Diskutiert wird auch eine fehlende Anpassung zentraler Impulse an die veränderten anatomischen Verhältnisse. Trotz des Kehlkopfwachstums liegt die Sprechstimmlage oft noch höher als vor der Mutation. Weitere Symptome können Räuspern, Heiserkeit und Diplophonie sein. Der **Bresgen-Handgriff** (frontaler Druck auf den Schildknorpel) führt dazu, dass die hohe Stimmlage sofort um etwa eine Oktave nach unten in das Brustregister sinkt [14]. Dieser Handgriff ist diagnostisch und therapeutisch wertvoll. Der Patient selbst kann ihn anwenden, wenn die Stimmlage unwillkürlich nach oben steigt. So wird die männliche Stimme konditioniert.

Differenzialdiagnostisch ist an eine psychogene Fistelstimme zu denken, welche bei Männern und Frauen erst nach der Mutation entsteht. Unvollständige Mutation, verzögerte oder stürmische Mutation sind weitere Entwicklungsstörungen. Bei einigen Mädchen tritt die sog. „perverse Mutation“ auf. Hierbei entsteht bei der heranreifenden jungen Frau eine Tenor- oder Baritonstimme. Ursächlich werden hormonelle Störungen angenommen, welche jedoch nicht immer nachweisbar sind. Neben der veränderten Stimmlage können Virilisierungserscheinungen auftreten. Diese Störung ist bei längerem Verlauf therapeutisch nicht mehr beeinflussbar, weil das Kehlkopfwachstum nicht reversibel ist. Die endokrinologische Diagnostik ist daher vordringlich, um Anfangsstadien der Störung früh zu erkennen und zu behandeln.

Es ist leicht nachzuvollziehen, dass von Mutationsstörungen betroffene junge Männer und Frauen psychische und soziale Probleme erfahren können. Hänselei, Chancenlosigkeit in Stimmberufen und Zweifel an der eigenen Rollenidentität erschweren die Situation. Im psychosomatischen Verstehen ist der Begriff „perverse Mutation“ problematisch, weil er psychisch stigmatisierend wirkt. Neutraler ist eine deskriptive Bezeichnung, z. B. „aberrierende (abweichende) Mutation“. Die Therapie besteht in logopädischen Übungsbehandlungen. Bei Problemen im psychosozialen Hintergrund sollte die frühzeitige Zusammenarbeit mit dem Psychotherapeuten angestrebt werden.

Auch im Klimakterium und im Senium kann sich die Stimme ändern. Der Tonhöhenumfang ist in der Höhe eingeschränkt. Charakteristisch im Senium ist eine trockene Schleimhaut, aufgrund derer die Elastizität der Stimmlippen vermindert ist. Therapeutisch sollte auf ausreichende Flüssigkeitszufuhr geachtet werden. Hormonell bedingte Dysphonien sind perimenstruell, während der Schwangerschaft und als Nebenwirkungen von Medikamenten zu berücksichtigen. Stimmliche Höchstleistungen (Sängerin, Sprecherin) sind mitunter durch verstärkte Wasserbindung in den Stimmlippen behindert. Die stimmlichen Einschränkungen können psychosoziale Folgen nach sich ziehen. Angstvolle Erwartung der Stimmänderung und Versagensängste komplizieren den Verlauf. Die hormonell bedingte Virilisierung führt bei vielen betroffenen Patientinnen zu psychischen Problemen und sozialen Folgen im Lebensalltag. Außer der tiefen Stimmlage schämen sich die Frauen wegen ihrer auffallenden Behaarung vor allem im Gesichtsbereich und an den Beinen. Erkrankungen der Gonaden, der Hypophyse, der Schilddrüse und Nebenschilddrüse sowie der Nebennieren können Stimmveränderungen bedingen. Die endokrinologische Diagnostik ermöglicht dann die adäquate kausale Behandlung.

8.10 Stimmveränderungen bei Transsexualismus

Lernziele

Sie können verschiedene Störungen der Geschlechtsidentität aufzählen. Sie können psychosoziale Belastungen im Zusammenhang mit Geschlechtsumwandlungen erläutern.

Transsexualismus wird in der Internationalen Klassifikation psychischer Störungen unter **Störungen der Geschlechtsidentität** aufgeführt. Beim Transsexualismus besteht der Wunsch, als Angehöriger des anderen Geschlechts zu leben. Die diagnostischen Leitlinien der ICD 10 Kapitel V (F) 64.0 fordern für die Diagnose eine mindestens 2 Jahre durchgängige transsexuelle Identität. Diese darf nicht Symptom einer anderen psychischen Störung, z. B. Schizophrenie, sein. Zudem muss ein Zusammenhang mit genetischen oder geschlechtschromosomalen Anomalien ausgeschlossen sein. Die Zehnjahresprävalenz wird mit 2,1 auf 100 000 erwachsene Einwohner angegeben. Schätzungen zufolge ist in Deutschland von bis zu 4000 Transsexuellen auszugehen [11].

Transsexualität ist in der HNO-Heilkunde und Phoniatrie insofern von Bedeutung, als eine genaue Stimmbeurteilung die Bestimmung des dominierenden Geschlechts stützen kann. Dokumentiert werden die mittlere Sprechstimmlage, der Stimmklang sowie Tonhöhen- und Dynamikumfang, untersucht werden Sprechen und Singen [14].

Das transsexuelle Erleben ist dadurch gekennzeichnet, dass sich die betroffenen Menschen dem anderen Geschlecht zugehörig fühlen. Diese Zugehörigkeit wird zweifelsfrei im Sinne einer **absoluten inneren Gewissheit** erlebt [11]. Transsexuelle Menschen haben durch das Gefühl, in einem falschen Körper zu leben, einen erheblichen Leidensdruck. Da sie diesem Gefühl nicht entkommen können, suchen sie medizinische Hilfe mit dem Ziel, eine so weit als mögliche körperliche Anpassung an das innere Erleben zu erreichen. Im Rahmen von Geschlechtsumwandlungen kommen hormonelle Medikation und operative Eingriffe als stimmverändernde Maßnahmen zum Einsatz. Durch phonochirurgische Eingriffe mit glottoplastischen Maßnahmen kann bspw. eine Stimmerhöhung erreicht werden [14]. Die phonochirurgischen Maßnahmen greifen in ein funktionierendes Stimmsystem ein, sodass die Stimmqualität leiden kann. Der Leidensdruck der Patienten ist hoch und so nehmen manche Mann-zu-Frau-Transsexuelle auch dies auf sich. Sie versuchen alles, um der anhaltenden Identifizierung als Mann zu entgehen.

Das Mindestalter für die Umwandlung beträgt 25 Jahre, der betreffende Patient soll unverheiratet und fortpflanzungsunfähig sein. Gefordert werden zudem Gutachten von 2 Sachverständigen mit entsprechender fachlicher Kompetenz und der Stellungnahme, dass sich die Empfindung der Geschlechtszugehörigkeit mit hoher Wahrscheinlichkeit nicht mehr ändern wird. Vor der Stimmerhöhung erfolgt die irreversible geschlechtsanpassende Operation. Als Methoden zur Stimmerhöhung sind die Glottoplastik der vorderen Kommissur nach Wendler, die krikothyreoidale Approximation nach Isshiki und die Laryngoplastik nach Kunachak bekannt. In der Regel ist die **phonochirurgische Stimmerhöhung** die letzte in einer Reihe von zuvor erfolgten operativen Interventionen zur Geschlechtsumwandlung [8]. Transsexualität muss nicht grundsätzlich zu psychischen Störungen führen. Einige Transsexuelle sind psychisch nicht gestört, auch wenn sie unter den Konflikten leiden, welche sich aus dieser Laune der Natur heraus ergeben. Andere Betroffene weisen zusätzliche psychische Komorbiditäten auf.

Von der Transsexualität muss der Transvestitismus abgegrenzt werden. Dieser wird in der ICD 10 Kapitel V (F) 64.1 als **Transvestitismus unter Beibehaltung beider Geschlechtsrollen** klassifiziert. Charakteristisch ist das Tragen gegengeschlechtlicher Kleidung (Cross-Dressing), um temporär die Zugehörigkeit zum anderen Geschlecht zu erfahren. Im Gegensatz zum Transsexualismus besteht nicht der Wunsch nach einer Geschlechtsumwandlung und auch nicht nach stimmverändernden Operationen. Die Bewertung dieser kostümierenden Form als normvariant oder pathologisch ist kulturabhängig. Der Transvestitismus unter Beibehaltung beider Geschlechtsrollen unterscheidet sich vom **fetischistischen Transvestitismus** durch das Fehlen sexueller Erregung. Beim fetischistischen Transvestitismus (ICD 10 Kapitel V [F] 65.1) wird die gegengeschlechtliche Kleidung vor allem zur sexuellen Stimulation getragen, mit Nachlassen der sexuellen Erregung wird die Kleidung wieder abgelegt. Es besteht eine deutliche Kopplung an erotische Inhalte und der Fetisch ist für die sexuelle Befriedigung unerlässlich.

Es gibt auch eine **Störung der Geschlechtsidentität des Kindesalters** (ICD 10 Kapitel V [F] 64.2). Sie tritt immer lange vor der Pubertät, erstmal im Vorschulalter, auf. Kennzeichen ist der beständige Wunsch oder die Überzeugung, dem anderen Geschlecht anzugehören. Die Kleidung und das rollentypische Verhalten des eigenen Geschlechts werden abgelehnt. Typischerweise spielen die Jungen mit Mädchen und Mädchenpuppen. Die Mädchen spielen bevorzugt mit Jungen raue Spiele und beteiligen sich an Raufereien. Im Gegensatz zum erwachsenen fetischistischen Transvestitismus ruft die gegengeschlechtliche Verkleidung keine sexuellen Gefühle hervor. Über den Verlauf bei Jungen ist mehr bekannt als bei Mädchen. Insbesondere Jungen können durch Spott und Demütigungen ihrer Kameraden einen Leidensdruck entwickeln. Etwa 1–2 Drittel der Jungen mit einer Störung der Geschlechtsidentität des Kindesalters entwickelt später eine homosexuelle Orientierung. Die meisten der betroffenen Mädchen geben mit Herannahen der Adoleszenz die betont männlichen Verhaltensmerkmale auf, einige von ihnen zeigen später eine homosexuelle Entwicklung.

Die Kenntnis über die einzelnen Formen der Störungen der Geschlechtsidentität erleichtert dem Arzt die umfassende Beratung des Patienten mit entsprechenden Symptomen. Wichtig ist, den Patienten in seinen Bedürfnissen anzunehmen und nicht als verrückt zu verurteilen. Transsexuelle Menschen erleben oft Abwertung, Kränkung und Isolation. Das Leiden des einzelnen Patienten und der hohe soziale Druck stellen an die Arzt-Patient-Beziehung besondere Anforderungen. Die

Beratung zu stimmverändernden Maßnahmen beinhaltet immer auch die **Wertschätzung des Patienten** und seines Leidens. Außer dieser Wertschätzung ist die **Neutralität des Behandlers** dem transsexuellen Wunsch gegenüber notwendig. Oft hat der transsexuelle Mensch die geheime Angst, dass der Arzt ihm den Wunsch nach Veränderung auszureden versucht. Dies belastet die Arzt-Patient-Beziehung, weil der Patient den Arzt als Gegner erlebt. Der Arzt soll den Wunsch nach Umwandlung nicht übermäßig verstärken und auch nicht versuchen aufzulösen. Hilfreich ist eine offene Haltung mit eingehender Information zu den somatischen und psychotherapeutischen Behandlungsstandards. Kontakte zu Selbsthilfeorganisationen tragen dazu bei, Hemmungen im Umgang mit transsexuellen Menschen abzubauen. Dann können die phonochirurgischen und die psychotherapeutischen Behandlungen transsexueller Menschen interessante und dankbare Aufgaben sein [11].

Merke

Die Kenntnisse über die einzelnen Störungen der Geschlechtsidentität sind eine notwendige Voraussetzung für die Beratung transsexueller Menschen zu stimmverändernden Maßnahmen.

8.11 Psychosoziale Rehabilitation nach Laryngektomie

Lernziele

Sie kennen wichtige psychosoziale Belastungen bei onkologischen Erkrankungen im Kopf-Hals-Gebiet. Sie können Hilfen zur psychosozialen Rehabilitation laryngektomierter Menschen erläutern.

Onkologische Erkrankungen zählen zu den häufigsten Krankheiten in der Bundesrepublik Deutschland. Eine Krebserkrankung ist für nahezu jeden betroffenen Menschen eine seelische Erschütterung. Die Krebskrankheit betrifft den gesamten Menschen in seiner individuellen Persönlichkeit. Zusätzlich zu den körperlichen Beeinträchtigungen leiden viele Krebspatienten an innerer Unruhe, Ängsten über die zukünftige Entwicklung des eigenen Lebens und depressiven Zuständen. Die Krebserkrankung hat Auswirkungen auf der körperlichen und der seelischen Ebene sowie auf die sozialen Beziehungen. Tab. 8.2 zeigt körperliche Veränderungen bei Krebserkrankungen der Kopf-Hals-Region.

Zu den körperlichen Beeinträchtigungen kommen psychosoziale Belastungen hinzu. Darunter werden die seelischen und sozialen Folgen der Krebskrankheit verstanden. Patienten mit einer Krebserkrankung fühlen sich oft nicht mehr belastbar für notwendige Aufgaben in der Familie, im Beruf und im gemeinschaftlichen Leben. Hieraus resultieren Selbstwertprobleme mit Ängsten, für den Partner nicht mehr attraktiv zu sein oder die Autorität als Erziehungsberechtigter zu verlieren. Die häufigsten Sorgen beziehen sich auf das Durchstehen der akut erforderlichen Erstbehandlung, auf ein erneutes Tumorwachstum oder die Bildung von Metastasen, auf den Verlust des Selbstwertgefühls und den Verlust der sozialen Beziehungen zu Angehörigen und Freunden.

Tabelle 8.2 Körperliche Veränderungen bei Krebserkrankungen der Kopf-Hals-Region.

Funktionseinschränkungen • Mundtrockenheit • Seh-, Hör-, Riech- und Geschmacksstörungen • Beeinträchtigung der Zungenbeweglichkeit • Artikulationsstörungen
Sensibilitätsstörungen der Kopf-Hals-Region
Veränderung der äußeren Erscheinung • Ablationen von Nase oder Ohrmuschel • Exenteratio orbitae • Kieferresektionen • Tracheostomaanlage • Verankerungen für Epithesen • Haarverlust bei Chemotherapie
körperliche Behinderungen, konsumierender Kräfteverfall
Schlafstörungen, Schmerzen, Übelkeit und Fatigue

Die onkologische Erkrankung bedingt eine emotionale Erschütterung des Patienten. Diese kann sich in schwer betroffenen Fällen als akute traumatische Belastungsreaktion oder bei längerem Verlauf mit den Symptomen einer posttraumatischen Belastungsstörung zeigen. Noch Jahre nach der onkologischen Primärbehandlung können beim Patienten emotionale Symptome reaktiviert werden, vor allem bei Verdacht auf ein erneutes Tumorwachstum. Die Gefahr einer Alkohol- oder Beruhigungsmittelabhängigkeit bei onkologischen Patienten ist nicht zu vernachlässigen. Krankheits- und Zukunftsängste, depressive Verstimmungen und die Trauer über den Verlust der körperlichen Unversehrtheit lassen manche Patienten Trost in Suchtmitteln und Psychopharmaka suchen.

Merke

Die Risiken für eine Abhängigkeitsentwicklung von Alkohol und Beruhigungsmitteln sind in der onkologischen Nachsorge zu beachten.

Der besondere Belastungsgrad von Tumorerkrankungen des oberen Atem- und Speisewegs liegt in der Gefährdung der lebensnotwendigen Funktionen von Atmung und Nahrungsaufnahme. Die Indikation für die Totalexstirpation des Kehlkopfs ist der fortgeschrittene maligne Larynxtumor, wenn unter kurativen Aspekten eine Teilresektion nicht mehr möglich ist. Mit der Laryngektomie fällt die natürliche Stimmfunktion des Patienten weg. Der vollständige Ausfall der Stimmfunktion mit Störung der Kommunikation hat eine große Bedeutung für das Leben des Patienten und für seine Persönlichkeit. Teilresektionen des Kehlkopfs können mit Stimm- und Schluckstörungen einhergehen. Die Lebensqualität laryngektomierter Patienten wurde bereits in einer Reihe von Untersuchungen, z. B. durch Fragebögen, analysiert. Die Lebensqualität tumorkranker Patienten ist keine starre Größe, sondern abhängig von den Bewertungen und der persönlichen Entwicklung des einzelnen Patienten. So gesehen ist die Lebensqualität eine Variable in der psychosozialen Rehabilitation des laryngektomierten Patienten. Fragebögen können Anhaltspunkte für Probleme in der Rehabilitation geben, niemals jedoch vermögen sie das ärztliche Gespräch zu ersetzen. Fragebögen sollten immer in den medizinischen und psychologischen Kontext der Arzt-Patient-Beziehung eingebunden werden.

Merke

Fragebögen zur Lebensqualität laryngektomierter Patienten ersetzen nicht das ärztliche Gespräch. Sie dienen ergänzend der Anamnese und Diagnostik psychosozialer Rehabilitationsschwierigkeiten.

Patienten mit Tumorerkrankungen legen Wert auf das Gespräch mit dem Arzt, der in der Langzeitbehandlung die Nachsorge durchführt. Dies zeigt die wichtige Bedeutung der kontinuierlichen Tumornachsorge, welche auf einer vertrauensvollen Arzt-Patient-Beziehung aufbaut.

Operationstechnisch wird bei der Laryngektomie die Luftröhre über dem Sternum aus dem ventralen Hals herausgeführt und unter Anlage des Tracheostomas mit der Haut vernäht. Mit dem Eingriff geht die Funktion des Kehlkopfs zur Stimmgebung verloren. Daher zielt die stimmliche Rehabilitation vor allem auf den Stimmersatz ab [9]. Die Rehabilitation umfasst insgesamt 3 Verfahren: Ventilprothesenersatzstimme, Ruktusoesophagusstimme und die Anwendung der elektronischen Sprechhilfe. Die **Ventilprothese** gilt heute als Versorgung der ersten Wahl. Sehr häufig gelingt die primäre Einlage der Ventilprothese während der Laryngektomie, sodass dem Patienten bereits wenige Tage nach der Kehlkopfentfernung eine gewisse Stimmgebung möglich ist. In den folgenden Wochen schließt sich dann noch eine Übungsbehandlung an. Dieses **frühe Rehabilitationserlebnis** ist psychologisch von großer Bedeutung, weil der Patient sehr schnell aus der erlebten Hilflosigkeit die **kommunikative Kontrolle** gewinnt. Allerdings muss der Patient die Ventilprothese täglich reinigen und der Arzt muss die Prothese bei Undichtigkeiten oder Pilzbesiedelung wechseln.

Etwa 2 Wochen nach der Laryngektomie kann bei komplikationslosem Verlauf mit dem Erlernen der **Ruktusösophagusstimme** begonnen werden. Dieses Verfahren ist die traditionell älteste Methode und wird von 60 % der Laryngektomierten mit unterschiedlichem Erfolg erlernt. Ein Drittel erreicht das Sprechen mit der Ruktusösophagusstimme nicht oder nur mangelhaft. Bei der Ruktusstimme lernt der laryngektomierte Patient die Aufnahme von Luft in den oberen Teil der Speiseröhre und die willkürliche und dosierte Abgabe derselben. In Höhe des Ösophagusmundes entsteht eine Schleimhautfalte, welche vergleichbar der Glottis von Luft in Schwingungen versetzt wird. Der Vorteil dieser Methode ist die Unabhängigkeit des Patienten von technischen Hilfsmitteln. Der Nachteil ist das geringe Luftreservoir des Ösophagus, welches nur die Bildung weniger Silben zulässt. Das Sprechen wirkt dadurch unterbrochen und abgehackt. Dieses Verfahren wird heute als Methode der zweiten Wahl bezeichnet.

Die **elektronische Sprechhilfe** ist ein Tongenerator, der vom Patienten durch Fingerdruck bedient wird. Der Schall gelangt von außen über die Halsweichteile in die Ansatzräume. Der Patient lernt die synchrone Koordination der Finger- und Sprechmotorik, welche nicht immer gelingt. Auch hier ist der Nachteil, dass die Stimme abgehackt und zudem künstlich klingt. Aufgrund der künstlich wirkenden Stimme und weil der Patient auf ein technisches Hilfsmittel angewiesen ist, das zudem in der Außenwirkung als Prothese erkannt wird, gilt die elektronische Sprechhilfe heute als Methode der dritten Wahl [9]. Jedes der erwähnten Verfahren hat bei entsprechender Indikation seinen sinnvollen Einsatz und ist abhängig vom den individuellen anatomischen, kognitiven und sozialen Voraussetzungen des einzelnen Patienten. Daher muss die Beratung zur Stimmrehabilitation immer auf die persönlichen Bedürfnisse und vorhandenen Gegebenheiten des jeweiligen Patienten ausgerichtet sein. Ebenso wie Lebensqualität eine Variable im Krankheitsgeschehen des Patienten ist, so muss sich die Rehabilitation des Laryngektomierten am Menschen ausrichten und nicht umgekehrt.

Die Rehabilitation nach Laryngektomie ist mehr als allein die Anbahnung der Stimmgebung. Die ambulante Nachsorge von Tumorpatienten aus psychosomatischer Sicht erfasst die **Krebserkrankung als ein mehrdimensionales Geschehen**, das die körperliche, kognitive und emotionale Verfassung des Patienten und die Auswirkungen der

Krebskrankheit auf das soziale Leben berücksichtigt. Daher versteht sich Tumornachsorge als dynamischer Prozess, in den die Patientenpersönlichkeit, seine Fähigkeit zur Bewältigung der Krankheit, sein persönlicher Gesundheitsstil und mögliche Risiken einfließen. Nach heutigem Kenntnisstand gibt es keine persönlichkeitsgebundenen Merkmale, welche Rückschlüsse für die Krebsdisposition erlauben. Dennoch bedeutet die Krebserkrankung eine unterschiedlich ausgeprägte Lebenskrise mit entsprechenden psychischen Reaktionen und sozialen Wirkungen. So können bereits vor der Krebskrankheit bestehende seelische Störungen durch die onkologische Erkrankung im Rahmen der Erlebnisverarbeitung akzentuiert werden oder eskalieren. Für die Beurteilung von Komplikationen in der Tumornachsorge ist die Kenntnis wichtiger Bewältigungsmechanismen von Bedeutung (Tab. 8.3).

Noch einmal sei darauf hingewiesen, dass Bewältigungsstile und Abwehrmechanismen eine Schutzfunktion für den Patienten haben, vor allem im Beginn der Auseinandersetzung mit der Krebserkrankung. Überdauern bestimmte Abwehrmechanismen, bspw. Verleugnung, Verdrängung, Verschiebung von Gefühlen, kontraphobisches Verhalten oder Entwertung, den weiteren Verlauf der Rehabilitation oder verhindern sie gar die notwendigen Behandlungsmaßnahmen, erlangen diese Verhaltensweisen einen krankhaften Stellenwert. In einer umfassenden psychosozialen Rehabilitation werden die Bewältigungsstile und Abwehrmechanismen beachtet und, wenn notwendig, werden dem Patienten Hilfen zur Veränderung aufgezeigt. Auf Noxenabusus und Suchtmittelgebrauch sollte geachtet und der Patient offen darauf angesprochen werden. Eine besondere Gefährdung besteht bei Substanzkonsum von Alkohol und Tabak durch den Synergismus beiden Drogen. Schlechter Zahnstatus und mangelnde Mundhygiene sind weitere

Tabelle 8.3 Wichtige Bewältigungsstile und Abwehrmechanismen.

Informationssuche
Mitarbeit des Patienten
Akzeptanz der Erkrankung
religiöse Orientierung
Problemrelativierung
Ablenkung
Auflehnung
Verleugnung
Gefühle und Wünsche projizieren
Gefühle verschieben
kontraphobisches Verhalten
Entwertung des Lebens

Risikofaktoren für das Entstehen maligner Tumoren und Zweittumoren im Mund-Rachen-Bereich.

Durch die wiederholte Aufklärung und Ermutigung zum vollständigen und konsequenten Verzicht auf Noxen und die Empfehlungen zur Mundhygiene beinhaltet die psychosoziale Rehabilitation nach Laryngektomie immer auch präventive Aspekte (siehe Übung 8.2). Diese auf **Abwendung neuer Krebserkrankungen** gerichtete Beratung ist für den Patienten zugleich eine motivationale Unterstützung seiner Selbstfürsorge. Die bewusste Selbstfürsorge ist für viele Patienten keine Selbstverständlichkeit. In Gesprächen wird der Patient auf die Möglichkeiten der gesunden Lebensführung und auf die notwendigen hygienischen Maßnahmen in der Pflege des Tracheostomas hingewiesen. Atemluftbefeuchtung, Inhalationen, Absaugen des Trachealsekrets spielen vor allem in den ersten Monaten nach der Laryngektomie eine große Rolle, ebenso die ausgewogene Ernährung und bei Gewichtsdefiziten die ergänzende Nahrungszufuhr über eine Ernährungssonde. Die Bedeutung und Beachtung der Mundhygiene, insbesondere während und im Anschluss an eine Strahlenbehandlung des Halses, müssen dem Patienten verdeutlicht werden.

Weil die Laryngektomie für den betroffenen Patienten ein lebensveränderndes Ereignis ist, sind in der postoperativen Phase der Krankheitsbewältigung Anstrengungen zum Zweck der Anpassung an die veränderte Lebenssituation notwendig. Diese Anpassung stellt ein prozesshaftes Geschehen dar, das abhängig von den Voraussetzungen des Patienten und mitbestimmenden sozialen Einflussfaktoren unterschiedliche Zeit beansprucht. Eine Anschlussheilbehandlung ist in der Regel eine empfehlenswerte Maßnahme, weil der Patient neben dem allgemeinen körperlichen Aufbau intensive logopädische und physiotherapeutische Maßnahmen erhält. Psychologische Gespräche in Einzelbehandlung und in der Gruppe sollen den Patienten darin unterstützen, sich mit seiner Krankheit und der Bewältigung auseinanderzusetzen.

Die vielleicht wichtigste Hilfe für den laryngektomierten Patienten besteht im Kontakt mit gleichbetroffenen laryngektomierten Menschen. Im Fachgebiet der HNO-Heilkunde hat sich in den vergangenen Jahrzehnten in Deutschland und im europäischen Ausland eine herausragende Institutionalisierung der **Patientenbetreuung durch Laryngektomierte** etabliert. Dieses ehrenamtliche Engagement der Patientenbetreuer ist von unschätzbarem Wert für die Situationsbewältigung des operierten Patienten. Modellhaft kann sich der Patient von der realen Chance zur Bewältigung der Krebskrankheit und ihrer psychosozialen Folgen überzeugen.

In diesem Zusammenhang muss auf den hohen persönlichen Belastungsgrad aufmerksam gemacht werden, dem die Patientenbetreuer mitunter ausgesetzt sind. Es darf nicht vergessen werden, dass **Patientenbetreuer auch Betroffene** sind und über traumatische Erfahrungen in ihrer eigenen Krankheitsgeschichte verfügen. Ungünstige Behandlungsverläufe betreuter Patienten können im Patientenbetreuer alte Gefühle, eigene Krankheitsängste oder depressive Resignation reaktivieren, sodass er sich den Aufgaben im Ehrenamt nicht mehr gewachsen fühlt. Ein regelmäßiger Austausch zwischen Arzt und Patientenbetreuer – bei dem **Insuffizienzgefühle** und **Frustrationen** des Patientenbetreuers, aber auch Anerkennung und positive Verstärkung thematisiert werden können – hilft, sich anbahnenden Schwierigkeiten entgegenzuwirken. Der Patientenbetreuer darf mit seinen Nöten nicht sich selbst überlassen bleiben (siehe Übung 8.3).

In Deutschland sind gegenwärtig etwa 300 Patientenbetreuer im Einsatz, der größte Anteil in Nordrhein-Westfalen. Die fachliche Beratung der Patientenbetreuer zum Thema „Larynxkarzinom und Laryngektomie" und zur menschlichen Belastung als Folge der Patientenbetreuung liegt mit im Verantwortungsbereich des HNO-Arztes. Informationsveranstaltungen zu medizinischen und psychologischen Themen, wie sie der Bundesverband und die Landesverbände der Kehlkopflosen und Kehlkopfoperierten organisieren, helfen, die Arbeit der freiwilligen Patientenbetreuer erfüllend zu gestalten.

Merke

Die psychosoziale Rehabilitation nach Laryngektomie beinhaltet im Hinblick auf die Entstehung von Zweitkarzinomen immer auch präventive Aspekte. Selbstfürsorge umfasst die ernährungsbezogenen und hygienischen Maßnahmen des Patienten in der körperlichen Versorgung und die geistige Neuorientierung auf die veränderte Lebenssituation.

Übung 8.2

Herr S. raucht weiter.

Herr S. ist 58 Jahre alt und kommt zur Besprechung des histologischen Befunds, nachdem in der vergangenen Woche Probeexzisionen aus einem suspekt erscheinenden linken Stimmband genommen worden waren. Der feingewebliche Befund beschreibt ein mittelgradig differenziertes Plattenepithelkarzinom. Ein Jahr zuvor war beim selben Patienten die laserchirurgische Teilresektion des rechten Stimmbands wegen eines Karzinoms durchgeführt worden. Sie müssen nun den Patienten über den Befund informieren und das therapeutische Vorgehen besprechen.

Nachdem Sie den Patienten über das Tumorwachstum im Kehlkopf informiert haben, kommen sie zum Punkt des Zigarettenrauchens. Der Patient gibt auf Befragen an, etwa 10 Zigaretten pro Tag zu rauchen. Sie erklären dem Patienten, dass er unbedingt den Tabakkonsum aufgeben müsse, worauf er mit schulterzuckender Geste sagt: „Ja, ich weiß, aber ich schaffe es nicht."

Bitte überlegen Sie:

- Welchen Bewältigungsstil dieses Patienten erkennen Sie, aktiv oder passiv?
- Wie schätzen Sie seine kognitive Einstellung zur Krankheitssituation ein?
- Welche Gedanken und Gefühle tauchen in Ihnen als Arzt auf, wenn Sie diese Fallgeschichte lesen?
- Sehen Sie eine Chance, Herrn S. zur Aufgabe des Tabakkonsums zu motivieren?

Merke

Viele Tumorpatienten kennen die Bedeutung der Noxen für die Tumorenstehung und haben deswegen Schuldgefühle. Schuldzuweisungen können das Schuldempfinden noch verstärken. Wichtiger für den Patienten ist die Motivationsarbeit.

Übung 8.3

Der Patientenbetreuer Herr N. hat eine Metastase.

Herr N. ist 63 Jahre alt. Sie kennen ihn seit gut 6 Jahren. Damals war er wegen eines fortgeschrittenen Karzinoms laryngektomiert und primär mit einer Ventilprothese versorgt worden, welche im postoperativen Verlauf mehrfach gewechselt werden musste. Sie wissen von Ihrem Patienten, dass dieser seit der Operation nicht mehr raucht und selten Alkohol trinkt. Er ist sehr engagiert in der Selbsthilfegruppe der Laryngektomierten am Wohnort und besucht regelmäßig als Patientenbetreuer die neuen Patienten in der örtlichen HNO-Klinik. Jetzt kommt er zu Ihnen in die Sprechstunde mit einer derben Schwellung der linken Halsseite. Auf Ihre Frage, wann er diese Schwellung bemerkt habe, antwortet er: „Vor ein paar Monaten. Ich dachte, es könnte eine Entzündung durch eine Schnittwunde vom Rasieren sein." In Ihren Aufzeichnungen lesen Sie, dass der Patient vor 10 Monaten bei Ihnen zur Untersuchung ohne krankhaften Befund war. Sie untersuchen Herrn N. und tasten die walnussgroße, derbe, schlecht verschiebliche Resistenz submandibulär links. Sie raten zur Klärung der Dignität und zur Entfernung des Halsbefunds in der HNO-Klinik, in welcher der Patient laryngektomiert worden war.

Der aktuelle histologische Befund zeigt ein mäßig differenziertes, gering verhornendes Plattenepithelkarzinom. Es handelt sich offenbar um eine Metastase des primären Larynxkarzinoms vor 6 Jahren.

Bitte beantworten Sie die folgenden Fragen:

- Warum kommt Herr N. jetzt, obwohl er die Schwellung schon vor mehreren Monaten bemerkt hatte?
- Was meinen Sie, welche Gefühle und Gedanken bewegen den Patienten?
- Halten Sie es für sinnvoll, dass Herr N. zurzeit als Patientenbetreuer weiter aktiv ist?

Literatur

[1] Behrendt S, Hess MM. Psychotherapeutische Weiterbetreuung stimmgestörter Patienten. HNO 2004; 52: 642–7

[2] Bhatia MS, Vaid L. Hysterical aphonia – an analyses of 25 cases. Indian J Med Sci 2000; 54: 335–338

[3] Bhatia MS, Chandra R, Vaid L. Psychogenic cough: a profile of 32 cases. Int J Psychiatry Med 2002; 32: 353–60

[4] Dilling H, Mombour W, Schmidt MH. WHO. Internationale Klassifikation psychischer Störungen. ICD-10 Kapitel V (F). Klinisch-diagnostische Leitlinien. Bern: Hans Huber, Hogrefe; 2008

[5] Kapfhammer HP, Dobmeier P, Mayer C et al. Konversionssyndrome in der Neurologie. Psychotherap Psychosom Med Psychol 1998; 48: 463–474

[6] Kothe C, Schade G, Fleischer S et al. Vocal Cord Dysfunction. Eine wichtige Differenzialdiagnose zum Asthma bronchiale. HNO 2004; 52: 261–4

[7] Mikita JA, Mikita CP. Vocal cord dysfunction. Allergy Asthma Proc 2006; 27: 411–4

[8] Nawka T, Wirth G. Stimmstörungen. 5. Aufl. Köln: Deutscher Ärzte-Verlag; 2008: 188–189, 205–206, 207–208, 282

[9] Seidner W, Eysholdt U. Rehabilitation nach Tumorchirurgie des Kehlkopfs. In: Wendler J, Seidner W, Eysholdt U, Hrsg. Lehrbuch der Phoniatrie und Pädaudiologie. 4. Aufl. Stuttgart: Thieme; 2005: 204–215

[10] Seifert E, Kollbrunner J. Stress and distress in non-organic voice disorder. Swiss Med Wkly 2005; 135: 387–97

[11] Senf W. Transsexualität. Psychotherapeut 2008; 53: 316–327

[12] Sturm A, Clarenbach P. Checkliste Schlafstörungen. Checklisten der aktuellen Medizin. Stuttgart, New York: Thieme; 1997: 247

[13] Tilles SA. Vocal cord dysfunction in children and adolescent. Curr Allergy Asthma Rep 2003; 3: 467–72

[14] Wendler J, Seidner W. Klinik. In: Wendler J, Seidner W, Eysholdt U, Hrsg. Lehrbuch der Phoniatrie und Pädaudiologie. 4. Aufl. Stuttgart: Thieme; 2005: 139–191, 192–203

[15] Willinger U, Volkl-Kernstock S, Aschauer HN. Marked depression and anxiety in patients with functional dysphonia. Psychiatry Res 2005; 134: 85–91

9 Psychosomatische Zusammenhänge bei Störungen der Kommunikation

9.1 Redeflussstörungen

Lernziele

Sie kennen die Bedeutung der Sprache im sozialen und kulturellen Kontext. Sie können Ursachen, Folgen und Behandlungen des Stotterns beschreiben. Sie können den Begriff „Poltern“ erläutern.

Die Sprache ermöglicht den Menschen den Austausch von Gedanken. Sie ist Ausdruck einer der höchsten Entwicklungsstufen in der Evolution und ist die Basis unserer Kultur. In der Sprache werden Informationen aufgenommen, verarbeitet und wieder abgegeben. In der zwischenmenschlichen Informationsvermittlung werden die gesprochene Sprache, die Schriftsprache und die nonverbale Signalgebung unterschieden. Das Hören und die Sprache sind Teile der akustischen Kommunikation. Schwerhörigkeit oder Taubheit führt zu Störungen der sprachlichen Kommunikation. Sprache wird von sozialen Beziehungen beeinflusst und wirkt ihrerseits auf diese steuernd ein. Störungen der Sprache beeinträchtigen die Kommunikation und Kommunikationsstörungen reduzieren oder verhindern wichtige Prozesse in der menschlichen Entwicklung. Zur Beurteilung dieser komplexen Schritte sind Untersuchungen zur Sprachentwicklung, Sprachleistung und zur Intelligenz sinnvoll, wie auch eine Persönlichkeits- und Familiendiagnostik. Hierfür stehen psychologische und erziehungspsychologische Testinstrumente zur Verfügung, welche in der einschlägigen phoniatrischen, psychologischen und pädagogischen Literatur ausführlich beschrieben werden [2].

In diesem Kapitel werden die Störungen der Kommunikation vorgestellt, welche für den HNO-Arzt, Phoniater, Kinderarzt und Psychotherapeuten von klinischer psychosomatischer Relevanz sind. Hier sind vor allem die Redeflussstörungen und wegen seiner häufigen Verbreitung das Stottern zu nennen. Stottern und Poltern werden in der Internationalen Klassifikation psychischer Störungen unter Verhaltens- und emotionale Störungen mit Beginn in der Kindheit und Jugend klassifiziert (ICD 10 Kapitel V [F] 98.5).

Als **Stottern** wird eine Sprechstörung durch krampfartige Koordinationsstörung der Sprechmuskulatur bezeichnet. Der rhythmische Sprechfluss ist unregelmäßig unterbrochen. In der Kindheit ist eine entwicklungsbedingte Sprechunflüssigkeit häufig, bei welcher ganze Wörter wiederholt werden. Beim Stottern werden einzelne Silben oder Laute wiederholt oder nicht ausgesprochen. Sprechpausen treten auch innerhalb von Wörtern auf. Besteht die Stotterstörung seit mehr als 6 Monaten, wird von einem chronischen Verlauf gesprochen. Stottern beginnt meist zwischen dem 3. und 4. Lebensjahr. Im Erwachsenenalter ist von einer Prävalenz von 1 % auszugehen, Männer sind 3- bis 4-mal häufiger betroffen. Ätiologisch werden genetische Faktoren vermutet, hingegen lassen sich für das Stottern keine prädisponierenden Persönlichkeits- und Intelligenzmerkmale erkennen [9]. Auch wurden bisher keine Hinweise für stotterspezifische Bedingungen der Umgebung gefunden. Stottern wird als ein multifaktorielles Geschehen verstanden, das genetische, physiologische, organische, psychische und soziale Faktoren einschließt [6].

Die Folgen des Stotterns zeigen sich in den Sekundärsymptomen mit Vermeidungsverhalten für kommunikative Situationen und Sprechängsten. Der stotternde Patient zeigt häufig Mitbewegungen der Extremitäten und kämpft gegen die Störung des Redeflusses an. Für das psychosomatische Verstehen des stotternden Patienten sind die psychischen Reaktionen auf das Stottern von großer Bedeutung. Hierzu zählen Versagensängste, Selbstwertprobleme sowie eine negative Einstellung zum Sprechen und zur eigenen Person in der Rolle des Sprechers, sodass Sprechkontakte vermieden oder Probleme im Sprechen bestimmter Silben durch Umschreibungen gelöst werden. Die umfangreiche Diagnostik zu beschreiben, würde den Rahmen dieses Buches sprengen. Sie kann den entsprechenden phoniatrischen und logopädischen Lehrbüchern entnommen werden.

Zur Therapie des Stotterns besteht eine Vielzahl methodischer Ansätze. Von grundlegender Bedeutung ist die vertrauensvolle Beziehung zwischen Arzt und Patient, welche Kontinuität und Ernsthaftigkeit vermitteln soll. Vor allem bei stotternden Kindern werden **indirekte therapeutische Interventionen** genutzt, um das Kind sprachlich zu führen. Im Vordergrund steht die Einwirkung auf die Umgebung, insbesondere den sozialen Nahraum des Kindes. Die Eltern und andere wichtige Bezugspersonen werden angeleitet, dem Kind in der Stottersymptomatik mit Geduld und Verständnis zu begegnen. Das Kind soll aussprechen dürfen und nicht aus Scham oder Ungeduld unterbrochen werden. Auch die permanente Vervollständigung begonnener Wörter oder Sätze stellt eine Unterbrechung der Rede des Kindes dar und sollte unterbleiben. Eine ruhige häusliche Atmosphäre und eine geduldige, aufmerksame Haltung der Bezugspersonen ermöglichen dem Kind das Aussprechen. Erwartungsdruck und Vorwürfe hingegen führen zu weiteren Blockierungen und lenken die Aufmerksamkeit des Kindes auf sein Problem, sodass konditionierte angstvolle Reaktionen einen ungünstigen zirkulären Verlauf bedingen. Es kommt zu maladaptiven, fehlangepassten Reaktionen mit zunehmender Unsicherheit und Vermeidungsverhalten. Grundlegende soziale Kompetenzen können nicht oder nur eingeschränkt erlernt werden. Betroffen sind der Ausdruck von Gefühlen und Bedürfnissen, die Durchsetzungsstärke vor allem im Umgang mit Gleichaltrigen, letztlich die Konfliktfähigkeit des Individuums. Es entsteht ein **maladaptiver Zirkel** des Stotterns (Abb. 9.1).

Das gebundene Sprechen, Selbstgespräche und Singen sind von stotternden Kindern leicht im Spiel umzusetzen. Im **gebundenen Sprechen** liest das Kind mit der Bezugsperson wiederholt einen Bilderbuchtext. Schnell lernt es Textpassagen und Reime auswendig, die dann flüssig gesprochen werden. Das Aufsagen bereits erlernter, vorgeformter Textinhalte gelingt leichter als der lautsprachliche Ausdruck eigener, neuer Gedanken. Im gebundenen Sprechen erlebt sich das Kind flüssig sprechend. Dieses Erleben der eigenen Sprechfähigkeit ist eine wirkungsvolle Verstärkung des Kindes in seinem Bemühen um Symptomkontrolle und eine motivationale Unterstützung. Viele Kinder führen spielerische **Selbstgespräche**. Das stotternde Kind soll in diesem Verhalten bestärkt werden, weil sehr oft die Selbstgespräche frei von Stottern sind. Eltern können dies dem Kind modellhaft vormachen, indem sie ihre Handlungen sprachlich kommentieren. So lernt das Kind, die Scheu vor dem Sprechen zu überwinden und sprachliche Kommunikation als selbstverständlich zu begreifen. Auch das **Singen** ist eine vorteilhafte Methode zur flüssigen lautsprachlichen Äußerung. Im Singen hören Stottersymptome auf.

Merke

Die spielerische Freude an der Lautäußerung, die kindliche Unvoreingenommenheit gegenüber Selbstgesprächen und das Lernen am Modell der Bezugspersonen werden in der indirekten Therapie stotternder Kinder genutzt.

Der Besuch des Sprachheilkindergartens und der Sprachheilschule zählt zu der **direkten Therapie**. Nicht alle stotternden Kinder müssen den Sprachheilkindergarten besuchen. Vor allem die Kinder, welche gut auf die indirekte Therapie ansprechen, können häufig in einem normalen Kindergarten

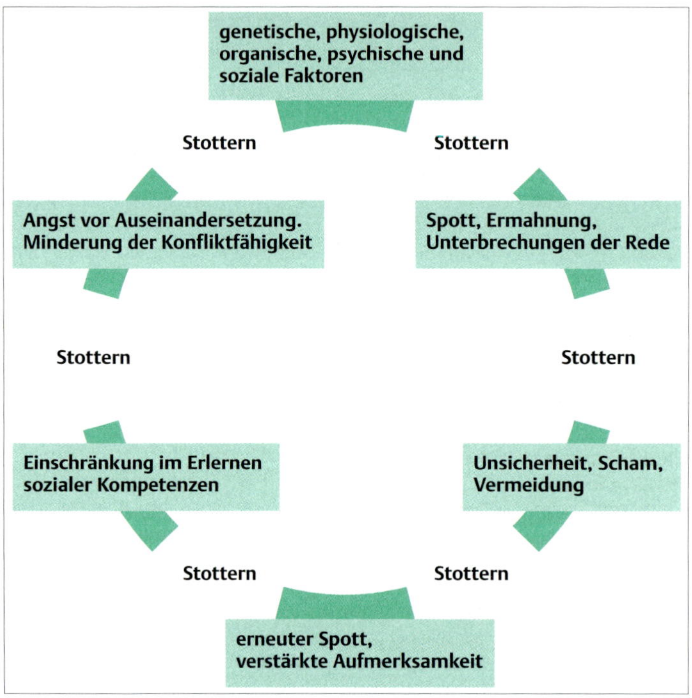

Abb. 9.1 Maladaptiver Zirkel bei Stottern.

betreut werden, wobei die Erzieher in die indirekten Methoden einbezogen werden müssen [9].

Bei Jugendlichen und Erwachsenen finden 2 Methoden zur direkten Therapie des Stotterns Anwendung: Das **„Sprich-fließend-Modell“** beinhaltet einen schrittweisen Übungsaufbau des Redeflusses bis hin zum komplexen Sprechen. Das **„Stottere-fließend-Modell“** zielt auf die bewusste Konfrontation mit dem Stottersymptom ab. Der Patient lernt, auf die auslösenden und aufrechterhaltenden Bedingungen des Stotterns zu achten. In der ersten Phase dieses Modell soll der Patient stottern, damit er sein Symptom genau kennenlernt. Dann folgt eine Phase der **Desensibilisierung**, in welcher der Patient in unangenehmen Sprechsituationen bewusst seine Angst abbauen kann und eine gesteigerte Frustrationstoleranz lernt. Nun beginnt der stotternde Patient willkürlich anders zu stottern, er variiert somit bewusst die stereotypen Muster, welche er zuvor eingehend an sich kennengelernt hat. Hierbei erfährt der Patient die Kontrollierbarkeit der Stottersymptome. Diese Methode entspricht psychotherapeutisch der **paradoxen Intention**. Sie dient zur Überwindung phobischer oder antizipatorischer Angst. Der Patient stellt sich das Symptom gedanklich vor oder ruft es bewusst hervor (Stottern) und beendet es auch wieder. Er lernt in dieser Weise, sich von seiner Angst zu distanzieren [5].

Merke

Die bewusste Konfrontation jugendlicher und erwachsener Patienten mit Stottern in der direkten Therapie umfasst neben der Desensibilisierung die paradoxe Intention. Der Patient erlernt die Symptomkontrolle und im günstigsten Fall die Kontrolle flüssiger Sprechabläufe.

Der Unterschied zwischen den beiden Modellen der direkten Therapie liegt in der Behandlung der Sprechangst. Das „Stottere-flüssig-Modell“ forciert die Auseinandersetzung mit der Angst, das „Sprich-fließend-Modell“ klammert diese Konfrontation aus. Ein weiterer Unterschied liegt in der realen Umsetzung der Sprechübungen. Das „Stottere-flüssig-Modell“ wird vom Behandlungsanfang an im häuslichen und beruflichen Lebensraum des Patienten geübt. Das „Sprich-fließend-Modell“ muss aus der als Übung inszenierten Erfahrung in den Lebensalltag des Patienten transferiert werden. Manche Therapeuten kombinieren Anteile beider Modelle.

Der Behandlungserfolg hängt am ehesten vom Lebensalter ab, in dem die Behandlung beginnt. Im Vorschulalter zeigt die Hälfte der Behandelten eine Remission, im Grundschulalter nimmt die Erfolgsquote deutlich ab und die vollständige Symptomfreiheit im Erwachsenenalter auch nach abgeschlossener Behandlung ist die Ausnahme [9]. Daher ist die frühzeitige Diagnostik und Behandlung besonders wichtig. Physiologische entwicklungsbedingte Sprechunflüssigkeiten kommen vor, müssen aber gegen Stottern abgegrenzt werden. Den Eltern sollte im Verdachtsfall zur Abklärung geraten werden, es darf nicht mit der Beruhigung „Das wächst sich aus“ kostbare Zeit für eine zielgerichtete Behandlung verloren werden.

Cave

Die Prognose des Stotterns verschlechtert sich mit der verlorenen Übungszeit.

Die Aufgaben von HNO-Arzt, Phoniater und Kinderarzt liegen im Herausfiltern von stotterverdächtigen Verhaltensweisen, in der Beratung der Eltern zur Abklärung und Veranlassung derselben sowie in der über einen langen Zeitraum aufrechtzuerhaltenden Motivationsarbeit in der Stotterbehandlung. Psychogene Faktoren des Stotterns betreffen somit vorrangig die psychischen und sozialen Folgen des Stotterns im jeweiligen Lebenskontext des einzelnen Patienten. Psychologische Maßnahmen zielen auf die Akzeptanz des Symptoms, die Desensibilisierung von Sprechängsten und die Symptomkontrolle durch den Patienten ab.

Poltern ist durch eine **hohe Sprechgeschwindigkeit** gekennzeichnet. Durch die zu große Schnelligkeit ist die Lautbildung ungenau. Die Wortgruppen stimmen nicht mit der grammatikalischen Struktur überein. Einzelne Silben und Wörter können wiederholt, aber ebenso ausgelassen werden. Das Sprechen wirkt unordentlich und ungleichmäßig. Der Atemrhythmus wirkt wie die Sprache hastig. Lesen und Schreiben können ähnlich auffällig sein. Der polternde Patient wirkt oft unkonzentriert und extrovertiert. Es handelt sich um ein vielfältiges Symptombild **ohne Sprechangst**. Wenn Behandlungsbedarf besteht, muss dem Patienten das Poltern verdeutlicht werden. Hierzu dienen Aufzeichnungen von Sequenzen aus Gesprächen oder Filmen. Selbstverständlich muss der Patient vorher um seine Zustimmung zu den Aufzeichnungen gebeten werden.

Merke

Beim Poltern treten verschiedene Symptome auf. Das Bild ist geprägt von Unruhe, Unkonzentriertheit und Hast. Das Schreiben und Lesen kann ebenfalls betroffen sein. Im Unterschied zum Stottern fehlen Störungsbewusstsein und Sprechangst.

Sprechanfälle werden zu den fokalen Anfällen gezählt. Die Symptomatik wird im Zusammenhang mit Krankheitsherden des motorischen Sprachzentrums beschrieben. Der Patient erlebt bei Bewusstsein unwillkürliches Sprechen. Einige Sätze oder einige Worte werden gesprochen, ohne dass der Patient diese unterdrücken kann [5]. Die Diagnostik und Behandlung der organisch bedingten Sprechanfälle obliegt dem Neurologen.

9.2 Logorrhoe

Lernziele

Sie wissen, dass Logorrhoe als Normvariante und als Symptom bei einigen neurologischen und psychiatrischen Krankheiten auftreten kann.

Mit Logorrhoe wird ein **ungehemmter Redefluss** bezeichnet. Die Symptomatik ist charakterisiert durch einen Kontrollverlust des Gesprochenen seitens des Patienten. Mitunter werden immer wieder dieselben Inhalte thematisiert oder es besteht ein schneller Themenwechsel mit ungeordnet erscheinendem Gedankengang. Die motorische Aktivität kann gesteigert sein. Die Symptomatik kommt als Normvariante bei lebhaften Personen vor, aber auch als Störung bei hirnorganischen Abbauprozessen oder bei Psychosen, z.B. bei Manien. Die geistige Agilität und eine schnelle Assoziationsfähigkeit können den Gesprächspartner in Erstaunen versetzen. Besteht eine ausgeprägte Logorrhoe mit Ideenflucht, sollten Neurologe und Psychiater hinzugezogen werden.

Logorrhoe, Logophobie, Mutismus und hysterische Sprachstörungen werden gelegentlich noch als Logoneurosen bezeichnet. Der Terminus „Neurose" beschreibt als Oberbegriff die seelisch bedingte Symptombildung. Die Internationale Klassifikation psychischer Störungen differenziert weiter, der zufolge wird Mutismus den Störungen sozialer Funktionen mit Beginn in der Kindheit und Jugend und die vormals so genannten hysterischen Symptome den dissoziativen Störungen zugeordnet. Die ausgeprägte Logophobie wird als erlerntes Angstverhalten in Sprechsituationen verstanden.

9.3 Logophobie

Lernziele

Sie können die normvarianten und die krankhaften Ausprägungen der Redeangst beschreiben.

Unter Logophobie wird eine ausgeprägte **Sprechangst** verstanden. Der betroffene Patient entwickelt eine hohe Erwartungsspannung vor einer Redesituation, z.B. einem Vortrag, infolge derer er die Rede mitunter nicht halten kann. Charakteristisch ist die Erwartungsangst, während der Rede zu versagen. Hingegen treten Redeflussstörungen wie beim Stottern nicht auf. Normvariante Verläufe als Lampenfieber sind sehr häufig und bedürfen in der Regel keiner Behandlung. Konditionierte phobische Reaktionen mit vegetativen Begleitsymptomen und Vermeidungsverhalten können die soziale Kompetenz des Patienten mit Logophobie maßgeblich beeinträchtigen. Sie sind verhaltenstherapeutisch durch ein abgestuftes Expositionstraining in Sprechsituationen behandelbar.

9.4 Mutismus

Lernziele

Sie können den psychischen Mechanismus bei Mutismus erklären. Sie wissen, dass Mutismus in einem engen Zusammenhang mit traumatisierenden Ereignissen steht. Sie können den Unterschied zwischen Mutismus und Autismus erläutern.

Mutismus ist eine **Störung des Sprechantriebs** bei organisch intakten Sprechorganen. Mutismus ist vor allem bei Kindern meist psychisch bedingt. Charakteristisch ist ein beharrliches Schweigen bei vorher ausreichenden sprachlichen Fähigkeiten. Eine besondere Form ist der **akinetische Mutismus**, ein Syndrom mit Hemmung aller motorischen Funktionen (Sprache, Mimik und Gestik). Die betroffenen Patienten schweigen, bewegen sich nicht. Sie sind bei Bewusstsein und können mit den Augen fixieren. Ursachen können Tumoren und zentrale Thrombose, Enzephalitis, Hirnverletzungen, aber auch Psychosen sein.

Die Internationale Klassifikation psychischer Störungen zählt den Mutismus zu den **Störungen sozialer Funktionen mit Beginn in der Kindheit und Jugend** (ICD 10 Kapitel V [F] 94.0). Dem psychisch bedingten Mutismus liegen häufig konflikthafte familiäre Hintergründe zugrunde. Schwere psychische Belastungen mit emotionaler Erschütterung bei normalem Intellekt sind wichtige Auslöser der Symptomatik. Der **elektive Mutismus** stellt ein Schweigen des Patienten in bestimmten Situationen oder bestimmten Personen gegenüber dar. Meist handelt es sich um Kinder, betroffen sind Jungen und Mädchen gleichermaßen. Wichtig für die Diagnose ist, dass das Kind in einigen Situationen normal spricht und über ein normales Sprachverständnis sowie eine für effektive Kommunikation ausreichende sprachliche Kompetenz verfügt. Die Situationen, in welchen nicht gesprochen wird, zeigen eine gewisse Regelhaftigkeit. Mutismus kann als vollständige Stimm- und Sprachlosigkeit für Tage, Wochen, sogar Jahre bestehen. Untersuchungen zum elektiven Mutismus weisen auf die noch weiter zu untersuchende Bedeutung von sozialen Ängsten und Sprachdefiziten bei dieser Störung hin [10], [3].

Bei Verdacht auf Mutismus sollte der Kinderpsychiater hinzugezogen werden. Therapeutische Interventionen zielen auf den familiären Hintergrund und aktuelle auslösende Belastungen sowie verhaltenstherapeutisch auf den Abbau des Vermeidungsverhaltens ab [4]. Eine Sprachtherapie allein ohne psychotherapeutische Unterstützung ist wenig erfolgversprechend.

Bitte bearbeiten Sie Übung 9.1.

Übung 9.1

Die 15-jährige D. spricht nicht im Sprachlabor.

Die 15-jährige D. ist Schülerin der 9. Klasse eines Gymnasiums. Seit 4 Wochen hat sie als zweite Fremdsprache Französisch. Heute führt die Lehrerin die Klasse zum ersten Mal in das moderne Sprachlabor. Jedes Kind sitzt an einem kleinen Einzeltisch, die Lehrerin etwas erhöht auf einem Podium. Die Sicht zum Nachbarn ist durch Seitenwände verstellt, der Blick zur Lehrerin nach vorne frei. Die Kinder und die Lehrerin hören über Kopfhörer einen Text vom Band und müssen bestimmte Passagen nachsprechen oder ergänzen. Die Lehrerin kann sich in jede Sprachkabine einwählen und die Antworten der einzelnen Kinder mithören und korrigieren. Während die ersten Textdurchsagen laufen, sitzt D. reglos auf dem Stuhl. Sie hat den Kopfhörer aufgesetzt, spricht jedoch den Text nicht mit. Die Lehrerin spricht D. über Kopfhörer an und ermutigt sie zum Mitmachen. D. zeigt weiterhin keine Reaktion. Die Lehrerin beobachtet, dass sich das junge Mädchen in den 40 min des Unterrichts kaum bewegt. Es schaut einfach stumm auf den Tisch.

Die Lehrerin kennt D. als Klassenlehrerin seit gut einem Jahr. Sie weiß, dass der Bruder des Mädchens vor 5 Monaten durch einen Verkehrsunfall ums Leben kam. D. war schon vor dem Unfall des Geschwisters eine ruhige Schülerin, zeigte aber normale gefühlsmäßige Reaktionen und war im Umgang mit der Lehrerin zutraulich und aufgeschlossen. Seit dem Unfall ist sie introvertiert und antwortet im Unterricht nur auf Aufforderung. Auch in den folgenden 2 Wochen spricht D. im Sprachlabor nicht. Am Abend eines solchen Schultags im Sprachlabor ruft die Lehrerin die Eltern von D. zu Hause an. Sie erfährt, dass die Schülerin vom Hausarzt zu einem Neurologen überwiesen worden ist, weil sie seit Wochen schlecht schlafen könne. Die Eltern geben an, dass D. zu Hause normal spreche, allerdings sei ihre Stimmung sehr gedrückt.

Bitte überlegen Sie:

- Wie erklären Sie das Verhalten des Kindes vor dem Wissen des psychosozialen Hintergrunds?
- Hat die Lehrerin Ihrer Meinung nach richtig reagiert? Hätte Sie D. stärker motivieren sollen oder wäre es besser gewesen abzuwarten, wie das Kind sich weiterentwickelt?
- Warum schweigt die Schülerin gerade in dieser Situation?

9.5 Tief greifende Entwicklungsstörungen

Lernziele

Sie kennen die diagnostischen Kriterien des Autismus. Sie können die Symptomatik des Rett-Syndroms beschreiben.

Der **Autismus** ist eine tief greifende frühkindliche Entwicklungsstörung, die sich vor dem 3. Lebensjahr manifestiert. Charakteristisch ist eine qualitative Beeinträchtigung sozialer Interaktionen. Die Verhaltensmodulation ist deutlich beeinträchtigt und besonders auffallend ist das **Fehlen der emotionalen Gegenseitigkeit**. Das autistische Kind reagiert nicht auf die Emotionen anderer Personen. Der Sprachausdruck ist wenig flexibel, ebenso ist die begleitende Gestik spärlich. Die sprachlichen Fähigkeiten werden nicht im sozialen Kontext gebraucht. Ein weiteres diagnostisches Merkmal sind **repetitive stereotype Verhaltensmuster**. Oft fällt eine starke Bindung an Objekte auf. Manche Kinder riechen oder tasten immer wieder an einem bestimmten Gegenstand oder drehen stundenlang einen Spielkreisel, ohne auf Ansprache die Augen zu erheben. Dies kann dazu führen, dass autistische Kinder als schwerhörig, geistig behindert oder ungehorsam von ihrer Umgebung angesehen werden und unter diesem Verdacht dem Kinderarzt oder HNO-Arzt vorgestellt werden. Die ausgeprägte Objektbezogenheit kann sich auf Bilder, bewegliche Gegenstände, aber auch auf Daten, Fahrpläne oder andere ungewöhnlich intensiv beachtete Teile beziehen.

Autistische Kinder kommen oft mit Veränderungen in der persönlichen Umgebung schlecht zurecht. Das Verrücken von Möbeln oder die Veränderung kleinerer Details rufen nicht selten Widerstand hervor. Hinzu kommt die fehlende Reaktion auf verbale oder nonverbale Aktionen der sozialen Umgebung. Zu diesen Symptomen können Ängste, Phobien, aggressive Impulse oder selbstverletzendes Verhalten auftreten. Jungen sind 3- bis 4-mal häufiger betroffen. Drei Viertel der Fälle von frühkindlichem Autismus zeigen eine Intelligenzminderung. Mitunter wird die Diagnose erst im Jugend- oder Erwachsenenalter gestellt (ICD 10 Kapitel V [F] 84.0). Da die diagnostischen Leitlinien der Internationalen Klassifikation psychischer Störungen für die Diagnose **Entwicklungsauffälligkeiten in den ersten 3 Lebensjahren** fordert, ist ausdrücklich in der Anamnese danach zu suchen.

Merke

Die diagnostischen Leitlinien fordern für die Diagnose des frühkindlichen Autismus die Störung in der sozialen Interaktion und in der Kommunikation sowie eingeschränkte, stereotype Verhaltensmuster. Die Entwicklungsstörung muss definitionsgemäß vor dem 3. Lebensjahr auftreten.

Die Diagnostik und Therapie frühkindlicher autistischer Symptome sind Aufgaben der Kinder- und Jugendpsychiatrie. Verhaltensbeobachtung und Intelligenztestung sind Teile dieser Diagnostik. In den vergangenen Jahren wurden Therapieprogramme für die Behandlung und spezifische Förderung autistischer Kinder entwickelt. Im Erwachsenenalter kann sich ein Autismus durch mangelnde Flexibilität in sozialen Interaktionen, in einem spärlich veränderten Sprachausdruck und in einem Festhalten an starren alltäglichen Handlungsabläufen zeigen. Diese Personen gelten dann als skurril, verschroben und eigenbrötlerisch. Abb. 9.2 zeigt eine künstlerische Umsetzung zum Thema „Autismus".

Das **Asperger-Syndrom, Syn. autistische Psychopathie,** zeigt ebenfalls die Merkmale des Autismus (gestörte soziale und kommunikative Funktionsfähigkeit sowie stereotype Interessen und Verhaltensmuster), allerdings ohne sprachliche und geistige Entwicklungsstörung. Besondere Begabungen in einzelnen Bereichen sind möglich. Die Störung manifestiert sich ab dem 3. Lebensjahr bis in das Erwachsenenalter. Betroffen sind vorwiegend Jungen. Das Verhältnis Jungen zu Mädchen wird mit acht zu eins angegeben. Bei den betroffenen Kindern fallen in der Verhaltensbeobachtung spärliche Gefühlsäußerungen und eine Bevorzugung von sozialem Rückzug auf. Sie lesen viel, bleiben allein und sind motorisch eher ungeschickt. Das Einordnen in eine Gruppe oder das Spiel mit anderen Kindern bereitet Schwierigkeiten.

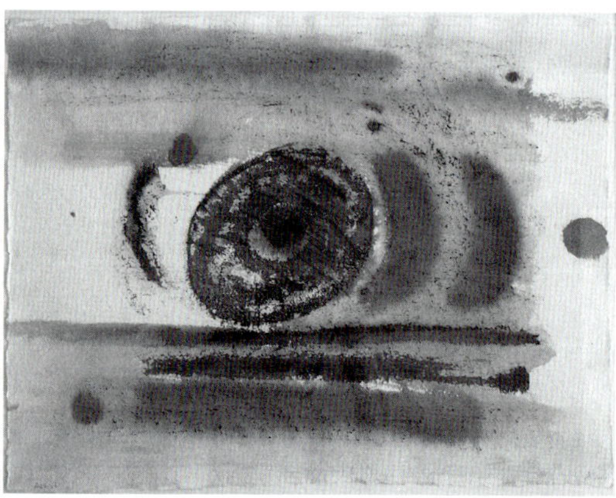

Abb. 9.2 „Autist" (von Angelika Masseck, Leverkusen).

Vom frühkindlichen Autismus abgegrenzt werden der atypische Autismus und das Rett-Syndrom. Bei **atypischem Autismus** kann sich die Störung nach dem 3. Lebensjahr zeigen. Zudem müssen nicht alle 3 Bereiche – soziale Interaktion und Kommunikation sowie stereotypes Verhalten – auffällig sein. Häufig liegt schwere Intelligenzminderung vor. Das **Rett-Syndrom** ist bisher nur bei Mädchen bekannt. Charakteristisch ist der Verlust bereits erworbener manueller und sprachlicher Fähigkeiten. Der Krankheitsbeginn liegt meist zwischen dem 7. und dem 24. Lebensmonat. Bespeicheln der Hände und Lippen und Herausstrecken der Zunge sowie Händewringen sind typische Verhaltensmerkmale. Intellektuelle Beeinträchtigung, Spastiken, Skoliose, Kyphose oder Krampfanfälle, Verlangsamung des Kopfwachstums und verminderte Kauaktivität kennzeichnen das Bild. Charakteristisch im Gesamtbild ist der fortschreitende Verlust der Motorik (ICD 10 Kapitel V [F] 84.2).

9.6 Sprache psychotischer Menschen

Lernziele

Sie können einige wichtige Merkmale der psychotischen Sprache nennen. Sie kennen das Ganser-Syndrom und seine Zuordnung in der Internationalen Klassifikation psychischer Störungen.

Veränderungen der Sprache können Frühsymptome einer psychotischen Erkrankung sein. Durch zentrale Defekte bedingte Sprachstörungen werden als **Dysphrasien** bezeichnet. Psychotische Störungen sind durch Dysphrasien gekennzeichnet und lassen Rückschlüsse auf die vorhandene Denkstörung zu [5]. **Aphrasie** ist die Verweigerung aller Lautäußerungen. Häufige sprachliche Merkmale von Psychosen sind **Dysgrammatismus**, Reden ohne zusammenhängenden Sinn, ideenflüchtige Verbindungen sinnloser Wortgruppen als **„Wortsalat"**. Auch Wortneubildungen, sog. **Neologismen**, kommen vor. Beispiel ist „trauram" als Wortbildung aus „traurig" und „grausam" [8]. Die Sprache kann bizarr und verschroben klingen. Die Sprache in der Schizophrenie fällt durch Manieriertheit auf. Geheimnisvolle Ausschmückungen in der Sprache, mitunter auch im Schriftbild, erwecken im Zuhörer den Eindruck einer Geheimsprache. Die Schizophasie bezeichnet eine Sprachverwirrung, welche durch im Sinn kaum nachvollziehbare Äußerungen und unverständliche Antworten gekennzeichnet ist. Manchmal kann ein Patient dennoch eine Aufforderung befolgen.

Denkstörungen zählen zu den Grundsymptomen der Schizophrenie. Das Denken ist zerfahren, zusammenhanglos und unlogisch. **Gedankeneingebungen**, das **Abreißen oder Entzug von Gedanken** wirken sich auch auf den sprachlichen Ausdruck aus. Im **Begriffszerfall** verlieren Begriffe ihre Bedeutungen. Der Begriffszerfall kann ein einzelnes Wort betreffen oder so ausgeprägt sein, dass kein Gespräch mehr möglich ist [5]. Begriffsbedeutungen können auch miteinander vermischt werden. Diese pathologischen Verbindungen werden **Kontaminationen** genannt. Auch **Begriffsverschiebungen** mit metaphorischem Gebrauch von Wörtern kommen vor. Fallen Hinweise für schizophrene Sprachstörungen auf, bedürfen sie einer sofortigen primären psychiatrischen Behandlung, welche auch die antipsychotische Medikation übernimmt [8].

Merke

Manieriertheit, Begriffszerfall oder bizarre Ausschmückungen der Sprache sollten ebenso wie das beziehungslose Verstummen an eine psychotische Sprachstörung denken lassen.

Dysphrasien und Aphrasien können auch bei Kindern vorkommen und geben Anlass, nach Merkmalen kindlicher Psychosen zu suchen. Kinder mit einer tief greifenden Entwicklungsstörung wie Autismus können ebenso wie taube Kinder verstummen. Nach einer Lallperiode verstummt das taub geborene Kind. Das Kennzeichen der autistischen Entwicklungsstörung und der psychotischen Sprachstörung ist im Vergleich zur organisch bedingten Schwerhörigkeit die **Beziehungslosigkeit im Gesamtverhalten**. Das taube Kind sucht Kontakt zur Umwelt. Autistische Kinder beschäftigen sich mit sich selbst oder mit ausgesuchten Objekten in einer Intensität, die im krassen Gegensatz zum Kontakt im sozialen Nahraum steht.

Sprachübungen allein sind bei Dysphrasien zwecklos und führen zum Verlust kostbarer Zeit der Diagnosesicherung. Die Diagnostik und Behandlung psychotischer Sprachstörungen erfolgt durch den Psychiater bzw. den Kinder- und Jugendpsychiater. Die Abgrenzung zu anderen Sprachstörungen ist zur frühen Einleitung der adäquaten psychiatrischen Therapiemaßnahmen notwendig [7].

Merke

Im Gegensatz zu taub geborenen Kindern zeigen Kinder mit tief greifender Entwicklungsstörung oder mit Psychosen Auffälligkeiten im sozialen Gesamtverhalten. Hier fällt vor allem die Beziehungslosigkeit zu Kontaktpersonen ins Auge.

Das **Ganser-Syndrom** bezeichnet das Vorbeiantworten auf einfache Fragen, was zum Synonym **pseudodementes Syndrom** geführt hat. Die Internationale Klassifikation psychischer Störungen führt das Ganser-Syndrom unter dissoziativen Störungen auf (ICD 10 Kapitel V [F] 44.80). Es handelt sich um eine komplexe Störung, welche mit anderen dissoziativen Symptomen auftreten kann. Eine psychogene Verursachung wird vermutet, aber die Störung wird auch in posttraumatischen oder postiktalen Dämmerzuständen oder bei Hirntumoren beobachtet. Die Abgrenzung zur Simulation macht manchmal Schwierigkeiten [5]. Die Antwort hingegen zeigt, dass die Frage verstanden wurde: „Wie viel ist 2 + 2?“ Antwort: „3“ oder „5.“ Noch ein Beispiel: „Welche Farbe haben die Blätter an den Bäumen im Sommer?“ Antwort: „Blau.“ Daher wird angenommen, dass es sich beim Ganser-Syndrom um eine dicht unter der Bewusstseinschwelle gezeigte Reaktion handelt.

Die **vokalen Ticstörungen** und das **Gilles-de-la-Tourette-Syndrom**, welche sich mit sprachlichen Auffälligkeiten manifestieren, wurden bereits in Kap. 7.14 dargestellt. Auch wenn sie nicht zu den psychotischen Störungen zählen, ist ihre Kenntnis differenzialdiagnostisch von Bedeutung.

HNO-Ärzte, Phoniater und Kinderärzte sind oft in die Beurteilung kommunikativer Störungen eingebunden. Kommunikative Störungen werden unter sprachlichen und nonverbalen Gesichtspunkten betrachtet. Die **nonverbale Kommunikation** bezieht sich im Wesentlichen auf die mimische und die gestische Signalgebung. Die mimische Wahrnehmung psychotischer Patienten kann gestört sein, sodass Schwierigkeiten in der Differenzierung emotionaler Ausdrücke und Fehlinterpretationen im zwischenmenschlichen Kontakt möglich sind. Wahnhafte Verkennung gilt als ein mögliches Symptom bei der Schizophrenie.

9.7 Kommunikationsstörungen als Folgen organischer Krankheiten

Kommunikationsstörungen treten auch als Folgen von organischen Krankheiten auf. Hier sind als Beispiele Schwerhörigkeit und Taubheit, Aphasien, geistige Entwicklungsstörungen sowie Artikulationsstörungen nach operativen Eingriffen zu nennen. Bei diesen somatischen Grunderkrankungen kann es durch maladaptive Krankheitsverarbeitung zu **somatopsychischen Störungen** kommen. Somatopsychische Störungen sind Reaktionen auf körperliche Krankheiten und ihre Folgen. So kann eine depressive Reaktion sich aus einer gestörten zwischenmenschlichen Kommunikation heraus entwickeln, die ihrerseits die Folge eines fehlenden Hörvermögens ist. Die Gleichung der maladaptiven Krankheitsverarbeitung lässt sich so formulieren: Hörstörung – Störung der zwischenmenschlichen Kommunikation – Depressivität als somatopsychische Reaktion. In diesem Kontext sei an die im Kapitel 3 erwähnte paranoide Reaktion bei Schwerhörigkeit erinnert. Cochlea-Implantat, adäquate Hörgerätversorgung und Gebärdensprache sind Hilfen zur Verbesserung der zwischenmenschlichen Kommunikation.

So unterschiedlich wie die Ursachen für Kommunikationsstörungen, so verschieden sind die prognostischen Erwartungen an eine Therapie. So kann als therapeutisches Ziel nach einer Glossektomie die **Verbesserung der Kommunikationsfähigkeit** angestrebt werden und nicht die Wiederherstellung des ursprünglichen Sprechvermögens. Bei postoperativer Zungenfixierung nach Mundbodenoperation oder Zungenteilresektion sollte bei entsprechenden Schwierigkeiten auf eine frühzeitige logopädische Nachbehandlung geachtet werden, wie Übung 9.2 verdeutlicht.

Übung 9.2

Herr F. kann seit 15 Jahren nicht richtig sprechen.
Herr F. ist 68 Jahre alt. Er kommt zum ersten Mal zu Ihnen, weil er schlecht hört. Vor 15 Jahren war er wegen eines Mundbodenkarzinoms operiert worden. Seither könne er schlecht sprechen, weil sich die Zunge nicht richtig bewege. Seit 4 Jahren ist Herr F. in Rente. Er hat bis vor 10 Jahren in einer anderen Stadt gewohnt, wo auch die Krebsoperation durchgeführt worden war. Sie können den Patienten kaum verstehen, er kann keine Dentallaute bilden. Der Patient ist von kleiner Statur und sehr dünn. Er gibt an, sich hauptsächlich von Suppe und weicher Kost zu ernähren. Alkohol- und Tabakkonsum wird verneint. Bei der Untersuchung fällt Ihnen eine narbige Fixierung der rechten Zungenseite am Mundboden auf, offenbar im Bereich der damaligen Zungenteilresektion. Ober- und Unterkiefer sind zahnlos. Der übrige HNO-Befund ist unauffällig. Audiometrisch besteht eine seitengleiche Schallempfindungsschwerhörigkeit im Bereich ab 4 kHz. Sie erfahren, dass der Patient allein in einem Ein-Zimmer-Appartement wohnt. Eine Nachbarfamilie kümmert sich etwas um ihn, weil er keine Angehörigen in Deutschland hat. Den Tag verbringe er mit Spaziergängen, Fernsehen und dem Lesen von Romanen. Beruflich habe er früher bis vor 4 Jahren als Möbelpacker in einer Transportfirma gearbeitet. Davor sei er Gleisarbeiter gewesen.
Bitte überlegen Sie:

- Wie schätzen Sie die postoperative Rehabilitation dieses Patienten ein?
- Was hätte der Patient in diesem postoperativen Verlauf gebraucht?
- Warum kommt der Patient jetzt mit diesem Symptom?
- Welche Chancen und Möglichkeiten zur psychosozialen Rehabilitation sehen Sie heute für diesen Patienten?

Literatur

[1] Dilling H, Mombour W, Schmidt MH. WHO. Internationale Klassifikation psychischer Störungen. ICD-10 Kapitel V (F). Klinisch- diagnostische Leitlinien. Bern: Hans Huber, Hogrefe; 2008
[2] Kiese-Himmel C. Psychologie in Phoniatrie und Pädaudiologie. In: Wendler J, Seidner W, Eysholdt U, Hrsg. Lehrbuch der Phoniatrie und Pädaudiologie. 4. Aufl. Stuttgart: Thieme; 2005: 44–55
[3] Manassis K, Tannock R, Garland EJ et al. The sound of silence: language, cognition, and anxiety in selective mutism. J Am Acad Child Adolesc Psychiatry 2007; 46: 1187–95
[4] Melfsen S, Warnke A. Überblick zur Behandlung des Selektiven Mutismus. Zeitschrift für Kinder- und Jugendpsychiatrie und Psychotherapie 2007; 35: 399–407
[5] Peters UH. Lexikon Psychatrie, Psychotherapie, Medizinische Psychologie. 6. Aufl. München, Jena: Urban & Fischer; 2007: 67, 145, 204, 386, 522
[6] Prasse JE, Kikano GE. Stuttering: an overview. American family physician 2008; 77: 1271–6
[7] Seidner W. Neurotische und psychotische Störungen der Sprache. In: Wendler J, Seidner W, Eysholdt U, Hrsg. Lehrbuch der Phoniatrie und Pädaudiologie. 4. Aufl. Stuttgart: Thieme; 2005: 323–326
[8] Tölle R. Psychiatrie einschließlich Psychotherapie. 10. Aufl. Berlin, Heidelberg, New York: Springer-Verlag; 1994: 189–191
[9] Wendler J. Redeflusstörungen. In: Wendler J, Seidner W, Eysholdt U, Hrsg. Lehrbuch der Phoniatrie und Pädaudiologie. 4. Aufl. Stuttgart: Thieme; 2005: 306–322
[10] Yeganeh R, Beidel DC, Turner SM et al. Clinical distinction between selective mutism and social phobia: an investigation of childhood psychopathology. J Am Acad Child Adolesc Psychiatry 2003; 42: 1069–75

Lösungen zu den Übungen

Kapitel 1

Lösung Übung 1.1:

Die noch junge Patientin hat eine lebensverändernde Erfahrung erlebt: eine ernste, das Leben bedrohende Krebserkrankung. Weiter hat sie mit der Laryngektomie eine maßgebliche Veränderung ihrer körperlichen Integrität und ihrer Attraktivität erfahren. Zu der körperlichen Veränderung kommt die Trauer über den Verlust des Organs Kehlkopf, auf welchen sie intrapsychisch mit Depressivität reagiert. Der soziale Kontakt sistiert bzw. bricht ab, dies wird noch verstärkt durch die verhinderte berufliche Rehabilitation, als der Betrieb schließen muss. Die interpersonellen Folgen für die Patientin sind Isolation und Vereinsamung. Mit dem Verlust des Arbeitsplatzes ändert sich die soziokulturelle Position der Patientin. Sie erfährt Abhängigkeit von staatlicher Unterstützung und ohne sinnvolle Beschäftigung eine Entwertung ihrer Person. Als Diagnose lässt sich formulieren: längere depressive Reaktion bei Zustand nach Laryngektomie wegen eines malignen Larynxtumors.

Bei dieser Patientin besteht dringender psychosozialer Rehabilitationsbedarf. Es ist wichtig, sie für Bewerbungen um eine neue Arbeitsstelle, ggf. für eine Umschulung zu motivieren. Zudem sollte der soziale Rahmen der Patientin erweitert werden. Falls vorhanden, sind die Angehörigen in die Bemühungen um soziale Kontakte und sinnvolle Beschäftigung mit einzubeziehen. Die Einbindung in Kontakte mit dem Verband der Laryngektomierten und Kehlkopfoperierten im Sinne der Peergroup könnte der Patienten neue Lernerfahrungen zur Bewältigung ihrer Lebenssituation vermitteln.

Lösung Übung 1.2:

Das Weinen zeigt die emotionale Betroffenheit und eine beginnende Regression in frühe kindliche Verhaltensmuster. Der Patient hat bereits 4 Ohroperationen durchgemacht, nun steht der nächste Eingriff an. Er wird Ihnen von seinen negativen Erfahrungen mit den Voroperationen berichten. Sie werden erfahren, dass er sich als Kind an Schmerzen und Einsamkeit nach der Operation erinnert, weil er damals keinen Besuch im Krankenhaus haben durfte. Sie sollten unbedingt die Gefühle des Patienten ansprechen: „Ich sehe, die Nachricht von einer eventuellen nochmaligen Operation macht Sie betroffen. Sie haben schon mehrere durchgemacht. Wenn ich mich in Ihre Lage hineindenke, kann ich mir vorstellen, dass der Gedanke an eine Operation schwer zu ertragen ist. Dass Sie weinen, ist gut zu verstehen." Das Ansprechen der Gefühle signalisiert dem Patienten, dass der Arzt seine Gefühle wahrnimmt. Das stärkt die Arzt-Patient-Beziehung und hilft dem Patienten, sich emotional zu entlasten.

Lösung Übung 1.3:

Der Bewältigungsstil dieses Patienten ist eher passiv und verleugnend. Auch die Ehefrau des Patienten muss ihre persönliche Erfahrung mit der Krankheit des Mannes verarbeiten. Sie entwickelt für sich einen Bewältigungsstil und zeigt ihre eigenen Bewältigungsmechanismen. Der Bewältigungsstil der Ehefrau ist aktiv und konfrontativ. Während der Patient dissimulierend über den Befund am Hals hinweggehen möchte, zeigt die Frau aktive Mitarbeit im Therapieverlauf. Letztlich wehrt der Patient seine Angst vor einem neuen Tumorzeichen ab, indem er die Besorgnis über den Knoten von sich weg auf seine Frau projiziert. Der Knoten am Hals muss angesprochen werden. Da die Angst des Patienten offensichtlich ist, sollte ihm Raum zum Ausdruck seiner Gefühle gegeben werden: „Ihre Frau sagt, Sie haben einen Knoten am Hals getastet. Was haben Sie gedacht, als Sie ihn bemerkten?" Oder: „Was meinen Sie, könnte eine Ursache für den Knoten sein?" Indem der Patient seine eigene Krankheitstheorie benennen darf, öffnet sich die Chance zur therapeutischen Einwirkung und zur Motivierbarkeit des Patienten.

Das Beispiel verdeutlicht anschaulich 2 konträre Bewältigungsstile und Bewältigungsmechanismen. Es zeigt zudem, dass die Angehörigen von Patienten die sich aus Krankheiten ergebenden Probleme in ihrer eigenen Weise verarbeiten. Das kann manchmal hilfreich sein, gelegentlich ergeben sich aber durch ungünstige Bewältigungsprozesse bei den Angehörigen auch Komplikationen, welche auf den Patienten einwirken. Daher ist die Einbeziehung des Partners oder anderer naher Bezugspersonen so wichtig im psychosomatischen Verstehen des Patienten.

Lösung Übung 1.4:

Der Bewältigungsstil ist aktiv. Der Patient stürzt sich wieder in das Leben, gewissermaßen symbolisch zum Fallschirmsprung. Der Patient wünscht sich einen Fallschirmsprung, der reale Gefährdungen mit sich bringt. Er könnte auch eine Busreise oder eine gemütliche Bootstour buchen. Im psychosomatischen Verstehen des Patienten liegt es nahe, dass dieser Wunsch nach einem Sprung aus den Wolken eine Angst abwehrt, von welcher für den Patienten eine Bedrohung ausgeht: die Gefahr, doch noch an der Krebserkrankung zu sterben. Dieses kontraphobische Verhalten ist ein Versuch des Patienten, seine Krebserkrankung zu bewältigen.

Wegen den anatomischen Änderungen des Atemwegs nach der Laryngektomie und den nicht übersehbaren respiratorischen Risiken ist dem Patienten vom Fallschirmsprung abzuraten. Auf jeden Fall sollte der Arzt die Beweggründe für den außergewöhnlichen Wunsch des Patienten ansprechen: „Was ist das Besondere für Sie persönlich an diesem Sprung?“ Und: „Vielleicht gibt es andere Möglichkeiten, das Leben intensiv zu genießen?“ Keinesfalls sollte der Patient im Gespräch mit „So ein Quatsch!“ unterbrochen werden. Der Patient kommt mit Vertrauen zum Arzt und trägt seine subjektiven Vorstellungen vor. Seinen Wunsch abzuwerten, würde die Chance auf Einwirkung verspielen. Der Arzt sollte den irrationalen Wunsch des Patienten zum Anlass nehmen, mit ihm über gesündere Formen der Lebensführung zu sprechen.

2

Kapitel 2

Lösung Übung 2.1:

Die unauffällige objektive Audiometrie ist nicht ausreichend für die Diagnose einer psychogenen Hörstörung. Hierzu bedarf es eines Zusammenhangs zwischen Symptommanifestation und psychosozialer Belastung. Doch Vorsicht, diese Belastung ist nicht immer sofort zu erkennen. Die Kinder schämen sich oft, über die Verhältnisse im Elternhaus zu sprechen, und halten aus Loyalität zu den Eltern. Außerdem können Symptome nach traumatischen Erfahrungen mit einer Latenz von Wochen bis Monaten auftreten. Besteht vom klinischen Eindruck der Verdacht auf eine psychogene Hörstörung, ist aber der psychische Zusammenhang noch unklar, ist die Störung so lange als Verdachtsdiagnose zu klassifizieren, bis ein direkter psychischer Zusammenhang deutlich wird.

Dieser Fall bietet einige Hinweise für eine psychogene Hörstörung. Die altersentsprechende körperliche, geistige und sprachliche Entwicklung und die unauffällige objektive Audiometrie machen eine vorbestehende, schwere, somatisch begründete Hörstörung unwahrscheinlich. Psychisch befindet sich das Kind unter mehreren Gesichtspunkten in der vulnerablen Phase einer Reifungskrise: beginnende Pubertät, Trennung der Eltern, Kontaktverlust zu beiden Eltern. Daher sind sowohl das Alter des Kindes als auch die familiendynamische Entwicklung als direkte Einflussfaktoren auf die seelische Symptombildung anzusehen. In der Klassifikation bedeutet dies eine psychogene Hörstörung. Das Symptom ist ein Hinweis für eine Störung im innerseelischen und zwischenmenschlichen Erleben dieses Mädchens und für die Störung der Familiendynamik. Die traumatischen Erlebnisse (Trennung und Verlust) lassen an eine Dissoziation denken. Diese ermöglicht eine Spannungsabfuhr negativer Affekte.

Lösung Übung 2.2:

Als nächster diagnostischer Schritt ist die sorgfältige HNO-Untersuchung notwendig. Trommelfellperforation oder Narben, Nasendeviation, Zahnschäden, Wunden und Würgemale müssen protokolliert und angesprochen werden. Die audiometrische Untersuchung gibt Aufschluss über Hörstörungen als mögliche Folgen von Verletzungen. Die frische Hautwunde passt nicht zum Ereignis vor einer Woche. Der Befund sollte angesprochen werden: „Hier ist eine frische Wunde auf der Stirn. Wie ist die entstanden?“ Lassen Sie das Kind möglichst in freier Rede antworten, geben Sie ihm Raum zum Erzählen. Vielleicht schweigt das Kind in Anwesenheit der Mutter. Dann bedrängen Sie das Kind nicht, sondern sprechen später mit der Mutter. Achten Sie auf Ihre Fragetechnik. Wenn Sie fragen „Hast du dich da gestoßen?“, engen Sie die Antwort des Kindes auf „Ja“ oder „Nein“ ein. Beobachten Sie die nonverbale Kommunikation. Gibt es vielleicht inkongruente Verhaltensweisen? Sagt das Kind vielleicht „Nein“ und nickt gleichzeitig mit dem Kopf? Achten Sie auf die Fingernägel und Haare. Sehen Sie Hinweise für Nägelkauen oder kahle Haarstellen? Manchmal antworten traumatisierte Kinder nicht auf Fragen, sie lassen die Antwort einfach aus.

Lösungen Übung 2.3:

Haben Sie es bemerkt? Herr K. hat 5 Hilfsmittel: eine Brille, 2 Hörgeräte, 2 Zahnprothesen. Diese und die Anzahl der Medikamente erinnern den Patienten täglich an seine Behinderungen und Einschränkungen. Der Arzt spürt Scham und verhaltenen Ärger. Es ist vorstellbar, dass diese Gefühle im alten Patienten wirken. In unbewussten Vorgängen werden Gefühle vom Patienten zum Arzt und vom Arzt wieder auf den Patienten übertragen: Übertragung und Gegenübertragung.

Lösung Übung 2.4:

Die emotionale und kognitive Verfassung der Patientin muss berücksichtigt werden. Hierzu einige Fragen zur Reflexion für den Arzt:

- Wie schildert die Patientin den Verletzungshergang?
- Wirkt sie angespannt oder eher unbeteiligt?
- Zeigt die Patientin Zeichen der emotionalen Erschütterung, bspw. Weinen oder Schweigen?
- Besteht Amnesie, insbesondere für den Unfallhergang?
- Warum kommt sie am Abend, wenn doch der Sturz am Morgen war?
- War sie allein oder war jemand Zeuge ihres Sturzes?
-

Die Fragen zum familiären Hintergrund könnten lauten:

- „Wie sind Sie in die Klinik gekommen?“
- „Hat Ihnen jemand nach dem Sturz geholfen?“
- „Was haben Sie nach dem Sturz gemacht?“
- „Wie sind Sie zu Hause versorgt?“

Lösung Übung 2.5:

Der Larynxbefund ist unauffällig, aber das reicht noch nicht für die Diagnose einer psychogenen Stimmstörung. Wichtig ist der erkennbare Zusammenhang der körperlichen Symptomatik (Aphonie) und der schweren psychosozialen Belastung (ernste Krankheit der Schwester). Gefühle wie Trauer oder Angst werden verdrängt, eine wichtige Körperfunktion (Bewegungsstörung der Stimmbänder) wird abgespalten. Die dissoziative Bewegungsstörung kommt als Diagnose in Betracht. Die Patientin berichtet Episoden von Aphonie im Verlauf der vergangenen 2 Jahre. Unter lernpsychologischen Gesichtspunkten ist die Symptomatik als Konditionierungsprozess zu verstehen: die Patientin reagiert in Belastungssituationen mit dem Symptom Aphonie. Sie erhält dadurch Entlastung, wenn auch nur für kurze Zeit. Die Manifestation der Aphonie ist in beiden Grundkonzepten, psychodynamisch und lerntheoretisch, in einem unmittelbaren zeitlichen Zusammenhang zur Belastung zu erklären. Allerdings ist der zeitliche Zusammenhang nicht immer so deutlich, wie in diesem dargestellten Fall. Latenzzeiten von Tagen bis Monaten, sind möglich. Hier muss die Anamnese sehr sorgfältig den biographischen Hintergrund ausleuchten. Da sich in der dissoziativen Störung traumatische Szenen dem Bewusstsein entziehen können, muss die Lebenssituation breit erfragt werden: „Erzählen Sie mir bitte, wie Ihr Tagesablauf (Wochenablauf) gewöhnlich war, als Sie das Symptom erstmalig bemerkten.“

Lösung Übung. 2.6:

Wenn Sie die Symptome nicht benennen können, wiederholen Sie den Text in Tab. 2.8 und Tab. 2.9.

Lösung Übung 2.8:

Die Ehefrau des Patienten spricht überwiegend für ihren Mann. Der Patient will mittels Schreibtäfelchen schriftlich antworten. Wenn dieses Verhalten in der HNO-Untersuchung auffällt, wie wird sich das Interaktionsverhalten zwischen dem Patienten und seiner Ehefrau zu Hause gestalten? Der Bewältigungsstil von Herrn S. ist eher passiv-resignierend. Offensichtlich ist er entmutigt und vermeidet Gespräche in jeder Form.

Der Patient hat im Verlauf von wenigen Monaten 2 schwere Krankheitserfahrungen gemacht: die Krebserkrankung und die Pankreatitis. Beide Krankheiten machten stationäre Behandlungen erforderlich, also Trennungen von seinem gewohnten Umfeld. Die kommunikative Rehabilitation ist nicht gelungen bzw. wurde abgebrochen. Diese Frustrationserlebnisse sind unbewältigte psychosoziale Belastungen. Interpersonell zeigt der Patient sozialen Rückzug. Die Ehefrau nimmt ihm viel ab, doch verstärkt das gut gemeinte Verhalten eher die Rückzugstendenz. Erst wenn der Patient sich wieder sozialen Situationen aussetzt, kann er neue Erfahrungen sammeln und seine Situation anders bewerten.

Lösung Übung 2.9:

Das Tumorstadium lässt weitere Komplikationen erwarten. Weiß der Patient schon, wie es um ihn steht? Wenn nicht, dann ahnt er es, denn der körperliche Abbau ist deutlich. Die drohende Blutung sollte angesprochen werden, denn sie ist eine ernste Gefahr. Möglicherweise hat der Patient den Wunsch, einige Dinge zu regeln. Vielleicht wagt der Patient nicht, Sie zu fragen, ob es noch einmal bluten wird. Fragen Sie den Patienten nach seinen Gefühlen, als er gestern geblutet hat, und erfragen Sie, was ihm Sorgen macht bei dem Gedanken an die Blutung. Sehr oft quält die Patienten die Angst vor Schmerzen, vor Erstickung und Todesangst. Sprechen Sie diese Sorgen an und erklären Sie dem Patienten, dass es therapeutische Hilfen gibt zur Linderung von Schmerzen, Luftnot und Angst. Versprechen Sie ihm, dass er diese Hilfen erhalten wird.

Lösung Übung 2.10:

Sehr deutlich sind die vegetativen Symptome, welche in der Ausprägung nicht zum Symptom Tinnitus passen. Der Patient zeigt Hinweise für eine körperliche Abhängigkeit. Die Angabe des Patienten, täglich eine Flasche Wein zu trinken, verdichtet diesen Eindruck. Eine Klinikbehandlung vordringlich wegen Tinnitus einzuleiten, würde die Alkoholkrankheit verschleiern. Der Verdacht auf eine Abhängigkeitserkrankung muss offen angesprochen werden und dem Patienten müssen Hilfsangebote wie Entgiftung aufgezeigt werden.

3

Kapitel 3

Lösung Übung 3.1:

Die Patientin hat eine Hörminderung und Tinnitus links bei angeborener Taubheit rechts. Die Diagnose „Hörsturz" muss vor dem Hintergrund einer familiären Schwerhörigkeit differenzialdiagnostisch gegen eine schubweise verlaufende progrediente Innenohrschwerhörigkeit abgewogen werden. Sehstörungen und Schwerhörigkeit sind Symptome des Usher-Syndroms. Die Patientin hat eine 7 Monate alte Tochter. Ein Einstieg in das Gespräch ermöglicht die Frage an die Patientin nach ihrem persönlichen Sorgenaspekt: „Was macht Ihnen jetzt besonders Sorgen an Ihrer Erkrankung?" In der Tat, die Patientin wird Ihnen dann im Verlauf des Gesprächs berichten, dass sie Angst vor einer familiären Belastung der Schwerhörigkeit und um das Hörvermögen ihres Säuglings hat. Durch die Thematisierung des Sorgenaspekts erfährt die Patientin Entlastung. Häufig ist dann der weitere Aufbau des Gesprächs erleichtert.

Lösung Übung 3.2:

Der Junge hat bisher keine Sprachentwicklung. Die Verhaltensbeobachtung ergibt Hinweise für eine eingeengte Aufmerksamkeit (Starren auf Lichtquelle) und Stereotypien (Schaukeln und Kieferpressen). Zudem lässt das Kind keine soziale Interaktion erkennen. Hier ist differenzialdiagnostisch eine tief greifende Entwicklungsstörung zu berücksichtigen. Das otologische diagnostische Konzept umfasst den Ausschluss einer Hörstörung mittels objektiver Audiometrie und die Überweisung zur kinder- und jugendpsychiatrischen Untersuchung bei Verdacht auf einen frühkindlichen Autismus.

Lösung Übung 3.3:

Der Freundeskreis der Patientin besteht überwiegend aus jungen gehörlosen und schwerhörigen Menschen. Auch ihr Freund, mit welchem sie zusammenlebt, ist Hörgeräteträger. Sie nutzt ihr CI nicht und verständigt sich lieber mit Gebärden. Der Zeitpunkt der Cochlear-Implantation war offenbar zu spät. Das Mädchen war damals schon 9 Jahre alt und hatte die Gebärdensprache bereits gelernt. Außer diesen ungünstigen Bedingungen zur Sprachentwicklung kamen psychosoziale Probleme in der Familie durch die Trennung der Eltern hinzu. So fiel es gar nicht auf, dass die postoperative Rehabilitation erfolglos blieb. Die junge Patientin spürt jetzt mit dem Eintritt in das Berufsleben die Belastungen ihrer Hörbehinderung. Die Ohrgeräusche bestehen schon mehrere Jahre, jetzt werden sie mit den psychosozialen Problemen verstärkt wahrgenommen.

Lösung Übung 3.4:

Für die psychogene Hörstörung sprechen die Hinweise des früher uneingeschränkten Hörens und des aktuell in verschiedenen Situationen wechselnden Hörens. Die Reintonaudiometrie zeigt einen gravierenden Hörverlust symmetrisch über alle Frequenzen des Sprachbereichs. Das Mädchen scheint aber problemlos zu verstehen, da es alle Aufforderungen sofort befolgt. Die Stapediusreflexmessung ist unauffällig. Das ist auffällig, reicht aber noch nicht für eine psychische Diagnose.

Nach Durchführung der objektiven Audiometrie verdichtet sich der Verdacht der psychogenen Symptombildung. Die Trennung der Eltern und die Auflösung des bisherigen Familienrahmens sind schwere psychosoziale Belastungen für das Mädchen. In diesem konkreten inhaltlichen und im zeitlichen Zusammenhang zwischen Belastung und Symptommanifestation gewinnt die Diagnose der psychogenen Hörstörung Bedeutung. Zugrunde liegen könnte hier eine dissoziative Empfindungsstörung als unbewusster Bewältigungsversuch.

Lösung Übung 3.5:

Der bisherige Informationsgehalt der Anamnese reicht nicht aus. Hier ist weiter zu erfragen, ob die geschilderten Probleme im Zusammenhang mit anderen Sinneswahrnehmungen auftreten, z. B. mit dem Sehen von Farben. Daraufhin wird der junge Patient Ihnen antworten, dass er beim Hören von Musik immer an bestimmte geometrische Figuren denken müsse. Das lenke ihn vom Musikgenuss ab.

Es handelt sich bei den Beschwerden des jungen Mannes nicht um Tinnitus. Tinnitus entsteht ohne akustischen Sinnesreiz. Dieser Patient hingehen erlebt visuelle Phänomene (geometrische Figuren) bei Geräuschexposition (Musik). Die reproduzierbare Kopplung der Sinneswahrnehmung ist das charakteristische Merkmal der Synästhesie.

Lösung Übung 3.6:

Tinnitus ist eine subjektive Empfindung, die vom Patienten an sich selbst – also innen – wahrgenommen wird. Im Gegensatz dazu wird die Halluzination von dem Patienten in der Außenwelt lokalisiert. Bei der Halluzination ist der Patient unkorrigierbar und fest von der Wahrnehmung überzeugt, er benötigt keine Bestätigung. Beim Patienten mit Tinnitus ist das Realitätsurteil erhalten. Bei der Illusion muss ein realer Gegenstand vorhanden sein, welcher dann verkannt wird. Tinnitus entsteht im Gegensatz zur Illusion ohne äußeren Sinnesreiz.

Kapitel 4

4

Lösung Übung 4.1:

Der Patient zeigt einen jahrelangen Verlauf mit Vollbild des Menière. Die geschilderte Symptomatik in der Klinik könnte ein Hinweis für die Tumarkinsche Otolithenkrise sein. Hier muss aktuell die Differenzialdiagnose noch einmal betrachtet werden. Psychosoziale Komplikationen sind möglich aufgrund der längeren Arbeitsunfähigkeit, der existenziellen Zukunftsängste, Kränkungserfahrungen durch Abwertung und nicht zuletzt durch Resignation und Ratlosigkeit im Hinblick auf den bisherigen Krankheitsverlauf.

Lösung Übung 4.2:

Die Anamnese ist noch sehr diffus. Wenn, dann gibt der Hinweis auf den Situationsbezug Anhaltspunkte (Arbeitsplatz, kommunikative Anforderungen, Vermeidungsverhalten). Für organische Ursachen könnte die Unsicherheit beim Gehen sprechen. Ohne Diagnostik bzw. Befunde ist noch keine Aussage möglich!

Lösung Übung 4.3:

Ein inhaltlicher und zeitlicher Zusammenhang zur psychogenen Symptombildung ist erkennbar. Die somatische, otologische und die Umfelddiagnostik haben keine Schwindelursache ergeben. Wegen des nun 3-jährigen Verlaufs und des Verdachts auf eine psychisch bedingte Störung ist eine psychotherapeutische Behandlung anzuraten. Die Prognose ist abhängig vom Verlauf der Psychotherapie.

Kapitel 5

5

Lösung Übung 5.1:

- Ad 1: Warum kommt die Patientin gerade jetzt zum Arzt?
  Die 26-jährige Frau setzt sich schon länger mit dem Körpermerkmal „Nasenhöcker" auseinander. Bedeutsam ist der zeitliche Bezug zur bevorstehenden Änderung ihrer Lebens- und Wohnsituation. Sie steht kurz vor dem Abschluss ihres Studiums. Der väterliche Wunsch nach Verheiratung steht kontrovers zu ihrer eigenen Zukunftsplanung, „die erste Stelle" anzutreten. Die kulturelle, familiäre Erwartung steht in einem spannungsreichen Gegensatz zu den Autonomiewünschen der jungen Frau.
- Ad 2: Warum sucht sie diesen und keinen anderen Arzt auf?
  Die Patientin hat offenbar Vertrauen zu diesem Arzt. Sie trägt ihren Wunsch nach Veränderung ihrer Nase an diesen Arzt heran. Möglicherweise hat sie von anderen Patienten gehört, dass er

diese Operation gut durchführen kann. Dieser Arzt ist in der bedeutenden Schlüsselposition, das Leiden der Patientin zu erkennen.

- Ad 3: Woran leidet sie?
  Diese Frage erschließt den Zusammenhang zwischen körperlichen und seelischen Bedingungsfaktoren. Leidet die Patientin unter den psychischen Folgen ihres körperlichen Merkmals? Oder ist die Fixierung auf die körperliche Erscheinung ein Ausdruck psychischer Probleme? An diesem Punkt wird die psychopathologische Bandbreite deutlich. Es zeigt sich hier der biopsychosoziale Rahmen, in welchem die junge Frau ihre subjektive Krankheitstheorie, sich selbst als Kranke und die Beziehung zum Arzt als Helfer erlebt. „Woran leidet sie?" impliziert weitere Fragen zur Entwicklung der Persönlichkeit der Patientin. Die sorgfältige Anamnese zur körperlichen, geistigen und seelischen Entwicklung, zu traumatischen Erlebnissen in der Kindheit mit Auswirkungen auf das Selbstwertgefühl, zu durchlebten Identitätskrisen in der Pubertät liefert wertvolle Entscheidungshinweise im therapeutischen Prozess. Ebenso wichtig sind die Ergänzungsfragen zur subjektiven Krankheitstheorie und zur aktuellen Lebenssituation der Patientin. Fragebeispiele gibt Tab. 5.1.

Tabelle 5.1 Fragebeispiele zur subjektiven Krankheitstheorie.

„Was genau stört Sie an der Nase?"
„Wobei genau stört Sie der Nasenhöcker?"
„Was wäre für Sie ohne den Nasenhöcker anders?"
„Wie würde Ihre nähere Umgebung auf eine Veränderung Ihrer Nase reagieren?"

- Ad 4: Wird der Arzt ihr Leiden erkennen?
  Dies wird entscheidend von der diagnostischen Bewertung abhängen, zu welcher der Arzt im Erkundungsprozess gelangt. Anatomisch-funktionell ist bis auf eine angedeutete Höckerbildung kein von der Norm abweichender Befund festzustellen. Die Ventilationsfunktion ist so gut, dass sich aus dieser Befundkonstellation keine Indikation für einen operativen Eingriff an der Nase ableiten lassen wird. Dennoch hat die Patientin einen erkennbaren Leidensdruck und ist entschlossen für Veränderungsmaßnahmen.
- Ad 5: Wird der Arzt ihr helfen können?
  Dies wird davon abhängen, ob der HNO-Arzt das Leiden der Patientin in seiner psychosomatischen Komplexität erkennt. Die ablehnende Beurteilung „An dieser Nase ist nichts zu operieren" würde der erkennbar verzweifelten Frau nicht weiterhelfen und sie würde vermutlich den nächsten Kollegen in gleicher Angelegenheit aufsuchen. Die Patientin ist fixiert auf das Aussehen ihrer Nase. Unbehagen in sozialen Situationen und negative Wirkungen auf die berufliche Perspektive führt sie auf dieses Körpermerkmal zurück. Seelische Aspekte lässt die Patientin ungenannt. Hier ist es die Aufgabe des HNO-Arztes, den Erkenntnisprozess der Patientin zu unterstützen, indem er ihr die Inkongruenz zwischen objektivierbarem Befund und ihrer subjektiven Besorgnis verdeutlicht und sie darin unterstützt, die psychischen und sozialen Anteile ihres Problems zu erkennen. Hierzu dienen die folgenden Fragebeispiele:
  - „Meinen Sie, dass es ausschließlich von der Nase abhängt, ob Sie eine Stelle bekommen werden?"
  - „Könnte es noch andere Gründe dafür geben, dass Sie sich in geselligen Situationen unwohl fühlen?"
- Ad 6: Womit wird er ihr helfen können?
  Die Patientin wird spüren, dass der HNO-Arzt ihr Problem ernst nimmt, auch wenn er ihrem Wunsch nach einer Nasenoperation nicht entspricht. Er sollte der Patientin Wege aufzeigen, wie sie weiter an ihrem Problem arbeiten kann. „Wenn ich Ihnen von einer Operation Ihrer Nase abrate, bedeutet das nicht, dass Sie keine Hilfe brauchen." Der Arzt sollte hier der Patientin aufzeigen, dass die Ursachen für die Unzufriedenheit mit der eigenen Nase auch in seelischen Prozessen begründet sein können. An dieser Stelle des Arzt-Patient-Gesprächs ist ein entscheidender Punkt erreicht. Selbst wenn die Patientin hier abwehren würde, wäre dennoch der aufgezeigte Therapierahmen neu definiert und der sorgfältigen biopsychosozialen Erkundung wäre eine verantwortbare therapeutische Einwirkung gefolgt.

Lösung Übung 5.2:

„Ihre Nasenhöhlen sind weit und durchgängig. Das Gefühl der verstopften Nase kann durch die trockenen Schleimhäute bedingt sein. Daher ist eine anfeuchtende Nasenpflege sehr wichtig. Die Nasenpflege können Sie selbst durchführen ...". (Hier sollten Empfehlungen zum Absetzen der Vasokonstringentien, zu anfeuchtenden und antiallergischen Maßnahmen und zur körperlichen Bewegung erfolgen.)

„Ich habe den Eindruck, dass Sie unter Ihren Nasenbeschwerden leiden. Sie sagen, dass Sie nachts nicht schlafen können. Was machen Sie dann in der Nacht? Denken Sie über Ihre Nase nach? Macht Ihnen etwas Sorgen?"

Lösung Übung 5.3:

Der Patient hat Todesangst. Er fühlt sich in der Blutung hilflos und erlebt die Aufregung der Sanitäter und des Krankenhauspersonals als zusätzliche Bedrohung. Wenn er erfahren haben wird, dass er einen Atemstillstand hatte, kann ein psychischer Schock folgen. Der Patient wird mit der großen Bedrohung und der Todesnähe konfrontiert. Es ist durchaus möglich, dass er eine akute Belastungsreaktion oder später eine posttraumatische Belastungsstörung entwickelt. Deshalb ist bei diesem Patienten im Verlauf auf Symptome der traumatischen Belastung zu achten und rechtzeitig adäquate Hilfe anzubieten. So sollte der Entlassungsbrief des Krankenhauses auf diese mögliche Folgekomplikation hinweisen und eine Nachbeobachtung empfehlen. Die Notfallsituation des schweren Nasenblutens mit Atemstillstand bei Herrn K. ist eine extreme physische und psychische Belastung für den Dienstarzt. Neben der physiologischen Anspannung erlebt der Arzt einen starken Affekt. Dieser Affekt ist zum Beispiel die Angst, dass der Patient in der Untersuchung verstirbt. Das Herzrasen kann in diesem Kontext ein Affektäquivalent sein. Beim nächsten Patienten mit Nasenbluten können die mit dem Erlebnis verbundenen Kognitionen und Emotionen reaktiviert werden, dieses schon bei der Ankündigung eines solchen Falles. Für den Arzt ist es sinnvoll, seine Gedanken und Gefühle im Zusammenhang mit diesem dramatischen Erlebnis zu reflektieren.

Lösung Übung 5.4:

Für ein Artefakt kann die Wechselhaftigkeit der Lokalisation sprechen. Es handelt sich zwar um dasselbe Organsystem, aber mit unterschiedlichen Beteiligungen. Die negative bakteriologische, histologische und allergologische Diagnostik sind kein Beweis für ein Artefakt, sollten aber den Verdacht auf mögliche Selbstbeschädigung aufkommen lassen. Die Nase war in der Klinik täglich tamponiert worden. Dadurch konnte der Patient nicht oder nicht so ausgeprägt im Lokalbereich manipulieren. Zudem erhielt er die durch das Symptom provozierte Zuwendung in seiner Krankenrolle. Kaum war die beschützende und versorgende Atmosphäre der Klinik wieder aufgehoben, begann das klinische Bild in gleicher Weise. Nicht zu vergessen ist der Hinweis der Ehefrau im Vorbeigehen, dass der Patient offenbar übermäßig mit seiner Nase beschäftigt ist.

Den Patienten vorwurfsvoll mit dem Manipulationsverdacht zu konfrontieren, ist nicht sinnvoll. Günstiger ist es, die Arzt-Patient-Beziehung so zu gestalten, dass der Patient zur Selbsthilfe motiviert wird: „Herr A., diese Wunden in der Nase haben nach meinem Eindruck keine Ruhe zum Heilen. Könnte es sein, dass Sie zwischendurch – vielleicht in der Nacht bei Bewegungen im Schlaf – an die Nase kommen? Das wäre denkbar, denn die Wunden werden vielleicht brennen oder jucken?" Der Arzt eröffnet im Gespräch den Blick auf mögliche Manipulationen, ohne den Patienten schamvoll bloßzustellen. Zudem werden dem Patienten die Impulse für sein Manipulationsverhalten bewusst. Daraus lassen sich weiterführende Empfehlungen ableiten. „Wie wäre es, wenn Sie für die nächsten 2–3 Wochen in der Nacht Handschuhe aus weichem Stoff tragen würden, um jegliches Kratzen zu vermeiden?"

Hat der Patient gelernt, durch Verhaltensmaßnahmen einen Teil der Manipulationen (in der Nacht) zu kontrollieren, kann er in einem zweiten Schritt Umlenkmechanismen erarbeiten. So könnte er statt der Nasenmanipulation den Impuls durch Kratzen auf einem kleinen Stoffkissen umlenken. Diese über einen längeren Zeitraum einzuübenden verhaltensmodifizierenden Maßnahmen sind am besten in einer interdisziplinären Zusammenarbeit zwischen HNO-Arzt und Psychotherapeut zu implementieren. Wichtig ist, dass der Patient sich in der Diagnose der Artefaktkrankheit nicht schamvoll entblößt und als Lügner detektivisch überführt fühlt. Er ist ein Kranker und sollte in dieser Krankenrolle verstanden und angenommen werden. Ob es in der weiterführenden psychotherapeutischen Behandlung gelingt, die auslösenden Bedingungen für das artefaktkranke Verhalten, also Objektverlust und Gewalterfahrung, zu bearbeiten, hängt vom Einzelfall ab.

Lösung Übung 5.5:

Die körperliche Haltung (fast reglos, die Lehnen umklammernd) und die Sprache (auffallend nonverbal, dabei wie in Zeitverzerrung langsam die Unfallszene beschreibend) sprechen für das Vorliegen eines psychischen Schocks. Der emotionale Ausdruck (Weinen) beginnt beim Ansprechen des plötzlichen Erlebnisses, welches den Schock ausgelöst hatte. Das Weinen als emotionale Reaktion ist ein Hinweis auf ein Lösen aus der Schockstarre. Jetzt ist es wichtig, dem Patienten mit Worten Schutz und Geborgenheit zu vermitteln: „Weiß Ihre Familie, dass Sie hier sind?" Sie erfahren von ihm, dass die Mutter des Patienten bereits auf dem Weg in die Klinik ist. „Das ist gut, dann haben Sie gleich jemanden an Ihrer Seite, wenn Sie zum Röntgen fahren. Darf ich inzwischen Ihre Nase ansehen? Ich bin sehr vorsichtig." Der Hinweis auf die bereits informierte Mutter als Vertrauensperson vermittelt dem traumatisierten Patienten den schützenden Realitätsbezug. Der Hinweis, bei der Untersuchung der Nase vorsichtig zu sein, zeigt dem Patienten Respekt vor seinem Schmerzempfinden. Gleichzeitig erhält er einen Ausblick auf noch weitere notwendige Maßnahmen, hier die Röntgenuntersuchung.

6

Kapitel 6

Lösung Übung 6.1:

Das Nichtansprechen auf die anaphylaktische Notfallbehandlung mit Adrenalin könnte zunächst an eine somatoforme Anaphylaxie denken lassen. Die Symptomatik hatte aber auch nicht auf die eingeleitete Sedierung reagiert, was die psychische Diagnose unwahrscheinlich macht. Zudem spricht der monströse Schwellungszustand als somatisches Korrelat für eine körperlich begründbare Reaktion.

Die hier unbedingt in Erwägung zu ziehende Erkrankung ist das hereditäre Angioödem, welchem eine Funktionsstörung oder ein Mangel des C1-Esterase-Inhibitors zugrunde liegt. Die therapeutische Hilfe besteht für diese Patientin in der Notintubation, der Tracheotomie und in der direkten Zufuhr von C1-Inhibitor-Konzentrat.

Lösung Übung 6.2:

Die körperlichen Symptome Beklemmungsgefühl und Luftnot, Hitzegefühl und Nasensekretion sprechen für ein vegetativ gesteuertes Geschehen. Psychisch dominiert das Symptom Angst vor erneuten Anfällen, vor Verschlimmerung der Krankheit sowie vor den Aufenthalten im Vorlesungssaal und in der Straßenbahn. Fluchtverhalten und Vermeidung sind geschilderte Reaktionen des Patienten auf diese Angst. Als soziale Belastungsfaktoren sind der Prüfungsdruck und die bevorstehende Diplomarbeit zu erkennen. Die Konstellation legt den Verdacht auf eine primäre Angststörung nahe.

Zuerst muss der Patient über die psychosomatischen Wirkmechanismen seiner Symptomatik informiert werden. Hierzu eignet sich die Darstellung des physiologischen Modells der Angst mit den zu beobachtenden körperlichen Symptomen. Zudem sollte mit dem Patienten der Situationsbezug (Vorlesung, Straßenbahn, Prüfungszeit) besprochen werden und seine subjektive Krankheitstheorie (Angst vor Allergie) bearbeitet werden. Außerdem ist die Option der psychotherapeutischen Hilfe zur Angstbehandlung aufzuzeigen und die Motivation des Patienten zu klären.

7

Kapitel 7

Lösung Übung 7.1:

Der Befund spricht für eine artifizielle Veränderung durch Saugen und Beißen. Hintergrund ist die Anspannung in familiärer Konfliktsituation. Auffallend ist zudem der Hinweis auf repetitive Gedanken mit Ängsten. Dies spricht für eine mögliche Zwangssymptomatik, welche weiter abgeklärt werden sollte. Zwangsverhalten kann sich in Zwangsgedanken oder Handlungen manifestieren. In diesem Fall ist der Zwangsgedanke die primäre Ursache für die Saug- und Beißhandlungen der Patientin. Der klinische somatische Befund entspricht dem Bild einer Morsicatio buccarum. Vor dem spannungsreichen Hintergrund ist es notwendig, die Patientin für eine weiterführende Psychotherapie zu motivieren. In dieser kann sie die Zusammenhänge ihres Verhaltens erkennen und durch Übungen zur Gegenkonditionierung lernen das Beißen zu kontrollieren. Mit Entspannungstechniken gewinnt die Patientin eine gewisse Handlungskontrolle über ihr Beißverhalten. In schwer ausgeprägten Fällen von Zwangsstörung ist die psychopharmakologische Behandlung durch den Psychiater notwendig.

Lösung Übung 7.2:

Die Symptommanifestation hat tatsächlich einen ersten körperlichen Auslöser, nämlich das Verschlucken an einem klebrigen Bonbon in einer Schrecksituation. Die infolge der pharyngealen Reizung auftretenden muskulären Spannungen werden als bedrohlich erlebt und verknüpfen sich mit emotionaler Belastung (Angst vor Ersticken). Einige Tage später kommt es zur Reaktivierung der Symptomatik (Halsdruck durch Tablette) und in der Folge zu einer konditionierten Reaktion mit Verselbstständigung der Symptomatik. Auch der innerseelische Vorgang der Konversion kommt differenzialdiagnostisch in Betracht. Der Patient hatte durch das Verschlucken real Todesangst erlebt. Dieses bedrohliche Ereignis gerät kurz darauf in Vergessenheit, wird aber durch äußere Auslöser wieder reaktiviert. Die Folge ist ein anhaltendes körperliches Ausdruckssymptom, verursacht durch einen innerseelischen Prozess. Dieser intrapsychische Zusammenhang ist dem Patienten aber nicht bewusst und so sucht er weiter nach Erklärung. Die psychosozialen Risikofaktoren liegen in der persönlichen Lebensführung des Patienten. Die erlernte Angst des Patienten vor Verschlucken und Ersticken und das damit verbundene Gefühl der Hilflosigkeit wird durch das Alleinsein zu Hause verstärkt. Zudem fehlen offenbar regelmäßige soziale Kontakte, zumal der Patient beruflich nicht mehr tätig ist. Hier sollte in der Anamnese ausdrücklich nach sozialen Kontakten gefragt und der Bewältigungsstil im Umgang mit der Aufgabe des Berufes und mit dem Alleinsein eruiert werden.

Lösungen Übung 7.3:

Der Junge befindet sich offensichtlich noch in der Phase der psychischen Erlebnisverarbeitung. Dafür sprechen die Verlustängste in der Nacht und die Trennungsangst. Hier kann der geduldige und gleichzeitig konsequente Umgang mit dem Kind helfen, das Vertrauensverhältnis zwischen Eltern und Kind wiederherzustellen. In der Regel verlieren sich diese Ängste nach einigen Wochen. Die Frage nach der Beantragung einer Schwerbehinderung zeigt die Not des Vaters, welcher sein Kind nach der Tonsillektomie krank bzw. im Verhalten eingeschränkt erlebt. Möglicherweise liegt ein Informationsdefizit vor, welches die inadäquate Einschätzung der Operation durch den Vater erklären könnte. Hier sollte die Operationsindikation noch einmal erläutert, die Probleme in der Erlebnisverarbeitung nach Tonsillektomie besprochen und die Abgrenzung zum Begriff der Schwerbehinderung aufgezeigt werden.

Kapitel 8

Lösung Übung 8.1:

Weiteren Aufschluss zur Symptombildung geben die Überlegungen zu folgenden Punkten:

- Warum kommt die Patientin jetzt mit diesen Beschwerden zu diesem Arzt?
- Die Symptomatik dauert intermittierend schon ein halbes Jahr. Die wesentliche Veränderung im Leben der Patientin ist der Auszug des Ehemanns aus der Wohnung. Zum Stimmverlust tritt das Weinen hinzu, als sie über ihren Ehemann spricht. Die Patientin sucht den HNO-Arzt auf, weil das Symptom Stimmverlust fachbezogen ist. Sie erhofft sich Hilfe vom Laryngologen und erwartet, dass er ihr Leiden erkennt und helfen kann.
  Zur Verdachtsdiagnose: Die Stimmlosigkeit bei morphologisch unauffälligem Larynxbefund lässt an eine psychogene Aphonie denken. Die Erlebnisweise, in welcher die Patientin die Trennung vom Ehemann erleidet, sowie der zeitliche Zusammenhang zwischen Belastung und Symptombildung, machen die Diagnose einer psychogenen Stimmstörung wahrscheinlich.

Lösung Übung 8.2:

Der Bewältigungsstil ist aus diesem Text erkennbar eher passiv. Der Patient hat es offenbar bisher nicht geschafft, seine noxenbezogenen Verhaltensmuster (Rauchen) aufzugeben. Seine Antwort „Ja, ich weiß, ich schaffe es nicht" ist resignativ. Der Gedanke liegt nahe, dass der Patient die Motivation für die Raucherentwöhnung aufgegeben hat, sofern diese jemals ernsthaft bestanden hatte. Der Text lässt keine Hinweise auf die subjektive Krankheitstheorie des Patienten erkennen. Die verzagte Aussage deutet aber Selbstunsicherheit und ein anklingendes Schuldempfinden des Patienten an. Viele Krebspatienten mit noxenassoziierten Erkrankungen im HNO-Bereich empfinden Schuldgefühle, was die Verursachung ihrer Krankheit anbetrifft.

Auch Ärzte laufen Gefahr zu resignieren, wenn sie feststellen, dass Patienten trotz eingehender Beratung weiter Noxen konsumieren. Neben Resignation und Abwertung („Das bringt alles nichts!") können Ärger und Wut auftauchen. Das ist verständlich, weil der Arzt über den medizinischen Weitblick verfügt zu erkennen, welches Schicksal den Patienten erwartet, wenn er weiterraucht. Hier sind Übertragungsprozesse zu beachten, welche im ungünstigen Fall eine wechselseitige Abwertung und Resignation bedingen. Dem Patienten muss sein Motivationsverlust verdeutlicht werden: „Sie sagen das so resignierend. Haben Sie den Wunsch, mit dem Rauchen aufzuhören, ganz aufgegeben?" Der Arzt sollte die subjektive Krankheitstheorie des Patienten ansprechen: „Haben Sie eine Idee, was den Krebs bei Ihnen ausgelöst hat?" Und weiter zur Verdeutlichung der Schädigung durch Noxen: „Haben Sie Informationen darüber, wie Tabak und Alkohol an der Schleimhaut des Rachens wirken? Wenn nein, möchten Sie darüber etwas erfahren?" Zudem sollte er bisherige Bewältigungsversuche erfragen: „Wie haben Sie versucht, das Rauchen aufzugeben?" „Was macht es schwer, das Rauchen aufzugeben?" Die mit Rauchen verbundenen Verhaltensmuster sollten angesprochen werden: „Haben Sie an sich beobachtet, in welchen Situationen Sie rauchen?" Regelmäßig kommen auf diese Frage Hinweise zu konditionierten Gewohnheiten, zu Stressbelastungen oder zur vereinsamten Lebenssituation und dem Fehlen einer sinnerfüllenden Aufgabe oder zu zwischenmenschlichen Problemen in Partnerschaft und Familie.

Der Arzt sollte seinen Sorgenaspekt offen ausdrücken: „Ich mache mir Sorgen um Ihre Gesundheit, wenn Sie weiterrauchen. Tabak und Alkohol schädigen die Schleimhaut, sodass das Risiko besteht, dass der Tumor erneut wächst oder sich ein zweiter Tumor im Mund oder Rachen bildet." Schuldzuweisungen allein („Sie wissen doch, das kommt vom Rauchen!") können die Selbstunsicherheit verstärken und den letzten Rest an Motivation nehmen. Schuldzuweisungen sind retrospektiv ausgerichtet. Der Patient benötigt aber motivationale Unterstützung für die Bewältigung der Gegenwart und der Zukunft. Daher sollten die psychosomatischen Interventionen auf die Motivation zielen: „Es lohnt sich auch jetzt noch, das Rauchen aufzugeben. Es bedeutet die Chance darauf, Ihre Gesundheit zu verbessern." Vielen Patienten ist ihr Motivationsverlust gar nicht bewusst. Mit dem Stichwort „sich aufgeben" wird dem Patienten seine verneinende und resignative Haltung im Krankheitsverlauf erst deutlich.

Selbstverständlich kann der Arzt keinen Motivationsdurchbruch nach einem einzigen Gespräch mit dem Patienten erwarten. Ziel des Gesprächs zur Noxenaufklärung ist die Fokussierung der vom Patienten selbst durchzuführenden Verhaltensmaßnahmen und die Unterstützung in der kognitiven Einstellung zum Rauchen. Zudem sollen konkrete Hilfsangebote wie Raucherentwöhnungsgruppen aufgezeigt werden. Die Veränderung der Haltung des Patienten ist ein längerer Entwicklungsprozess.

Lösung Übung 8.3:

Herr N. kommt jetzt, weil er den psychischen Druck durch den Lymphknotenbefund nicht mehr erträgt. Dass er nicht zum Arzt ging, unmittelbar nachdem er diesen Knoten das erste Mal vor Monaten getastet hatte und dessen Größenzunahme beobachtete, spricht für einen passiven Bewältigungsstil. Es ist zu vermuten, dass der Patient Angst vor einer Metastase hatte und den Gedanken an den sichtbaren und tastbaren Befund verdrängte. Es lässt sich nur ahnen, welche Beunruhigung dieser Mann durchlebt hat, wenn er mit neu aufgenommenen Patienten in der Klinik über die Laryngektomie gesprochen hat. Auch den Kollegen in der Klinik hat er sich nicht früher anvertraut, obwohl er mehrfach in der Klinik Patienten besuchte.

Diese Punkte sollten mit Herrn N. besprochen werden, bevor eine Empfehlung zu seiner weiteren Tätigkeit als Patientenbetreuer erfolgt. Es ist wichtig, den Patienten zu entlasten und zu motivieren, dass er sich jetzt ganz um sich und die für seine Gesundheit notwendigen Schritte kümmern darf. Dabei sollte Herrn N. die Entscheidung überlassen werden, ob und wann er sich wieder als Patientenbetreuer einsetzen möchte. Entscheidend ist, Herrn N. in seinen Rollen als betroffener Patient und als Patientenbetreuer Gesprächsbereitschaft zu signalisieren. Das Wissen um die verlässliche Arzt-Patient-Beziehung und um den kontinuierlichen Kontakt zum Behandler ist für den Patienten eine psychisch stabilisierende Maßnahme.

Kapitel 9

Lösung Übung 9.1:

Die Symptomatik spricht für einen sich entwickelnden elektiven Mutismus. Der Zusammenhang der Sprechverweigerung mit dem traumatischen Lebensereignis ist wahrscheinlich. Der Hinweis auf den gestörten Nachtschlaf des Kindes verstärkt die Vermutung, dass D. den Tod des Bruders nicht verarbeiten kann und möglicherweise eine posttraumatische Belastungsstörung entwickelt. Das Kind in seinem situationsbezogenen Schweigen stärker zu motivieren oder gar zu bedrängen, hätte keinen Zweck. Im Gegenteil, die Gefahr besteht, dass D. sich noch mehr zurückzieht.

Warum Kinder in bestimmten Situationen schweigen oder reden, ist nur zu vermuten. Vom Kind eine Begründung für sein Schweigen zu erwarten, ist sinnlos, weil es keine rationalen Gründe angeben kann und sich nur unter Druck gesetzt fühlt. Die Gründe für das Schweigen können zum einen in der Abwehr unangenehmer Empfindungen liegen, zum anderen erhalten die Kinder Zuwendung. Das Mädchen hat Vertrauen zur Klassenlehrerin, ihr kann sie das Schweigen zeigen. Die Lehrerin hat eine Not des Mädchens erkannt und das Verhalten des Kindes mit dem familiären Hintergrund in Beziehung gesetzt. Die Konstellation des situativen Verstummens und die Störungen des Schlafs verstärken den Eindruck, dass eine Störung der traumatischen Erlebnisverarbeitung vorliegen könnte. Abzuwarten hingegen würde bedeuten, die Traumabewältigung weiter zu verzögern und einer Chronifizierung der psychischen Belastung Vorschub zu leisten. Die neurologische Untersuchung und die Vorstellung beim Facharzt für Kinder- und Jugendpsychiatrie und Psychotherapie sind adäquate Maßnahmen.

Lösung Übung 9.2:

Herr F. hat vor 15 Jahren keine rehabilitativen Maßnahmen erhalten. Der Patient hat die negativen Auswirkungen der Tumorerkrankung bis hin zur sozialen Isolation erfahren. Die Schwierigkeiten beim Sprechen sind Folgen der narbigen Verwachsungen nach Mundboden-Zungen-Teilresektion und der nicht prothetisch versorgten Zahnlosigkeit. Eine Zungenlösung oder logopädische Behandlung ist nicht durchgeführt worden, dabei hätten gerade diese Maßnahmen versucht werden müssen. Der Patient kommt jetzt, weil er schlecht hört. Die soziale Isolation nach Beendigung seines Berufslebens wird durch die Schwerhörigkeit noch verstärkt. Die wenigen sozialen Aktivitäten begrenzen sich auf den Kontakt zur Nachbarfamilie. Auch nach so vielen Jahren sollte für diesen Patienten eine Verbesserung seiner kommunikativen Fähigkeiten angestrebt werden.

Es ist fraglich, ob eine Zungenlösung nach so vielen Jahren noch Erfolg versprechend ist. Die logopädische Anleitung zur verbesserten Artikulation ist sicher einen Versuch wert. Warum der Patient so viele Jahre zahnprothetisch unversorgt blieb, ist schwer nachzuvollziehen. Der Patient sollte, nicht zuletzt zur Erleichterung der Nahrungsaufnahme, zur Prothesenversorgung ermutigt werden. Audiologisch ist die Indikation für eine Hörgerätversorgung zu klären. Zudem kann der Patient in einem Kommunikationstraining lernen, sich mimisch und gestisch zu verständigen. Neben der Förderung der sprachlichen und nonverbalen Ausdrucksmittel stellt diese Maßnahme eine motivationale Unterstützung des Selbstwertgefühls des Patienten dar. Psychotherapeutisch sollte zudem der allgemeine Aktivitätsaufbau bearbeitet werden. So könnte der Patient in einer Verhaltenstherapie lernen, Kontakte zu Personen mit gleichen Interessen aufzunehmen. Weiter würde er in einem Expositionstraining lernen, seine konditionierten Gefühle und Hemmungen im sprachlichen Umgang mit anderen Menschen zu überwinden.

Dieser dargestellte Fall zeigt einen ungünstigen psychosozialen Verlauf nach Krebserkrankung. Der Patient hatte körperlich erfreulicherweise eine rezidivfreie gesunde Zeit, erfuhr aber leider statt Rehabilitation soziale Deprivation.

Sachverzeichnis

A

B

G

H

I

J

K

R

S

T